당신이 이 책을 읽고

지금보다 더 건강하고

행복해지길 바랍니다.

드림

병에 걸려도
잘 사는 법

병에 걸려도
잘 사는 법

초판 1쇄 발행 2023년 11월 5일
초판 4쇄 발행 2024년 10월 11일

지은이 김영길
펴낸이 김형근
펴낸곳 서울셀렉션㈜
편 집 지태진
디자인 김유정
그 림 강영옥
마케팅 김종현

등 록 2003년 1월 28일(제1-3169호)
주 소 서울시 종로구 삼청로 6 출판문화회관 지하 1층 (우-03062)
편집부 전화 02-734-9567 팩스 02-734-9562
영업부 전화 02-734-9565 팩스 02-734-9563
홈페이지 www.seoulselection.com
이메일 hankinseoul@gmail.com

ISBN 979-11-89809-62-1 13510

병에
걸려도

잘
사는
법

서울셀렉션

병을 살지 말고 삶을 살아라

세상에는 아픈 사람도 없고,
아프지 않은 사람도 없다

환자에게 답이 있다

지난 40여 년간 수없이 많은 환자를 만났다. 각종 암환자, 그것도 말기 암 등 난치병 환자를 많이 보았다. 각종 암이나 간경화 등 불치병 환자를 나만큼 많이 치료한 사람도 드물 것이다. 내가 유명해서도 아니고, 병을 잘 고쳐서도 아니다. 병원에서 "집에 가서 맛있는 거 마음대로 드시고 맘 편히 지내세요"라는 말을 들었거나 병원 치료를 감당할 형편이 못 되는 환자들이 다른 대안이 없어 날 찾아온 덕분이다.

내가 그들을 고쳐 유명해지자, 다양한 질병으로 고통받던 더 많은 환자가 찾아왔다. 내가 40~50대를 보낸 강원도 산골 깡촌으로 전국 곳곳에서 환자들이 몰려왔다. 정말 '별 볼 일밖에 없던' 시골 한약방 주인에게 그들은 기꺼이 목숨을 맡겼다. 용감한 환자들이 나의 스승이 되어준 덕분에 이 무지렁이 한약업사가 밥술이라도 먹고 살았으니 참으로 고맙고 고마운 마음뿐이다.

그동안 건강 서적을 10권 출간했다. 천성적으로 부지런하지도 않고 바삐 사는 걸 딱히 좋아하지도 않는 탓에 한가한 저녁 시간을 글을 쓰면서 보낸 덕분이다. 사실 글이라고 하기에는 좀 부끄러운 면이 없지 않다. 환자들에게 들은 인생 이야기를 적어놓은 한약방 업무일지(나는 산중일기라고 부른다)를 바탕으로 『누우면 죽고 걸으면 산다』를 썼다. 나를 찾아온 환자들의 이야기를 귀 기울여 듣고 그들의 생생한 이야기를 충실하게 옮겼다.

8

권투 시합을 10년간 관전했다고 링에 올라가 주먹질을 해보았자 소용없다. 축구 경기를 20년 동안 봤다고 축구를 잘하는 것도 물론 아니다. 마찬가지로 알량한 한약 지식을 쌓고 한의서 수백 권을 봤다고 환자를 잘 고치는 건 아니다. 환자는 시험 문제와 같다. 환자에게 답이 있다. 환자의 이야기를 잘 들어보면 치료 방안이 나온다. 환자는 선생님이다.

건강의 가장 큰 적은 오만

나이가 들면서 그동안 옳다고 생각한 것이 틀렸음을 깨닫는 일이 많아졌다. 환자를 볼 때도 꼭 이러저러해야 한다는 원칙론을 고집하는 일이 줄어들었다. 강한 신념이 얼마나 위험한지 알게 되었기 때문이다.

바뀐 눈으로 그동안 낸 책을 보니 부끄러웠다. 내 나이 50세가 되던 지난 1996년에 첫 책을 냈으니 근 30년이 지났다. 13년간의 '산중일기'인『누우면 죽고 걸으면 산다』로 약간의 유명세를 얻은 덕분에 책을 출간한 이후 더욱 많은 '환자 선생님'들을 만날 수 있었다.

이번에는 꼭 돈이 없거나 병원에서 손을 쓸 수 없는 질병에 걸린 환자들만 찾아온 것은 아니었다. 더러는 돈이 주체할 수 없을 정도로 많고 명예도 너무 높은 사람들도 있었다. 책을 쓰기 전에 만난 대부분 환자들이 육체의 병을 치료하는 법을 내게 가르쳐주었다면, 책이 나온 후 만난 환자들은 내게 정신의 병을 고치는 법을 알려주었다.

돈이 많고 명예가 높고, 가방끈이 길수록 마음에 병이 든 사람이 많았다. 이들 환자 선생님들을 보면서 배운 것은, 놀랍게도(지금은 그리 놀랍지 않게 생각하지만) 마음과 몸은 하나라는 사실이었다. 현대적인 교육을 받은 세대로서, 몸은 다분히 물리적인 영역에 속하기에 인간의 질병과 건강 역시 물리적인 법칙에 종속된다고 생각했는데, 그게 아니었다. 사람은 정신과 육체가 하나인 존재임을 알게 됐다. 정신이 건강하지 않으면 제아무리 몸에 좋은 보약을 먹고 운동을 하고 몸에 좋은 일을 해도 몸이 좋아지지 않는다는 사실을 깨닫게 됐다.

여기서 정신이 건강하지 않다는 건 상식적으로 생각할 수 있는 여러 가지를 의미하지만, 그중 가장 나쁜 건 오만이다. 겸손하지 않은 게 제일 해롭다. 남도 다치고 나도 다친다. 겸손하지 않으면 몸을 고칠 수 없다. 아니, 겸손하지 않아서 병이 온 것이라고 해도 과언이 아니다. 겸손을 가르치려고, 겸손을 배우라고 병이 찾아온 것이란 말이다.

30년에 걸쳐서 쓴 책 10권을 꺼내 다시 읽어 보니 너무나 당연하게도 나에게도 오만이 보인다. 오만은 무지의 산물이다. 아는 게 없으면 모르는 것도 없다. 그래서 다 안다고 생각하는 오만이 하늘을 찌르게 된다. 오만은 또한 열등의식의 소산이다. 업신여김을 당할까 봐 허세를 부리는 것이다. 오만한 사람은 남의 의견을 무시해야 속이 풀리고 남을 업신여겨야 자신감이 든다. 마음이 오만으로 가득 차 꽉 막혀 있으면 몸이 움츠러든다. 움츠린 몸은 질병의 원인이다.

많이 걷고 피를 맑게 하면 병에 걸리기 쉽지 않다

건강을 위한 나의 제언은 매우 단순하다. 움직이라는 것이다. 걷든 뛰든 몸과 마음이 허락하는 대로 움직여야 한다. 아프다고 누워 있으면 아프지 않은 사람도 아프게 된다. 도저히 걸을 수 없는 상황이라면 상체라도 움직여야 한다. 아프지 않은 사람도 아픈 사람도 움직여야 한다. 뉴턴의 제1법칙은 관성의 법칙이다. 멈춰 있는 물체는 계속 멈추려 하고 움직이는 물체는 계속 움직이려고 한다. 몸을 움직이지 않으면 몸이 굳고 서서히 죽어갈 수밖에 없는 것이 자연의 이치다.

나는 환자들에게 걷고 또 걸으라고 권한다. 걷다 보면 교만과 겸손의 차이를 저절로 알게 되기 때문이다. 유럽의 성지 파티마나 루르드에는 불치병 환자들이 많이 찾아온다. 말기 암에 걸려 병원에서 시한부 선고를 받은 이들이 몇 달 만에 건강을 회복하고 사회에 복귀하는 일이 허다하다. 걷고 또 걸으면서 겸손을 배운 덕분이다.

겸손은 최고의 선善이자 선禪이다. 겸손을 얻은 자는 마음이 따뜻해진다. 따뜻한 마음을 얻으면 병은 스스로 사라진다. 자신의 따뜻한 마음이 자신의 몸속에 도사린 모든 병을 고치는 명의인 것이다.

두 번째 제언은 피를 맑게 해야 한다는 것이다. 피를 맑게 하려면 운동과 함께 좋은 물을 마셔야 한다. 커피 정도로 까맣게 탄 숭늉을 매일 마시면 피가 맑아진다. 숭늉 속 탄소 성분이 혈액 안에 있는 과잉 영양소와 좋지 않은 부유물을 흡착해서 내보내기 때문이다. 예전에 장독에 장을 띄우면서 숯을 함께 넣은 원리와 같다. 최근에는 서양인들도 몸속 독성물질을 흡수, 처리하기 위해 코코넛 껍질을 태워서 만든 '차콜charcoal 캡슐'을 복용하기도 한다.

피를 맑게 하려면 아무래도 채식 위주의 식단이 좋은 것은 사실이다. 다양한 연구 결과들이 채식의 우수성을 증명해준다. 다만 특정한 식단에 너무 얽매이기보다는 각자의 성향과 형편에 맞춰 식단을 짤 것을 권한다.

아파도 잘 살 수 있다!

우리는 몸에 조그만 종기 하나만 생겨도, 아무렇지 않던 부위가 살짝 불편한 느낌이 들어도 무척 성가시고 건강에 큰 문제가 생긴 건 아닌가 걱정하고 염려한다. 평생 안고 가야 한다고 여기는 고혈압, 당뇨 같은 만성 질환에 걸리거나 암 같은 불치병으로 여기는 병을 진단받으면 자신이 왜 이런 고통을 겪어야 하는지 억울함이 들고 심하면 삶이 끝난 것만 같은 절망감에 휩싸이기도 한다.

그러나 정도만 다를 뿐이지, 아프지 않은 사람은 없다. 사람의 몸은 각종 병균과 공존하며 질병을 이겨내면서 살아간다. 문제는 질병이 아니라, 질병을 어떻게 다루고 잘 이겨내느냐는 것이다. 혈압, 혈당이 높다면 혈압과 혈당을 끌어올린 생활 습관과 식습관, 마음가짐을 바꿔 일상생활에 무리가 없는 수준으로 조절하면 된다. 암에 걸렸어도, 암세포가 늘어나지 않고, 통증 없이 일상생활을 할 수 있으면 된다. 사는 데 지장 없으면 된다. 그런 사람은 환자가 아니고 건강한 사람이다.

병에 걸려도 충분히 잘 살 수 있다. 내가 지난 40여 년간 만난 환자들이 그 산증인이다. 그들이 병을 이겨내거나 병과 함께 공존할 수 있었던 비결은 특별한 게 아니다. 병을 다스릴 수 있다는 믿음을 가지고, 많이 걷고, 바르게 물을 마시고, 바르게 숨을 쉬는 등 병의 근본 원인을 치유하는 생활습관을 일상에서 실천했을 뿐이다. 누구나 실천할 수 있는 방법으로 병을 이겨내고 다스린 것이다.

당신도 할 수 있다. 병을 이겨낼 수 있다는 희망과 용기만 잃지 않는다면, 병에 휘둘리지 않고 꿋꿋이 자신의 삶을 살아가겠다는 의지만 있다면 당신도 잘 살 수 있다.

차례

—

2부

낫지 않는 병은 없다

3부

죽음과 맞서 싸우는 사람들에게 전하는 말

1부 나는 한약업사로서

배워야 할 모든 것을

방태산에서 배웠다

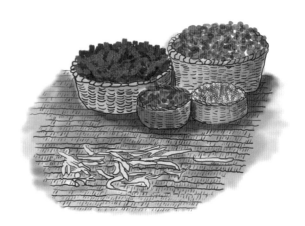

1 —
세상에 죽을병은 없다,
죽을 짓만 있을 뿐이다

살다 보면 저절로 알게 된다. 인생의 큰일들은 본인이 결정하는 게 아니라는 것을 말이다. 1980년대 중반에 한약업사가 되고 나서 방태산 산중마을로 들어갈 때 내가 꼭 그랬다. 마치 내 속의 누군가가 결정을 내리고 나는 마냥 지켜보는 꼴이었다.

나이 40에 그동안 해오던 잡다한 생업을 접고 한약업사 시험에 합격했으면, 어디 중소도시에 자그마한 한약방을 차려 가장으로서 가족의 생계를 꾸리는 게 세상 도리였다. 그러나 당시 내게 그런 일은 안중에도 없었다.

대한민국 전도를 구해 방바닥에 펼쳤다. 우리나라에서 가장 삼림이 우거진 데가 어디일까. 나는 마치 신내림 의식을 하듯이 목욕재계까지 하고 심각한 표정으로 지도상의 한 곳을 응시했다. 인제군과 홍천군 사이에 있는 방태산을. 오른쪽 위로는 진동계곡이, 오른쪽 아래로는 내린천이 있는, 태어나서 한 번도 가보지 않은, 화전민들이 아직도 너와지붕을 엮은 집에 살고 있다는 이야기를 얼핏 들은 그곳을, 산신령이 비밀스레 전해오는 의서를 건네줄 듯한 신령스러운 성지 같은 그곳을.

그곳에는 아직 원시림이 있고, 현대 문명에 때 묻지 않은 채 조상 대대로 살아오던 방식대로 살아가는 사람들이 있으리라고 생각했다. 그들과 함께 생활하면서 약초 공부도 하고, 요즘 말로 자연인처럼 살아가면 한약업사로서 더할 나위 없이 좋을 것 같았다. 불혹의 나이에 이제 더는 도시에서 구차하게 갈구할 것도 없고, 그리고 싶지도 않았다. 필요하다면 당시 국가적 화두이기도 했던 나무 심기에도 힘써서 산림녹화에도 기여하고 싶다는 소박한 소망도 있었다.

그렇게 막무가내로 시작한 방태산 생활은 온통 예상을 뛰어넘는 당황스러운 일들의 연속이었다. 원시림에서 누구보다도 건강하게 살아갈 것으로 생각한 화전민들은 이미 오랜 기간 사용해온 농약에 중독되어 대부분이 말기 암 환자, 시한부 인생들이었다. 1960년대에 경제개발의 시동을 건 대한민국은 1980년대에는 이미 한강의 기적을 이룩한 신흥공업국의 지위에 올라 있었다. '아시아의 세 마리 용'이라는 말이 매스컴에 뻔질나게 오르내리던 시절이었다.

방태산 화전민들의 삶도 많이 달라져 그동안 메밀이나 겨우 기르던 화전에 비료를 뿌리고, 감자, 고구마, 콩, 옥수수 등 농작물을 키웠다. 화전에 비료를 주자 쓸모없던 밭들이 옥토로 변했다.

그런데 비료를 준 농작물에는 벌레들이 대들었다. 화전민들은 벌레를 없애려고 독한 농약을 뿌렸다. 마스크도 끼지 않고 아무 생각 없이 텃밭에 세숫물 뿌리듯 농약을 마구 쳤다. 농약을 뿌리고 나면 머리가 아프고 속이 메슥거렸다. 저녁이 되면 어지럽고 메스꺼운 속을 됫병 소주로 다스렸다.

내가 방태산에 갔을 때는 그렇게 이미 10여 년이 흐른 뒤였다. 가장 많은 병명은 간경변과 간암, 신장암. 암 진단을 받고 병원에 가서 누워 있으려니 농사일은 지천인데 열불이 났다고 했다. 병원에서 시키는 대로 해도 시한부 인생이라고 하니 차라리 일이라도 하다 죽자며 다들 마을로 돌아왔다. 결국 내 한약방으로 왔다. 낮에도 어둑어둑한 5평짜리 내 한약방 벽면에 커다란 그림자가 일렁거렸다. 구석지고 음습한 한약방의 어둠은 깊고 서러웠다. 내가, 내 한약방이 그들의 유일한 희망이자 버팀목이었다.

누우면 죽고 걸으면 산다

개동이 아버지는 딸만 8명을 둔 40대 남자였다. 나와 너나들이를 하면서 지내던 개동이 아버지가 어느 날 반쯤 넋이 나가서 나를 찾아왔다.

"병원에서 간경화래. 간암도 있고 신장도 나쁘대. 얼마 후 죽을 거래. 아직 애들도 어린데 혹시 더 살 방법이 있을까?"

"그동안 집에 와 뭘 먹었지?"

"인진쑥, 벌나무를 삶아서 먹었다가 죽을 뻔했어."

"또 뭐 없어?"

"뽕나무버섯, 상황버섯, 참나무 겨우살이, 굼벵이를 먹었는데 소용없었어. 뭐 천천히 죽을 방법이 없을까?"

"병의 원인을 알면 죽고 싶어도 잘 안 죽어."

개동이 아버지는 눈을 동그랗게 뜨면서 물었다.

"정말 원인을 알면 돼?"

"네 병의 원인이 뭐지?"

개동이 아버지는 머리만 긁적거렸다.

"농약 치고 술 먹고 빚 걱정하다 생긴 병이야."

"그러네."

"그러니 농약 안 치고 술 안 먹고 걱정을 덜 하면 천천히 죽어. 살려면 술, 담배, 농약을 멀리하고 한 달 후에 와."

개동이 아버지는 배추 농사에 욕심을 부리다 빚을 졌다. 고랭지 배추 재배는 투기성이 있었다. 많은 농민이 배추 농사에 과도한 투자를 하다 빚을 졌다. 농약 먹고 자살하는 사람들도 있었다.

"빚 때문에 신경 쓰면 몸만 상해. 너는 맨주먹으로 얼마든지 살 수 있는 사람이야. 네가 언제 돈 있었냐? 농약보다 해로운 게 빚 걱정이야. 걱정을 버려야 살 수 있어."

개동이 아버지는 시키는 대로 했다. 차근차근 한 단계 한 단계 식이요법을 시켰다. 물 대신 진한 숭늉 먹기, 잡곡밥을 숭늉에 말아 50번 이상 씹어 먹기, 산나물을 푹 삶아 오래 묵은 된장이나 간장에 찍어 먹기, 노동 참선, 취침 전에는 1시간 이상 막대기로 발바닥 때리기.

"아무리 아프고 힘들어도 누우면 안 돼."

"아무리 걱정해도 걱정은 그대로 있으니 걱정을 줄여. 애들을 생각하며 이를 악물어."

"아침에 눈을 뜨면 '나는 절대 죽지 않는다. 나는 걱정하지 않는다'를 열 번씩 외쳐."

개동이 아버지는 시간이 나면 산에 다니며 약초를 캐고 나물을 뜯었다. 그가 죽기는커녕 멀쩡한 몸으로 돌아다니자 주변 마을의 간경화, 간암 환자들이 몰려왔다. 불치병을 고치는 명의라는 소문이 나자 도시에서도 많은 환자가 찾아왔다.

수십 년이 지났다. 개동이 아버지는 딸들을 다 시집보내고 아직도 농사짓고 산에 다니면서 약초를 캔다. 폐암, 신장암, 전립선암, 간경화, 간암, 췌장암, 유방암, 난소암 따위에 걸려 죽는다는 판정을 받고 나에게 왔던 사람들이 여전히 절반 이상 살아 있다. 그들은 도시 사람들과는 달리 의학지식이 많지 않았다. 그 덕분에 그들은 간경화, 간암이 불치병이라는 공포에 떨지 않았다. 술, 농약, 걱정을 멀리하면 낫는다는 확신이 있었다. 내가 말한 식이요법이 절대로 옳다는 믿음이 있었다.

후성유전학epigenetics은 노력에 따라 DNA도 얼마든지 바뀐다는 것을 밝혔다. 신념이 DNA를 바꾼다. 원인을 제거하고 머리를 맑게 하고 혈관을 깨끗하게 하면 불치병은 물러간다.

세상에 죽을병은 없다. 죽을 짓만 있을 뿐이다. 누우면 죽고 걸으면 산다! 간경화와 기관지 천식을 치료하는 약은 따로 없다. '누우면 죽고 걸으면 산다'를 화두로 삼고 화타식 처방의 기본 정신을 충실하게 지키면 된다. 방태산 사람들은 그렇게 했고 그렇게 해 죽을병을 뗐다.

살아 있는 의료 교육을 제공해준 방태산 사람들

농약 중독 때문에 간질환이 난 사람들이 한약방을 찾아왔을 때 나라고 무슨 뾰족한 치유법이 있었겠는가. 그저 아픈 사람들을 위로하고 같이 약수도 뜨러 다니고 산나물도 캐고, 냉수욕도 하고 그랬을 뿐이다. 다행히 '서울에서 온 한약방 선상님'의 말씀이 효과가 있어서, 병원에서는 죽는다고 했던 사람들이 한 해 두 해가 지나도 멀쩡하게 살아서 돌아다녔다.

"화타 선생 말만 들으면 안 죽어."

졸지에 내가 암을 고치는 신통한 명의가 되었다. 소문이 퍼져나가서 전국에서 환자가 몰려들었다. 그렇게 13년을 동네 주치의 노릇을 하며 별의별 환자들을 다 보았다(아기 낳는 것만 빼고). 실전보다 더 좋은 학교가 어디 있겠는가. 불치병 환자들은 수업료 수억 원을 내도 받을 수 없는 교육을 제공해주었다. 돈과 명예를 좇고자 도시에 있었으면 절대로 받을 수 없는 최고의 현장 의료 교육이었다.

동네 사람들은 또한 약초 전문가였다. 예부터 내려오는 약초의 효능을 줄줄이 꿰고 있었다. 그들에게 산은 먹을 것을 공급해주는 슈퍼마켓이자, 병을 낫게 하는 약을 주는 약국이었다. 그들의 지식에 비하면 『동의보감』은 시대에 뒤떨어진 구닥다리 의서에 지나지 않았다. 동네 사람들이 의료 비급을 알려주는 산신령이었다.

나는 의료인으로서 배워야 할 모든 것을 방태산에서 배웠다. 지금도 그때의 동네 사람들과 아직 비교적 젊었던 나를 거기로 이끈 내 안의 나에게 감사한다.

2 —
병을 고치고 싶다면
먼저 마음을 비워야 한다

강원도 홍천, 양양, 인제군의 경계에 위치한 해발 1,435미터의 방태산 지역은 남한 최고의 자연림 지대이다. 이 지역은 두메산골로 사람들이 접근하기 힘들어 곰, 산양, 산돼지 등 대형 야생동물과 구렁이, 장지뱀 등 희귀한 파충류들이 대량 서식한다. 하늬등계곡, 댓골, 젓가리계곡 등 수많은 계곡 역시 오염도가 0.00ppm의 그대로 마실 수 있는 깨끗한 수질을 유지하고 있으며 열목어, 금강고치, 새코미꾸리 등 희귀 어종의 국내 최대 서식지이기도 하다. 또 백두산, 한라산에서나 볼 수 있는 고산 초원 지역이 남아 있고 남한에서 원시림에 가장 가까운 숲이 그대로 보존되어 있으며 130년 넘은 주목이 대량으로 자생하고 있다.

이 일대의 자연환경에서 특히 눈길을 끄는 것은 희귀한 약초와 나물이다. 백두대간에서 나는 약초와 나물들은 '불치병'으로 여겨지는 간질환 환자들에게 마지막 남은 희망이다. 나는 일본열도를 다 주어도 방태산을 품은 강원도와 바꾸지 않겠다고 자신 있게 말할 수 있다.

다시 일할 수 있게 하니 간경변이 저절로 나았다

이렇게 천국 같은 방태산 자락에는 오래전부터 화전민들이 올망졸망 살고 있다. 예나 지금이나 농사꾼 중에서 화전을 일구는 이들이 제일 고달프다. 화전은 경사가 급하고 척박하다. 그렇다 보니 적은 노동력으로 조금이나마 소출을 더 얻으려고 화학비료나 농약을 많이 쓸 수밖에 없다. 이런 식으로 농사를 오래 짓다 보면 농약 중독에 걸리기 십상인데, 이곳 사람들은 몸이 불편해도 병원에 가거나 쉴 형편이 못 된다. 농약 중독이 심해져 간경변 상태가 되어야 병원을 찾는다.

병원에서도 별 뾰족한 치료 방법이 없으니 집에 와서 그냥 죽을 날만 기다릴 수밖에 없다. 그렇다고 편안히 쉬고 고단백질 음식을 찾아 먹을 팔자도 못 되어 죽는 날까지 힘든 일을 계속할 수밖에 없다. 그들은 간경변을 고칠 엄두는 못 내고 기운이 너무 없고 피곤하니 계속 일할 수 있도록 기운이라도 났으면 하는 것이 소원이다. 안타깝기 그지없지만, 가난한 사람들은 대부분 이렇게 자기 생명과 건강을 생계와 맞바꾼다.

나는 처음에는 그들에게 기운이 나게 하는 처방을 했다. 그들은 내가 지어준 약을 먹고 계속 일할 수 있었다. 간경변 환자에게 기운을 북돋는 처방을 하는 것은 그리 간단한 일이 아니다. 그들에게 간질환에 흔히 처방하는 사물탕을 먹이면 99퍼센트가 토하거나 설사를 하는 부작용이 생긴다. 그들은 물을 먹어도 부작용이 생길 정도로 몸의 효율이 떨어져 약 처방을 하는 데 애를 먹었다.

내 처방을 따라서 기운을 되찾아 하루하루 일하던 그들이 반년이나 일 년 후에는 간경변이 없어지고 다시 건강해졌다는 소식을 들었다. 물론 처음 몇 년간은 시행착오와 우여곡절을 많이 겪었으나 몇 년 지나니 간경변 환자를 50퍼센트 이상 치료할 수 있었다. 요행히 발병 초기에 나를 찾아온 환자라면 100퍼센트 치료를 보장할 수 있었으나, 대부분은 간경변으로 몸이 완전히 기울어진 상태에서 나를 찾아오니 이 정도의 치료율도 대단한 것이었다.

내가 내린 처방의 일차 목표는 간경변 환자가 기운을 되찾아서 힘든 노동일을 할 수 있게 하는 것이지, 간경변을 깨끗이 치료하는 것은 아니었다. 그런데 기운이 나서 반년, 일 년 이상 중노동을 하다 보니 자연히 간경변이 나은 것이다. 순전히 우연하게 간경변 치료법을 알게 된 셈이다.

여기에는 행운도 따랐다. 나를 찾아오는 환자들은 대부분 농약 중독으로 인한 간경변 환자로, 죽는 날까지 쉴 틈이 없는 사람들이다. 그들은 기어다닐 힘만 있으면 밭에 나가 일하거나 산에 가서 약초나 나물을 캔다. 이들은 산골 마을에 대대로 내려오는 민간 구전 처방 이외에는 한약이건 양약이건 별로 약을 써보지 않은, 또 의학 지식이 거의 없는 환자들이다. 의학 지식이 풍부한 간경변 환자는 아는 것이 병이 되고 걱정이 되어 '죽기도 전에 죽는' 경우가 많다. 이 순수한 환자들을 상대로 기운이 나게 하는 가열순환제(오령산 +공진단)를 투약하니 이들은 힘든 일을 하면서도 버텨나갔고 나중에는 간경변이 저절로 나았다.

그렇게 간경변 환자를 고치다 보니 간염 환자는 비교적 고치기 쉬운 상대로 여겨졌고 실제로 쉽게 병을 고칠 수 있었다. 『동의보감』에 있는 것 중에서 환자들이 방태산에서 쉽게 구할 수 있는 약초나 나물을 주로 처방했다.

욕심을 버리는 것이 치료의 시작

나는 환자의 적성과 체질, 병의 상태에 따라 약초와 나물을 캐어 먹도록 했다. 몸에 좋다고 먹기 싫은 것을 억지로 먹게 하지 않고 입맛에 맞는 것을 먹도록 했다. 환자에게는 입에 확실히 맞는 맛이 있게 마련이다. 병 상태에 따라, 그리고 체질에 따라 입맛이 달라지기 때문이다.

모든 식물은 자신을 보호하는 장치가 있다. 특히 잎에는 독소가 있어 동물들이 함부로 먹지 못하게 한다. 녹즙을 먹을 때 신중해야 하는 이유다. 높은 산에서 자라는 나물들은 독소가 많다. 그래서 나물을 삶을 때 양잿물을 조금 넣어 나물의 독성을 희석시킨다. 오랫동안 화식에 길든 인간이 자연 상태의 생식만 하는 것도 오히려 자연스러운 일이 아니다. 각자 입맛에 맞게 생식과 화식을 곁들여야 한다. 또 어느 식물의 일부분만 먹으면 특정 성분만 과잉 섭취하여 위험할 수 있으므로, 통으로 섭취하는 것이 좋다.

나는 이상한 학설에서 신비의 영약으로 권하는 약초나 나물, 비방, 고가의 약을 전혀 쓰지 않고 방태산에 즐비한 나물과 약초로 간경변을 고쳤다. 죽도록 일하면서 간경변을 고친 예는 도시에서는 별로 흔하지 않지만 산골에서는 대다수 사람이 이런 방법으로 난치병을 고쳤다.

병이 나면 누워서 쉬는 게 상식으로 되어 있다. 그러한 상식은 도시의 '유리 온실'에서 자라고 살아온 이들에게는 맞을 수 있지만, 방태산 같은 산골 마을에서 온갖 노동을 하며 살아온 이들에게는 적용할 수 없는 것이다. 기운순환 장애로 인해 병이 생긴 이들에게는 적극적인 기운순환 운동이나 노동이 병을 이겨내는 최선의 방법임을 그동안의 임상실험을 통해 알게 되었다.

난치병을 치료하고 싶다면 먼저 마음을 비워야 한다. 도를 깨우친 사람처럼 욕심을 비워야 치료율도 높다. 이는 내가 이곳 산골 사람들을 치료하면서 터득한 깨달음이다. 산골 사람들은 누가 대통령이 되었는지, 누가 큰 부자인지에는 아예 관심이 없다. 남의 일에는 관심이 없다는 이야기이다. 화전민들은 그저 열심히 자기 능력껏 자기 생활을 할 뿐이지 누가 금송아지를 갖고 있거나 말거나 아예 관심이 없다. 그러므로 남과의 경쟁에서 오는 스트레스가 없고 자기 분수에 맞는 생활이 몸에 배어 탐욕을 부리지 않는다. 또 어지간한 노동에는 쉬이 피로를 느끼지 않을 만큼 체력이 튼튼하다.

그동안 환자 1만여 명을 고치며 얻은 깨달음 가운데 하나는 양질의 약초와 나물, 깨끗한 물, 깨끗한 공기, 지나치다 싶을 만큼의 노동, 마음을 비운 정신 등이 난치병을 고치는 중요한 요소라는 것이다.

3 ___
한약방 첫 손님을 얼떨결에 치료하다

    내가 한약방을 연 상남은 인제군에 속하는 지역으로 방태산(1,435m), 주억봉(1,443m), 개인산(1,321m), 가마봉(1,192m) 등 험한 산들이 병풍처럼 둘러싸인 해발 460미터의 손바닥만 한 분지에 수십 호가 모여 사는 산골이었다. 산이 많아 이곳 사람들은 화전 농사와 산나물, 약초 채취로 생계를 이어갔다.

    내가 이곳에 한약방 문을 연 1980년대 초만 해도 동네에 자동차라고는 화물차건 승용차건 한 대도 없고 경운기가 유일한 운송 수단이었다. 간간이 노선버스나 장사꾼 차가 지나가며 마을의 정적을 깨뜨릴 뿐이었다.

    길이라고는 마을 한가운데를 관통하는 도로만이 포장되어 있고 그 외의 모든 길은 비포장도로였다. 전기는 몇 해 전에 들어왔고 상수도는 없었다. 전화는 한국전쟁 때 사용하던 완전 수동식 전화로, 손잡이를 돌려서 통화하고 싶은 사람에게 전화를 연결해줄 교환수를 불러야 했다. 집마다 전화가 설치되어 전화번호가 있지만 전화번호를 외우고 있는 사람은 드물었다. 수화기를 들고 손잡이를 몇 번 돌려 교환수가 나오면 그냥 '개똥이네 대줘라' '현숙이네 집 바꿔라' 식으로 통화를 하니 전화번호를 군이 외울 필요가 없었다. 시계가 없는 집에서는 간혹 교환수에게 몇 시나 되었는지 물어봐도 아무도 이상하게 여기지 않았다.

    한약방 문을 처음 열던 날은 종일 함박눈이 내렸다. 휴전되던 해에 어느 화전민이 지었다는 흙집에 방 두 칸을 빌려 한약방을 차렸는데, 이탈리아제 소파를 갖춘 도시 한약방과는 거리가 멀었다. 사극에 나오는 18세기 한약방과 흡사했다.

아는 사람도 없고 찾아오는 사람도 없었다. 마을 사람들은 대체로 무뚝뚝한 편이다. 대대로 자기 골짜기를 자기가 지어 먹으면 그만이니 누구한테 신세 질 필요도 없거니와 도와줄 사람도 없다. 우리가 통상 '예의와 질서'라고 부르는 것은 수많은 사람이 우글거리며 경쟁하는 도시 문화의 산물이다. 수십만 평의 정원이 있고 수천 평의 밭이 있는 대장원의 주인 격인 이곳 화전민들은 멀리 떨어진 옆집 사람들과 수평적인 관계를 맺는다. 제각기 자기 힘으로 자기 땅(골짜기)을 일구느라 바쁘니 '예의와 질서'가 도시와는 사뭇 다를 수밖에 없다. 자연 속에서 혼자 묵묵히 일하는 게 습관처럼 되어 있는 이곳 사람들은 처음 보는 사람을 대하는 태도도 도시 사람들과는 다르다. 딱히 친밀감도 적대감도 보이지 않는다. 그저 소가 닭 보듯이 담담하게 대한다.

나는 계속 내리는 눈을 바라보며 어떤 손님이 첫 손님이 될까 설레는 마음으로 조선시대에 발행된 한의서를 뒤적거렸다. 혹시 동네 사람이 놀러 오면 한문으로 된 두꺼운 한의학 원전을 읽고 있는 모습을 보고 유식한 의원으로 생각하지 않을까 하는 얄팍한 계산도 있었다. 하지만 강아지 한 마리도 기웃거리지 않은 채 저녁이 되었다. 몹시 추운 지역이고 할 일도 없던 터라 일찍 아궁이에 불을 지폈다. 옆집에서 빌린 참나무 장작을 피웠는데, 아궁이 앞에 쭈그리고 앉아 활활 타오르는 불길을 바라보고 있자니 묘한 기분이 들었다.

산골에서는 밤이 일찍 찾아온다. 특히 겨울철에는 더욱 그렇다. 도시였으면 한창 분주할 시간에 하루 일을 끝내고 뜨거운 온돌방에 누워 있으니 기분 또한 야릇했다. 깜깜한 오지에 스스로 선택한 고독을 대하고 있다는 벅찬 감정과 약간의 떨림이 교차했다.

'첫날은 완전히 공치는 날이구나. 며칠이 지나야 환자가 오려나……' 이런 생각을 하고 있는데, 누군가가 거칠게 문을 두드렸다. 바깥에 나가보니 흙 묻은 작업복 차림에 고무장화를 신은 50대 농부가 서 있었다. 밭에서 약초인 천궁을 캐다가 눈이 아픈 것을 참을 수 없어 찾아왔다고 했다. 흙이 묻은 발과, 땀에 젖은 옷에서 쿠쿠한 냄새가 났고 말할 때마다 술 냄새가 코를 찔렀다. 농부는 눈이 빠질 것 같으니 얼른 고쳐달라고 숨이 넘어갈 듯이 말했다.

임상경험도 별로 없는 데다가 환자 같지 않은 도시 환자만을 상대로 눈치껏 보약 처방이나 했던 나는 응급 환자를 대하자 겁부터 덜컥 났다. 도시라면 이런 응급 환자는 당연히 병원 응급실로 갈 것이다. 그러나 이곳에서 응급실이 있는 병원은 40km 떨어진 홍천이나 인제에 있다. 설혹 간다 해도 눈 쌓인 길을 캄캄한 밤중에 찾아가기란 거의 불가능하다. 제일 빠른 운송 수단이 경운기인데 시속 10km 속도를 내는 경운기로 눈이 덮인 험한 아홉사리와 고사리재를 넘어가려면 5시간도 더 걸릴 테니 말도 안 된다.

나는 암담했지만 그래도 이 마을에서는 의술에 관한 한 유일한 공인 전문가이니 뭔가 하기는 해야 했다. 어떻게 할지 머릿속으로 궁리하고 있는데, 환자는 아파 죽겠는데 왜 멍하니 앉아만 있느냐고 소리를 질러댔다. 우선 우황청심원이 구급약이라 한 알을 먹게 했다. 혹시 아픈 게 나아지려나 하고 기다리는데, 환자는 전혀 통증이 가시지 않는다고 다시 소리를 질러댔다. 죽은 사람도 살린다고 하여 기사회생의 명약으로 꼽히는 우황청심원도 맥을 못 추는 지경이었다.

안되겠다 싶어 양말을 벗기고 용천혈에 삼릉침으로 사혈을 했다. 나는 원래 침을 놓지 않는데, 상황이 워낙 위급한지라 응급처방을 했다. 환자는 침을 놓은 자리가 아프다고 펄쩍 뛰더니, 잠시 후 눈 아픈 것이 다 나았다면서 인사도 없이 그냥 나가버렸다. 용천혈을 삼릉침으로 찌르면 몹시 아프다. 침이 하도 아프니까 더 맞을까 봐 겁이 나서 허겁지겁 나간 것 같았고, 내가 침을 놓은 데에는 이런 의도도 절반쯤 있었다. 그 뒤 나는 임상 경험을 통해 고혈압과 과로로 눈이 아플 때는 우황청심원과 용천혈을 사혈하는 게 훌륭한 처방이라는 것을 알았다. 첫날밤에 찾아온 환자는 침이 아파서 나간 게 아니라 정말로 병이 나아서 나간 것이었다.

4 —
숭늉에는 뭔가 특별한 것이 있다

지금 내가 운영하는 한약방 가까이에 국립암센터가 있다. 간혹 항암제를 맞다가 아무 것도 먹지 못하는 사람들이 있다. 물을 삼키지 못하거나 삼킨다 해도 즉시 토하는 바람에 치료가 중단되고, 결국 죽는 날만 기다리는 신세가 된 환자들이 나를 찾아온다. 환자복을 입고 링거를 꽂고 휠체어를 탄 채로 온다.

이들은 물이라도 한 모금 시원하게 마시다가 죽는 게 소원이다. 이들에게 비방을 처방 해주면 며칠 후에는 정장을 하고 웃으면서 걸어서 등장한다. 다시 항암치료를 받으라는 주위의 말을 뿌리치고 병원을 나오는 사람들도 많다.

비방은 무엇일까? 바로 시커먼 숭늉이다. 허준의 『동의보감』에도 "누룽지보다 태운 밥 이 소화에는 더 좋다. 태운 밥을 그냥 먹기보다는 밥을 끓여 건더기는 버리고 국물만 먹 는다"고 적혀 있다.

항암제는 우리 몸에는 핵폭탄이나 다름없다. 이 폭탄을 투하하면 부작용으로 머리카 락이 빠지고 체중이 빠르게 줄어든다. 계속 구역질이 나고 음식을 먹을 수 없다. 특히 몸 속에 독소가 꽉 차게 된다. 이 독소를 없애는 게 급선무다. 해독에 가장 좋은 게 카본 블 랙carbon black(미세한 탄소 분말)이 주재료인 시커먼 숭늉이다. 카본 블랙은 몸속의 불 순물과 결합하는 성질이 있다. 따라서 시커먼 숭늉을 마시면 몸속 불순물을 흡착하여 몸 밖으로 빼내어 혈관을 깨끗하게 만들 수 있다.

현대인에게 제일 무서운 병은 암과 중풍이다. 이 병들은 다 혈관이 지저분해서 생긴 다. 혈관의 길이는 10만 킬로미터에 달한다. 지구 두 바퀴 반을 도는 길이다. 검은색 숭늉이 혈관을 깨끗하게 하고 혈액을 맑게 하는 데 큰 역할을 한다.

항암치료를 받다 기력이 없는 사람은 음식은커녕 물도 넘기기 어렵다. 이때 '화타식 숭늉'(화타는 원래 중국의 명의를 말하지만, 필자도 병 잘 고치는 명의가 되고 싶어 이 이름을 사용한다 - 편집자)을 마시면 기력이 돌아오고 음식을 먹을 수 있다. 모든 약의 으뜸은 산삼이나 녹용, 사향 따위가 아니라 진창미와 복룡간의 장점이 어우러진 '화타식 숭늉'이다.

시커먼 숭늉의 효능

왜 누룽지를 80~90퍼센트만 태울까? 100퍼센트 태우면 탄소가 되고 만다. 80~90퍼센트쯤 태워야 곡물의 속껍질과 씨눈이 남아 있다. 간혹 태운 음식은 암의 원인이라고 여겨서 꺼리는 사람들이 있다. 물론 동물성 단백질이나 지방질을 태우면 몸에 해롭다. 그러나 식물성 단백질이나 지방질을 태운 것은 전혀 해롭지 않다.

태운 곡식 이야기는 성경에도 나온다. 곡물을 보관하기 어렵던 시절에는 태워서 가지고 다녔다. 원리주의자인 안식교인들은 볶은 곡식을 먹고 상처가 나면 이 곡식을 태워 환부에 발랐다. 태운 곡식을 피부에 바르는 연고처럼 사용한 것이다.

사람에 따라서는 현미가 맞지 않는 사람도 있다. 이럴 때는 백미를 써야 한다. 백미도

화타식 숭늉(시커먼 숭늉) 만들기

❶ 귀리, 보리, 밀(되도록 겉껍질을 벗긴 것), 백미를 자기 취향에 맞게 섞어 밥을 짓는다. 백미는 진창미(陳倉米, 창고에 오랫동안 보관한 묵은쌀)가 좋다. (되도록 진창미를 80퍼센트 이상 넣는다).

❷ 이 밥을 80~90퍼센트 태워서 누룽지를 만든다. (커피는 보통 60~90퍼센트 태운다).

❸ 이 탄 누룽지를 작은 입자로 만든다.

❹ 그릇에 거름망을 놓고 이 누룽지를 넣는다. 여기에 뜨거운 물을 부어 우려낸다. 커피처럼 검은 물이 나올 때까지 수차례 우린다.

현미와 마찬가지로 오래 묵은 진창미陳倉米를 써야 한다. 진창미를 최소한 절반 이상 넣어야 좋다. 진창미란 창고에 들어 있는 묵은쌀을 말한다. 『동의보감』에서는 진창미가 "비장을 돕고 갈증, 심번心煩(정서불안), 설사, 이질을 다스린다"고 했다.

쌀 자급이 가능해진 1980년대 이전에는 쌀이 부족해 묵은쌀이 귀했다. 쌀이 부족하던 시절, 양반집이나 부잣집에서는 몰래 쌀을 묵혔다. 귀한 손자가 허약하고 식욕이 없으면 산삼, 녹용 같은 보약보다 먼저 이 묵은쌀로 밥을 해 먹였다. 궁중에서는 숭늉을 마셨는데, 누룽지를 다시 끓여 건더기는 버리고 물만 마셨다. 조선 시대 실록을 보면, 임금들은 식후에 산삼 차보다 숭늉을 더 좋아했다.

예전에 젊은이들이 군대에 가면 약간 색이 바랜 밥이 나왔다. 이 밥을 먹은 군인들은 소화불량이 없었다. 사회에서 소화를 잘못해 애먹던 청년들도 군대에서는 훨씬 많은 양을 먹고도 소화를 잘 시켰다. 바로 진창미로 지은 밥이다. 요즘에도 우리나라의 양곡 창고에는 진창미가 넘친다.

『동의보감』에는 진창미가 주재료인 비화음比和飮과 창름탕倉廩湯이란 처방이 있다. 비화음은 위가 약해 음식이나 약이란 말만 들어도 거부반응을 일으키는 사람에게 쓰는 처방이다. 진창미와 함께 인삼, 백출, 백복령, 신곡, 곽향, 진피, 사인 등이 들어간다. 복룡간伏龍肝에 물을 붓고 거품을 일게 한 다음에 이 약초들을 넣고 끓여서 하루 세 번 차갑게 해서 마시는데, 이 처방의 핵심이 바로 진창미와 복룡간이다.

복룡간이란 글자 그대로 '엎드려 있는 용의 간'이다. 오래된 아궁이 밑에 눌어붙은 시커먼 흙을 가리킨다. 탄소 덩어리다. 『동의보감』에는 가슴이 답답한 것을 풀어주고 임산부 하혈, 전염병, 출혈, 해역咳逆(기침을 하면서 기운이 치밀어 올라 숨이 차는 증상)에 좋다고 했다. 시커멓게 태운 숭늉과 맥을 같이한다.

복룡간과 유사한 것으로 백초상百草霜이 있다. 오래된 솥 밑이나 굴뚝 속에 붙어 있는 검댕을 말하는데, 소화, 하혈, 황달, 학질, 구설창(입안과 혀가 헐어서 해어지는 병)을 다스린다. 지혈용 연고로 쓰이기도 한다.

창름탕은 인삼패독산入蔘敗毒散에 황련, 연육, 진창미 등을 추가하는 처방이다. 이질, 설사로 가슴이 답답하고 손발에 열이 나고 머리가 아픈 것을 다스린다. 이러한 증상이 생기면 독기가 심장과 폐를 치받아 구역질이 나서 음식을 먹지 못한다.

커피보다 좋은 천연항생제

세계의 교역 물품 중에서 석유 다음으로 유통량이 많은 게 커피다. 무색무취의 콩으로 아무 맛도 없는 커피콩을 까맣게 태워 맛을 낸 것이다. 녹차도 마찬가지다. 녹차 잎은 염소도 먹지 않는다. 어떤 독초든지 잘 먹는 염소도 먹지 못하는 찻잎을 알맞게 볶아서 사람이 먹기 좋게 만든 게 녹차다.

커피 맛을 좋게 만드는 첫 번째 비결은 잘 태우고 많이 태우는 것이다. 그래야 소화가 잘되고 독소가 잘 배출된다. 이렇게 본다면 숭늉이나 까맣게 볶은 커피나 우리 몸속을 정화하기는 마찬가지다.

유럽에서 최초로 간 이식수술에 성공한 한국인인 이종수 교수는 아침에 일어나서 진한 커피 두 잔을 마시고 일을 시작한다. 속이 쓰릴 때는 우유를 타서 마신다. 수십 년을 그렇게 해왔는데, 속이 깨끗해지는 느낌이 든다고 한다.

일본인들은 계피와 생강을 끓인 물에 커피를 타서 마신다. 암 환자에게도 도움이 된다고 여긴다. 암세포는 약품에는 내성이 생겨서 더 강해지지만 식품에는 시나브로 약해지거나 사라진다. 하지만 커피는 성분이 차니 뜨겁게 끓인 계피생강물을 섞어 마시는게 더 좋다. 암세포는 찬 것에는 활성화되고 뜨거운 것에는 활동을 멈추거나 사라지기 때문이다.

나 역시 아침마다 계피생강물에 숭늉을 섞어 200cc쯤 마신다. 여러 사람에게 권하고 있는데, 특히 당뇨병 환자나 간, 위가 나쁜 사람, 신장병 환자에게 큰 도움이 된다.

물론 커피보다 진창미로 만든 숭늉을 먹는 게 훨씬 몸에 좋다. 위궤양, 역류성 식도염을 개선하는 특효약이기도 하고 독감 예방에도 효과적이다. 숭늉으로 입안을 헹구고 마시면 감기는 물론이고 입병이나 위장병도 사라진다.

한마디로 숭늉은 최고의 천연항생제다. 인공항생제는 세균에 대한 내성을 키우고 인체의 면역력을 떨어뜨리지만 천연항생제는 인체 미생물과 아주 친밀한 관계를 맺으면서 못된 세균을 죽이고 면역력을 키운다.

'약보불어식보藥補不如食補'라는 말이 있다. 약을 아무리 먹어도 좋은 음식을 먹는 것만 못하다는 뜻이다. 음식으로 고칠 수 없는 병은 약으로도 고칠 수 없다. 질병 치료의 첫 단계는 올바른 음식이고 그 음식의 핵심이 숭늉이다. 어느 질병이건 일단 화타식 숭늉을 먹어 몸의 독소를 배출하자. 혈관을 청소하자. 이것이 질병에서 벗어나는 첫걸음이다.

5 —
명상과 출장식 호흡

건강 관련 정보가 차고 넘치는 세상이다. 방송이나 인터넷 덕분에 누구든지 병에 대한 지식이 해박하다. 속으로 의사보다 의학 지식이 부족하다고 생각하는 사람이 드물 정도다. 감옥에 자주 드나드는 사람이 변호사나 검사 못지않게 법률에 해박하다고 여기는 것과 비슷하다. 게다가 병원이나 제약회사마다 더 많은 정보를 제공하려고 애쓰고 있다.

그렇지만 정보가 너무 많으면 없는 것보다 고약한 법이다. 너무 많은 정보가 입력되면 뇌는 지치고 사고는 편협해지고 시야는 좁아진다. 정보 노예가 된다.

불치병이란 진단을 받으면 누구나 머릿속이 복잡하다. 남들은 건강한데 자기만 아프고 남들은 행복한데 자기만 고통스럽다고 생각한다. 모든 것이 분노를 자아낸다. 하지만 남들도 가까이서 보면 성한 사람 없고 자세히 살펴보면 고통 없는 사람이 없다.

분노를 다스리려면 어떻게 해야 할까. 내 주변의 무수히 많은 분노 유발자를 다 바꿀 수 있을까. 아니다. 절대로 불가능하다. 그렇다면 나를 바꿔야 한다. 바꿀 수 없는 상대를, 그것도 엄청나게 많은 상대를 바꾸겠다면서 기 쓰지 말고 나 자신부터 바꾸면 된다. 이럴 때 명상을 하면 행복과 사랑의 감정을 만들어내는 뇌신경물질이 많이 분비된다.

남의 말에 귀 기울이지 말고 텅 빈 마음, 담담한 마음으로 세상을 바라보자. 분노나 번뇌, 잡념 속에 빠져 있는 한 아무리 좋은 건강법이나 양생법도 개밥에 도토리 신세다. 그래서 더욱 명상과 출장식出長息 호흡(들숨보다 날숨을 길게 하는 호흡법)이 필요하다.

몸을 고단하게 움직여라

명작『홍당무』를 쓴 프랑스 작가 쥘 르나르Jules Renard는 아침마다 묵상하면서 "눈이 보인다. 귀가 즐겁다. 몸이 움직인다. 기분도 좋다. 고맙다. 인생은 아름답다"는 말을 되뇌곤 했다. 이스라엘의 역사학자 유발 하라리Yuval Harari 역시 20년간 명상호흡을 하면서 21세기 최고의 문명비평서로 평가받는『사피엔스』와『호모 데우스』를 썼다. 그는 하루에 두 시간씩, 새벽과 자기 전에 한 시간씩 명상과 출장식 호흡을 했다.

명상은 아무것도 하지 않는 것이 목적이다. 자신이 현재 처한 상황에 대해 어떤 판단도 내리지 않고 있는 그대로 받아들이는 태도로 자각하는 것이다. 실재가 무엇인지를 파악하는 수련인 것이다.

결가부좌를 하고 날숨과 들숨에 집중하다 보면, 채 1분도 되지 않아 수많은 잡념이 호흡에 집중하는 것을 방해하기 마련이다. 하지만 내가 내 삶의 주인이 아니라 잡념이 내 주인임을 느끼는 순간, 명상의 가치를 발견한다. 머릿속에 꽉 차 있던 쓰레기들이 사라지고 텅 빈 공간이 생기면서 다른 세상이 열린다. 아무 목적도, 아무 생각도 없는 상태에서 참된 내가 나오는 것이다.

우리나라 참선방에서는 주로 간화선看話禪을 한다. 간화선은 화두를 들고 가만히 앉아 참선하면서 진리를 깨닫는 선이다. 그런데 추사 김정희는 이 간화선을 심하게 비판했다. 도대체 가만히 앉아서 진리를 깨우치다니……. 참선을 위한 참선, 명상을 위한 명상은 문제가 있다는 게 추사의 견해였다. 실제로 밀폐된 공간에서 명상을 통해 번뇌, 집착에서 벗어나려고 하면 오히려 번뇌와 집착만 키울 때가 많다.

그뿐만이 아니다. 너무 참선 수행에 집착하면 머리 꼭대기로 올라간 기운이 내려가지 않아 상기병上氣病에 걸린다. 머리가 답답하고 목뒤가 뻐근하고 짜증과 화가 걷잡을 수 없을 만큼 나는 증상이 계속된다. 심하면 미치거나 뇌경색으로 쓰러지기도 한다.

그래서일까. 추사는 일을 수행의 최고의 경지로 여겼고 죽는 날까지 일했다. 정확하게 숨을 거두기 사흘 전까지 일했다. 그의 마지막 작품은 봉은사의 현판 '판전板殿'이다.

출장식 호흡으로 마음을 다스리자

마음을 다스리는 일은 가만히 앉아서 명상에 잠기거나 참선을 한다고 되는 게 아니다. 번뇌, 분노, 집착, 고민 등 정신적인 장애를 극복하려면 몸을 고단하게 만들어야 한다. 건강한 사람이라면 강도 높은 노동이나 운동을 하겠지만 중환자는 힘들게 걷는 것만으로도 충분히 중노동이다. 특히 머리에 기운이 오르는 상기병을 막으려면 많이 걸어야 한다.

중환자는 천천히 걷되, 출장식 호흡을 하는 게 가장 좋다. 손가락을 꼽아가면서 호흡 수를 헤아리다 보면 고민과 망상 같은 머릿속 잡념을 비울 수 있다. 시간이 없다면 아침에 일어나서 30분, 잠자리에 들기 전에 30분간 앉아서 출장식 호흡을 해도 좋다. 명치까지 물에 담그는 반욕이나 무릎까지 담그는 각탕반욕을 할 때도 마음속으로 출장식 호흡을 하는 게 좋다.

호흡은 네 걸음을 걷는 동안, 즉 4초간 내쉬고 두 걸음을 걷는 동안, 즉 2초간 들이마신다. 들이마실 때는 우주의 모든 기운이 모두 내 몸에 들어온다는 느낌으로 깊게 숨을 쉰다. 고혈압 증세가 있다면 5초간 내쉬고 2초간 들이마신다. 저혈압이 있다면 3초간 내쉬고 2초간 들이마신다. 보통 사람은 4초간 내쉬고 2초간 들이마시는데, 숙달되면 8대 4, 10대 5로 늘릴 수도 있다.

여기서 중요한 것은 코로 호흡해야 한다는 점이다. 입으로 호흡하면 공기 중에 있을지도 모를 바이러스가 체내에 침입하는 것을 막기 힘들다. 코로 호흡하면 산소 공급도 잘되어 백혈구가 건강해진다.

60대가 되면 절반 이상이 고혈압으로 고생한다. 혈압약을 먹는 건 불가피한 선택이더라도 사람에 따라 만만치 않은 부작용이 뒤따른다. 출장식 호흡을 하면, 고혈압 환자는

10년 먹던 혈압약도 10일 안에 끊을 수 있다.

저혈압 환자는 문제가 더 많다. 약이 없다. 현대의학의 사각지대다. 멀쩡한 사람이 저혈압 때문에 자다가 죽는 일이 허다하다. 하지만 출장식 호흡을 하면, 저혈압이 정상 혈압으로 바뀐다. 최소 하루 한 시간 이상, 100일은 해야만 효과가 나타난다.

신체와 정신이 다 건강해야 진정 건강한 것이다. 이제부터라도 양생養生(올바른 마음가짐)과 섭생攝生(올바른 음식 섭취)을 생활 속에서 실천하자. 그것이 곧 신체와 정신의 건강을 실천하는 길이다.

6 _
집이 건강해야 사람도 건강하다

『동의보감』에서는 사람의 자연 수명을 120세 정도로 본다. 서양 학자들도 인간이 성인으로 성장하는 기간을 25세로 계산하여 그 다섯 배인 120세를 자연 수명으로 본다. 이처럼 동서양이 천수를 똑같이 120세 정도로 파악하고 있는데, 우리는 노인들에게 특별한 생각 없이 그냥 "천수를 누리십시오"라고 말하고, 노인들 또한 막연히 '오래 살라는 것이구나' 하고 기뻐할 뿐 120세까지 살겠다고 마음먹는 사람은 거의 없다. 실제로 120세까지 사는 사람도 드물다. 왜 사람은 자연 수명만큼 다 살지 못하는 것일까? 천수를 누리는 방법은 없을까? 나는 그 해답을 자연에서 찾아보기로 했다.

나와 비슷한 생각을 가진 사람들과 함께 그 해답을 찾아보자는 뜻에서 '천수 찾기 모임'을 만들었다. 우리는 단순히 오래 사는 것은 전혀 의미 없는 일이라는 점에 견해를 같이했다. 100세에도 마라톤 풀코스를 완주할 수 있는 능력과 백두산을 등반할 수 있는 체력을 기르는 데 일차 목표를 두었다. 이 정도는 할 수 있는 건강한 몸으로 즐겁게 살아야만 오래 사는 의미가 있는 것이지, 송장이나 다름없는 몸으로 노망이나 추태를 부리고 남에게 폐만 끼치고 사는 것은 별 의미가 없다. 연구해야 할 것이 많았지만, 우리는 우선 천수를 누리는 데 도움을 줄 주거 환경부터 만들어보기로 했다.

방태산에 '백세터 집'을 짓다

인간과 집의 관계는 달팽이와 달팽이 껍질의 관계와 같다. 달팽이는 생물이고 달팽이

껍질은 무생물이라 둘이 전혀 별개인 듯싶지만, 껍질이 없는 달팽이는 죽은 목숨이다. 생물인 달팽이는 무생물인 껍질이 있어야 삶을 유지할 수 있다. 달팽이가 살아 있는 동안 껍질은 달팽이를 부양하는 '무생물적 생물'인 것이다. 하지만 달팽이가 죽으면 껍질은 생명과 전혀 관련없는 무생물이 된다. 달팽이와 달팽이 껍질의 관계처럼 인간의 집 역시 단순한 무생물이 아니라 인간이라는 생물과 공존하는 무생물적 생물이다. 그러므로 집은 인체와 제일 가까운 흙과 나무로 지은, 숨을 쉬는 생명체 같은 무생물이라야 한다.

꽤 오래전부터 전원주택을 짓고자 하는 사람들이 많아졌는데, 흙과 나무로 지은 전원주택을 별로 볼 수 없어 안타깝다. 시멘트로 지은 집에서 시멘트 독이 빠져나가는 데 약 30여 년이 걸린다. 그런데 30여 년쯤 되면 집을 허물고 새로 지어야 한다. 독이 빠져나갈 때쯤이면 집을 허물어야 하는 것이다.

우리는 흙과 나무만으로 집을 짓기로 했다. 방태산 서남쪽의 하늬등계곡을 한 시간 정도 걸어 올라가면 배다름석 아래에 100여 년 전 화전민들이 살던 집터가 있다. 그 집터에 화전민들이 짓던 방식으로 집을 짓기로 했다.

험한 산길을 한 시간 정도 올라가야 하는 곳에 집을 지으려면 그 지역에서 나는 물자로 자급자족해야 한다. 물론 인부를 고용하여 현대식 건축자재를 운반할 수도 있지만, 이는 오히려 자연을 파괴하는 일이고 우리가 백세터 집을 짓는 근본 취지와도 거리가 멀기에 인부를 고용하는 일은 고려하지도 않았다.

옛날에 화전민들은 톱과 망치만을 가지고 일가족이 임시로 거처할 귀틀집을 3일 만에 지었다고 한다. 구들장을 놓고 주위의 통나무를 자른 뒤, 나무와 흙으로 벽을 만들고 굴피나무 껍질을 벗겨 지붕을 덮는 데 걸리는 시간이 사흘인 것이다. 평생 톱과 망치만으로 화전민형 귀틀집을 50채 넘게 지었다는 목수 영감의 고증을 받아 우리도 산속에 이 귀틀집을 짓기 시작했다.

강원도 산간 마을에는 초가지붕이 거의 없다. 밭농사를 주로 짓다 보니 초가지붕의 재료인 볏짚을 구할 수 없기에 굴피 지붕이나 너와지붕을 씌운다. 혹 기와지붕을 하면 되지 않겠느냐고 생각하는 분들도 있겠지만, 이는 돈이 없어 모자를 쓰지 못하는 사람에게 왕관을 쓰라는 이야기나 같다.

지붕 재료로는 주로 껍질이 단단한 나무의 껍질을 쓰는데, 속이 약한 나무일수록 껍질이 단단하다. 피나무, 가래나무, 굴피나무 등은 속이 연하고 희지만 껍질은 매우 단단하다. 반면에 속이 단단하여 못도 잘 안 박히는 박달나무는 껍질이 연하다.

지붕을 덮을 굴피나무 껍질을 만드는 데 정성이 많이 들어간다. 곡우인 4월 하순을 전후로 하여 나무에 물이 오를 때 굴피나무 껍질을 벗겨 흐르는 물에 2~3일 담그고 돌을 올려놓아 고르게 편다. 그런 다음 소여물 끓이는 큰 가마솥에 여물을 밑에 넣고 굴피 껍질을 그 위에 올려놓은 뒤 은근한 불로 24시간 찐다. 이런 공정을 거친 굴피 껍질 지붕은 오래오래 버틴다. 굴피나무가 귀한 지역에서는 상수리나무의 두꺼운 껍질을 굴피라고 부른다.

지붕을 덮을 굴피를 벗기려면 적어도 20년 이상 자란 나무라야 한다. 또 굴피는 공기가 건조해지면 틈틈이 하늘이 보일 만큼 바싹 오므라들지만 비나 눈이 와서 습도가 높아지면 이내 늘어나서 벌어진 틈을 메워준다. 굴피 지붕의 수명은 약 5년 정도로 비교적 길다.

집을 지을 땅을 다듬는데 예전에 화전민들이 살았음을 보여주는 흔적인 구들장이 나왔다. 우리는 10여 평의 집을 짓기로 일차 설계를 하고 뜻있는 청년들과 함께 초막을 지어 임시 거처로 삼았다.

아무리 깊은 산중이라도 무허가로 집을 지을 수는 없었다. 무질서한 산림 남벌 때문에 강원도 깊은 산골인데도 너와나 굴피로 쓸 나무를 구하기 어려운 형편이었다. 벌채 허가를 받아 나무를 자르고 지목을 '대지'로 했다. 등기상으로는 '대지'라고 되어 있지만 실제로는 나무가 우거진 산비탈이었다.

비탈진 대지를 고르는 데 많은 시간이 걸렸다. 중장비를 사용하면 아이들이 통닭 한 마리 먹을 시간에 될 것을 사람 손으로만 하려니 여러 사람이 여러 날 매달려야 했다. 소나무를 잘라 벽을 쌓아 올리고 흙을 사이사이에 발랐다. 특히 흙을 구하느라 무척 고생했다.

처음에는 방태산이 바위산이 아니기에 흙이 많으리라고 생각했는데, 막상 땅을 파보니 작은 돌멩이 투성이였다. 사금 채취장에서 모래를 채에 내려서 금덩어리를 구하듯 돌멩이에서 흙을 정성껏 골라냈다. 바다에서 식수가 귀하듯 높은 산에서는 흙이 몹시 귀했다.

작은 판자를 만드는 데도 거창한 작업이 필요했다. 커다란 소나무를 쓰러뜨리고 그 통나무를 얇게 켜서 판지를 만들었는데, 기계톱을 사용한 덕분에 100년 전의 화전민들보다는 훨씬 일의 능률이 올랐다.

사람은 '사람'을 그리워한다

터를 다지고 흙을 구하느라 한 달 예정이던 준공일이 자꾸만 지연되었다. 5월 초에 공사를 시작했기에 처음엔 식량으로 쌀과 고추장만 있으면 되었다.

방태산 중턱에는 눈 속에서 제일 먼저 추위를 견뎌내고 솟아난다고 하여 귀하게 여기는 얼레지나물을 비롯하여 참나물, 곰취 등 나물이 지천으로 널려 있어 굳이 나물을 뜯으러 다닐 필요가 없었다. 어디서나 앉은 자리에서 손만 뻗으면 나물이 손에 잡혔다. 덕분에 어느 곳에서든 밥과 고추장만 있으면 훌륭한 한 끼 자연식 식사를 할 수 있었다.

집터에서 조금 아래로 내려가면 수질 오염도가 0인 계곡물이 흐른다. 발을 씻으면서 그 물을 마시고 수영하면서 그 물을 마신다. 이렇듯 우리 생활은 그 자체가 천당이며 극락이고 유토피아였다. 땀 흘려 일하고 자연식으로 식사하고 약수에서 목욕을 하니 신선놀음이 아니고 무엇이겠는가. 처음에는 비실비실하던 청년들도 이내 구릿빛의 윤이 나는 얼굴이 되고 반짝이는 눈으로 바뀌었다.

그런데 이상한 현상이 일어났다. 누가 보더라도 환상적인 생활인데, 보름이 지나면서부터 사람들이 짜증을 내기 시작했다. 뭔가 허전했다. 나물을 잔뜩 먹어도 허기가 가시지 않고, 당귀, 강활의 약초 잎과 두릅, 해동피海東皮 순을 아무리 먹어도 자반고등어나 돼지고기 생각이 머리를 떠나지 않았다. 그러면서 집에 잠깐 다녀오겠다며 산을 내려간 뒤 올라오지 않는 청년이 늘어만 갔다. 한마디로 문명과 단절된 삶을 견디지 못한 것이다. 대부분 사람은 한두 주 정도 세상과 떨어져 사는 것은 즐거워하지만 이내 사람을 그리워한다. 그만큼 도시 문명에 길들어 있는 것이다. 결국 공사를 시작한 지 보름 후부터는 반찬이 산나물에서 자반고등어나 돼지고기로 바뀌었다. 산나물은 아무도 거들떠보지 않았다.

집이 바뀌면 인생이 바뀐다

우여곡절 끝에 10월 말쯤 집이 거의 완성되었다. 남은 일은 지붕을 덮는 일인데, 여기서 난관에 봉착하고 말았다. 나무에 물이 말라 굴피 껍질을 벗길 수 없었던 것이다. 봄철에 완공될 것이라 생각하여 굴피나무 껍질을 미리 벗겨놓지 않은 게 잘못이었다. 할 수 없이 시장에서 함석을 사서 지붕을 올렸다. 그제야 나는 두메산골에 있는 집들이 슬래브 지붕이 아닌 함석지붕을 하고 있는 까닭을 이해할 수 있었다. 등짐으로 져서 나르기에는 무거운 슬레이트보다 함석이 편하기 때문이다.

한 달 예정이었던 공사가 그럭저럭 6개월이 걸렸다. 건축자재비는 함석값을 제외하고 별로 안 들었지만 돼지는 여러 마리를 잡았다. 중국의 만리장성은 마늘이 만든 것이라는데, 이 집은 돼지고기가 지은 셈이다.

이제 거실을 꾸미는 일만 남았다. 우리나라 산간 가옥의 부뚜막 옆에는 진흙으로 쌓아놓은 화로 모양의 것이 있다. 강원도 지방에서는 이것을 불씨를 저장해 놓는다는 뜻으로 '화티'라고 부른다. 위쪽으로는 작은 솥을 걸 수 있게 둥글게 파고, 앞쪽으로는 아궁이 아가리처럼 구멍을 낸다. 그리고 상부와 하부의 구멍 사이는 차단되어 있다.

위의 구멍에는 조명을 위한 관솔불을 지피거나 뜬숯 등을 모아두어 간혹 음식을 끓이기도 한다. 그리고 전면의 아랫구멍에는 불씨를 넣은 다음 재를 꼭꼭 눌러 덮어두고 그 위에 다시 넓적한 불돌을 얹어놓는다. 얼마 전까지도 이 불씨가 죽으면 집안이 망한다고 믿어서 불씨를 죽인 며느리가 시댁에서 쫓겨나는 일이 종종 있었다.

우리는 거실에 '코쿨'을 만들었다. 코쿨은 원시적 조명 장치로 '코쿨' 또는 '코쿠리'라고 불린다. 방의 한쪽 귀퉁이에 두꺼운 널쪽을 귀에 맞도록 대고 그 위에다가 원통 모양으로 흙을 쌓아 올린 것이다. 난방과 조명을 겸한 장치이다. 이제는 우리나라에서 코쿨 불로 조명을 삼는 집은 이곳밖에 없다.

우리는 집을 다 완성한 첫날, 아궁이에 장작불을 잔뜩 지펴 후끈후끈해진 방에서 잠을 잤다. 그리고 이 집에서 살면 100살까지는 너끈히 살 수 있을 것 같아 '백세터 집'이라 부르기로 했다.

그날 밤, 통나무 벽을 딱딱딱 두들기는 소리가 요란했다. 다음 날 아침에 살펴보니 딱따구리가 처마 밑에서 주인 행세를 하고 있었다. 이 집이 세워지기 전에는 이 딱따구리의 생활 터전이었을 것이다.

인간에게는 달팽이와 그 껍질같이 인간에 어울리는 생명체 같은 집이 필요하다. 남의 눈을 의식하여 비싼 돈을 들여 짓는 무생물적 집은 건강에 아무런 도움을 주지 않는다. 통나무 전원주택이라고 해도 마찬가지다. 만일 당신이 건강한 인생을 살고 싶다면 이 '백세터 집'과 같은 집을 짓는 게 좋다. 특히 환자라면 더욱 그러하다. 산속에 지어야 제격이지만 아파트 단지 내에 지어도 똑같은 효과를 누릴 수 있다. 환경의 차이도 있겠지만 집 자체의 기능이 더욱 중요하다. 어디에든지 방태산의 백세터 집 같은 집을 지어 생활한다면 당신의 몸과 마음, 인생이 변할 것이다.

7 ―
희망과 용기가 불치병 치료의 시작이다

불치병을 선고받은 환자들이 보이는 반응은 다음과 같이 다섯 가지로 나뉜다. 첫째, 세계적으로 유명한 병원을 찾아다니며 치료를 계속한다. 재벌 총수가 치료받았다고 소문난 병원을 찾는 경우가 많다. 둘째, 직장을 퇴직하고 외딴 산속이나 바닷가로 가서 요양을 한다. 셋째, 휴양하다 죽으나 직장을 다니다 죽으나 죽기는 매일반이니 그냥 직장에 다닌다. 넷째, 평소 하고 싶었지만 하지 못했던 일을 한다. 혹시 늦으면 죽어서 못한다는 생각에 평소에 꿈꿨던 것을 서둘러 실천하려고 한다. 다섯째, 아무 생각 없이 그냥 하던 일을 계속한다.

깊은 산속에 들어가서 요양하기만 하면 불치병도 나을 것이라 생각하는 이들이 종종 있다. 하지만 산속에 있다고 문제가 해결되는 것은 아니다. 성경을 수십 번 읽고 불경을 수백 번 읽고 설악산을 수천 번 올라갔다고 해서 인격이 올라가고 건강해지는 것이 아닌 것과 마찬가지다. 어떤 마음가짐으로 어떤 행동을 하면서 읽었는지, 또 어떤 마음을 가지고 산에 올라갔는지가 중요하다.

대체로 산속에 있는 환자들은 몸은 산속에 있지만 생각은 도시에서 떠나지 못한다. 그러니 마음이 도시에서 생활할 때처럼 바쁘다. 그래서 쓸데없는 생각을 한없이 키우게 되는데 그것들은 하나같이 독소가 되어 몸에 쌓인다.

어느 고위 경제 관료가 불치병에 걸려 나에게 왔다. 그는 손에서 책을 놓지 않았다. '한국 경제 어떻게 살릴 것인가?'와 같은 책들을 읽고 있었다. 죽어가는 사람이 산속에 와 제 몸 살릴 궁리는 하지 않고 한국 경제를 살릴 궁리를 하다니……. 나라를 생각하는 마음은 가상하지만, 인간이라는 게 원래 이렇게 자기 안에 갇혀 있는 어리석은 존재임을 이 사람이 단적으로 보여준다는 생각이 들었다.

당장 자리를 박차고 일어나라

병이란 체내에 쌓인 독성 물질을 인체의 면역력이 감당하지 못할 때 생긴다. 이 상태가 되면 면역 기능이 교란을 일으켜 이상세포가 생기고 이 세포가 암세포가 되어 인체의 균형을 깨뜨리고 수명을 단축시킨다.

불치병 앞에서 마음이 흔들려 치료를 받으면서도 우왕좌왕하면 암세포가 나를 죽이기 전에 내 정신이 나를 먼저 죽인다. 죄수가 3일 후 교수형을 받는다는 통고를 받으면 단 3일 만에 검은 머리가 흰 머리로 바뀐다. 죽음이 임박했다는 충격이 내 몸을 자포자기 상태로 만드는 것이다. 내가 할 수 있는 일은 아무것도 없다고 스스로 위축되어 운명에 자신을 맡기는, 이른바 자포자기 상태가 되면 암세포는 더욱 위세를 떨친다.

하지만 누워서만 지낼 수 없다고 자리를 박차고 일어나는 순간 암세포는 위축되고 인체의 저항력은 극대화된다. 마치 건강한 몸처럼 움직이고 생각하며 정신이 몸을 지배하도록 단련해야 한다. 끊임없이 육체를 움직여 쓸데없는 생각이 비집고 들어올 틈을 주지 말아야 한다.

마라톤 선수가 30분쯤 달리면 죽을 것 같은 고통이 온다. 이때 포기하면 완주할 수 없지만 조금 더 참고 달리면 이른바 러너스 하이runner's high 상태가 와서 기분 좋은 상태로 달릴 수 있다. 피아노 치기도 고행이다. 종일 건반을 두드리면 어깨 손목 팔만 아프다. 그러나 어느 한계점을 넘기면 종일 건반을 두드려도 힘들지 않고 즐겁기만 하다. 일단 참고 한계점을 넘어 육체운동을 즐겁게 만들어야 한다.

육체적인 운동과 아울러 즐거운 정신노동을 해서 육체적인 기운과 정신적인 기운이 동시에 순환되게 해야 한다. 폭풍우가 몰아치면 선원들은 파도의 높이를 보지 않고 선장의 표정을 살핀다. 선장이 의연하면 선원들도 의연하게 태풍에 대처한다. 생사가 오가는 전장에서도 마찬가지다. 병마와 싸우는 건 죽느냐, 사느냐의 전쟁이다. 아무리 중병에 걸렸어도 우리의 마음이 당당하면 몸속 60조 개의 세포도 당당하게 질병에 대처한다.

건강하게 살려면, 불치병을 이기려면 즐거운 생활이 필수다. 나만 즐거워서는 안 되고 나도 즐겁고 남도 즐거워야 한다. 작용반작용의법칙처럼 남을 즐겁게 하는 만큼 나도 즐겁다. 그래서 병을 고치기 위해 어디 특별한 데를 가야 한다는 건 그릇된 생각이다. 장소는 별 의미가 없다. 산속을 걸어다니든 공장에서 일하든 지하상가에서 물건을 팔든 지하 500미터 탄광에서 일하든 항상 바르고 즐거운 마음만 있으면 된다.

사실 즐거운 생활을 하고 싶지 않은 사람이 어디 있겠는가. 항상 즐거운 마음을 먹는 일은 물론 쉬운 게 아니다. 마술사가 '즐거운 세상 나와라' 하고 주문을 외우듯이 해서 되는 것도 아니고, '즐거운 생활을 해야지'라고 마음먹는다고 즐거운 생활을 할 수 있는 것도 아니다. 수행하는 스님은 고행을 통해서 즐거운 생활과 같은 상태에 든다. 생각이 아닌 끊임없는 육체적 고행을 통해서 고고한 정신세계로 옮겨가는 것이다. '마음을 비운다'는 것은 입이나 마음만으로 되는 게 아니라 육체를 끊임없이 담금질함으로써 얻을 수 있는 어려운 경지이다.

스님은 고행을 통해서, 속세의 일반인은 치열한 생활을 통해서 즐거움을 얻는다. 누구는 산을 다니며 약초 캐고 나물 뜯으면서 즐거움을 얻고, 누구는 도시에서 직장을 다니거나 자영업을 열심히 하면서 즐거움을 얻는다. 즐거운 생활을 할 수 있는 공간은 사람마다 제각기 다르다.

불치병 치료의 핵심은 몸의 균형을 맞추는 것이다

불치병은 치료하는 병이 아니라 조절해야 하는 병이다. 조절의 핵심은 몸의 균형을 맞추는 것이다. 간경변, 신부전증, 암 등 난치병에 걸린 몸은 비가 오지 않아 바싹 말라버린 겨울 숲과 같다. 겨울 숲은 자그마한 불씨에도 숲 전체가 몽땅 타버리고 만다. 불치병에 걸린 인체도 겨울 숲처럼 작은 충격에도 와르르 무너지고 만다. 한 번의 과식, 한 번의 스트레스, 한 번의 과로로 몸이 유리 조각처럼 부서진다. 그래서 불치병 환자는 몸에 조그마한 빌미라도 주지 않도록 늘 조심해야 한다. 흔들리지 않는 굳건한 마음을 기반으로 신중히 생각하고 세심하게 행동해야 하는 것이다.

봄이 되고 여름이 되면 숲이 우거지면서 웬만한 불씨에도 끄떡하지 않는 건강한 숲이 되는 것처럼 중환자 역시 서두르거나 절망하지 말고 인체의 여름을 맞이할 때까지 조심하면서 몸 상태를 잘 조절해야 한다. 그 기간은 계절의 변화처럼 반년 정도가 걸린다.

누구든지 몸이 아프면 통증이 생기고, 마음이 아프면 짜증이 난다. 불통不通이면 통증痛症이다. 통증과 짜증은 몸과 마음에 기운이 막혀 생기는 현상이다. 사람마다 이 현상에 나름대로 대처하며 조절해야 한다. 이 조절 능력이 생겨야만 난치병, 불치병을 극복할 수 있다.

누구나 몸속에는 대장균이 있듯 암세포도 있다. 건강한 사람도 하루에 4천 개씩 암세포가 생겼다 사라진다. 내가 약하면 암세포가 사라지지 않고 세포분열을 해 나를 잡아먹지만 내가 강하면 암세포가 순한 양이 되고 면역력의 힘으로 사라진다.

절망과 불안에 싸여 있는 마음이 희망과 용기로 타올라야 한다. 희망과 용기는 죽음과 목숨을 건 처절한 싸움 끝에 얻는 것이다. 희망과 용기, 이것이 불치병 치료의 시작이다.

2부

낫지 않는
병은 없다

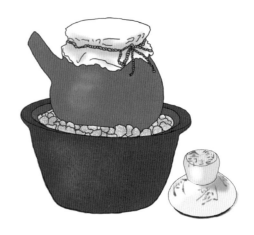

1 ―
생명의 불씨는 1%의 면역력

자연과학을 전공하고 미국의 유명 대학에서 박사학위를 받은 이 씨는 정년을 몇 해 앞두고 30년 가까이 다니던 직장에서 명예퇴직하여 강화도에 황토집을 짓고 살았다. 그는 참선방을 만들고 신문, TV를 멀리하면서 텃밭을 가꿨다. 연금과 틈틈이 쓰는 원고료 수입으로 남의 눈치 보지 않고 살았다.

어느 날 며칠째 식욕이 없고 피로가 심하고 옆구리가 아파 동네 병원에 갔다. 의사가 여기저기 만져보고 눌러보고 검사하더니 서울에 있는 큰 병원에 가보라고 했다. 종합병원에서 지루한 정밀검사를 마치자 의사는 간암 말기인데 다른 곳에도 전이돼서 수술도 할 수 없으니 항암치료를 받으라고 했다. 병실에 들어갔다.

암세포도 면역력으로 다스릴 수 있다

이 박사의 병상 옆에는 40대 환자가 있었다. 이 박사와 비슷한 증세로 일 년 전 병원에서 항암치료를 받는데, 한 달에 두 차례씩 항암주사를 스물네 번이나 맞았다고 했다. 의사는 3년 동안 항암주사를 일흔두 번이나 맞은 환자도 있다고 했다.

평소 밥 잘 먹고 술 잘 먹고 일 잘하던 그 남자는 일 년간 항암치료를 받자 폐인처럼 되었다. 탄탄하던 근육이 다 없어지고 체중은 20여 킬로그램이나 빠지고 일은커녕 걷기도, 숨 쉬기도 힘든 지경이 되었다. 항암제 부작용으로 복수가 심하게 차서 그 복수를 빼려고 입원해 있었던 것이다. 온몸에 발진이 생겨 마치 에이즈 환자 같았다. 이뇨제가 들지 않아 주사기로 복수를 뺐지만 보름이 지나면 다시 차올랐다. 이제는 간암을 고치느냐 마느냐는 뒷전이 되고 복수가 차서 얼마나 빨리 죽느냐가 문제가 됐다. 그 남자는 숨차고 쉰 목소리로 이 박사에게 말했다.

"나무에 해충이 있다고 살충제를 뿌리면 벌레만 죽나요? 나무도 죽고 땅도 죽어요. 아무리 암세포를 죽여도 들불이 지나간 자리에 봄바람 불면 다시 새순 돋듯 암세포가 생기지요."

암세포는 해충과 같고 항암주사는 살충제와 같다는 이야기다. 아무리 강력한 살충제를 뿌려도 해충이 다 죽는 게 아니고, 설사 해충을 다 죽인다 해도 다른 곳에서 벌레들이 또 날아온다. 그러면 살충제를 뿌리고 또 날아오면 또 뿌리다 보면 나무가 죽게 되는 것은 어린아이라도 알 수 있다면서 항암치료가 바로 그거라고 했다. 결국 제명대로 못 살고 고생만 하다가 죽고 만다는 것이다.

이른바 '표적 치료제'라는 새로운 항암제는 암세포만 골라서 죽이기 때문에 정상적인 세포는 다치지 않는다고 하지만 새로운 세포가 생기듯 암세포도 계속 생기는 걸 어떻게 막느냐고 했다. 암세포가 생기는 원인을 근본적으로 막아야 제대로 된 치료가 아니냐고 되물었다.

남자의 말대로 퇴비를 잘해 땅심을 키우면 해충이 다 죽지는 않더라도 맥을 못 추게 된다. 그러니 해충이 있거나 말거나 상관이 없다. 마찬가지로 우리 몸에 암세포가 있든 없든 면역력을 키우면 살아가는 데 별 지장이 없다. 꼭 벌레를 몽땅 잡아 죽여야 나무가 사는 게 아니다. 벌레 없는 나무는 이 세상 어디에도 없다. 벌레의 씨를 말리려 들다가는 그 전에 먼저 나무가 죽고 만다. 빈대 잡으려다가 초가삼간 태우는 꼴이다. 벌레와 나무의 상생을, 암세포와 인체가 서로 지혜롭게 도우며 사는 방법을 생각해야 한다. 100% 치명적인 암은 없다. 단 1%의 면역력만 남아 있으면 그것이 생명의 불씨가 되어 살아날 수 있다.

고환암 판정을 받은 미국의 유명한 사이클 선수 랜스 암스트롱은 수술을 여러 차례

하고 항암제와 방사선을 백 번 이상 맞고 건강을 되찾았다. 하지만 이는 아주 희귀한 사례로 천 명이나 만 명 가운데 하나 있을까 말까 하고, 나머지 대부분 사람은 몸 버리고 돈 버리고 후회하지만 그때는 이미 이 세상과 작별한 뒤다.

"일장공성 만골고一將功成萬骨枯"란 말이 있다. 한 사람의 장수가 공을 세우려면 만여 명의 병사가 죽어나간다는 뜻이다. 암스트롱과 같은 영웅이 탄생하기까지 얼마나 많은 사람이 방사선치료를 받고 항암제를 맞다 죽었을까.

이 박사가 병원에서 만난 환자는 중학교를 졸업하고 제도권 학교에 회의를 느껴 방황하다가 가업인 농사를 지었는데, 농민운동에 뛰어들어 활동하다가 속상하다고 술을 많이 마시는 바람에 그만 40대에 불치병에 걸렸다고 한탄했다. 이야기를 듣고 있던 이 박사는 그 남자가 박사학위가 열 개 있는 사람보다 백배 똑똑해 보였다. 자연과학을 전공한 이 박사는 자연과학과 뿌리가 같은 현대의학을 아무런 의심 없이 100% 믿었는데 농부의 말을 듣자 쇠망치로 머리를 심하게 얻어맞는 듯한 충격을 받았다.

이 박사는 담당 의사에게 자신이 얼마나 살 수 있을지를 물었다. 항암치료를 받으면 1년에서 2년, 그냥 놔두면 6개월 정도일 거라고 했다. 임시변통에 불과한 항암치료를 받으라는 말이었다. 낫게 하는 게 목적이 아니고 증상 완화와 얼마간의 생명 연장을 위한 화학요법을 받으라는 것이었다. 이 박사는 앞으로 어떻게 해야 할지, 어떻게 하는 것이 올바른 선택일지 고민했다.

습관부터 바꿔야 병이 낫는다

강산은 쉽게 변해도 습관은 쉽사리 변하지 않는다. 생각을 바꿔야 마음이 바뀌고 마음이 변해야 습관이 변한다. 세계보건기구 산하의 국제암연구소IARC는 흡연(15~30%)과 나쁜 음식물(30%)을 암 발병의 2대 원인으로 꼽고 그다음으로 만성감염(10~25%)을 꼽았다. 유전은 5%로 큰 비중을 두지 않았다. 결국 습관이 95%를 차지했다.

몇 년간 항암치료를 받느라고 집 날리고 가정은 풍비박산된 사람들이 적지 않다. 사람이 사람답게 살지 못하고 엄청난 고통 속에서 몇 년을 더 사는 건 축복이 아니라 저주다. 사람은 태어나는 순간 죽음과 같이 살아간다. 산다는 것은 죽는다는 것이다. 그런데 대부분 사람들은 사는 것만 생각하고 죽는 것은 생각하지 않는다. 삶과 죽음은 낮과 밤이다. 낮이 없는 밤이 없듯 밤이 없는 낮도 없다.

　'암의 공포 속에서 비실비실, 시름시름 앓다가 구질구질하게 죽을 것인가, 아니면 남은 시간을 최선을 다해 품위 있게, 즐겁게 살 것인가?' 의학적으로 6개월에서 2년을 살 수 있는 시한부 생명, 시한부 인생이 된 이 박사는 병원 문을 나서면서 스스로 묻고 마음을 다졌다. 누군들 시한부 인생이 아닌 사람은 없다. 결코 시한부 인생을 부끄럽게 여기거나 남에게 비밀로 하지 않겠다고 마음먹었다.

　이 박사는 퇴원하자마자 서점에 들러 암에 관한 책을 한 보따리 샀다. 그리고 미국에 있는 아들과 일본에 있는 동생에게 암과 관련된 책을 사서 보내달라고 했다. 한 달도 안 돼 미국에서 25권, 일본에서 32권이 도착했다. 영어와 일본어에 능통한 그는 한 달 동안 100권 가까이 되는 책을 읽었다. 미국과 일본에서 출판된 이 책들의 저자들은 대부분 의사였다. 그들은 수술할 수 없는 말기 암 환자들, 특히 이 박사처럼 다른 곳으로도 암세포가 전이된 환자들은 항암치료를 받으면 오히려 더 해롭다고 썼다. 암세포를 이기려면 생활습관을 고치고 암의 공포에서 해방되고 면역을 억제하는 일을 삼가고 적극적으로 부교감신경을 자극하여 자연치유력을 높여야 한다는 게 핵심이었다.

　그런데 말은 쉽지만 실제로 이것을 지키는 게 더 큰 스트레스가 될 듯했다. "마음을 잘 다스리면 석가모니가 되고 돈을 많이 벌면 빌 게이츠가 된다"는 말처럼 공허했다. 이 박사가 나를 찾아온 것은 "아무리 죽을병에 걸려도 죽을 각오로 걷다 보면 절반은 산다"는 구절이 가슴에 와닿았기 때문이다. 그런데 왜 그냥 걸으면 안 되고 출장식 호흡을 하면서 걸어야 하는지를 물었다.

　출장식 행선行禪을 하는 이유는 분명하다. 호흡은 단순히 코와 폐로 하는 게 아니며 세포, 세포 내 소기관, 분자와 관련이 있다. DNA가 나쁜 정보를 받으면 이에 영향을 받은 DNA가 나쁜 정보를 내보내 나쁜 세포를 만드는데 그중 하나가 바로 암세포다. 나쁜 정보 가운데 대표적인 게 핵폭발 때 나오는 방사능이다. 방사능에 노출된 사람은 DNA가 방사능이라는 나쁜 정보를 받아 그것을 인체에 내보내 암세포를 만든다. 방사능 독으로 간이 나빠지면 간암만 생기는 게 아니라 폐암, 대장암, 췌장암, 위암 따위의 여러 가지 암들이 생긴다. 그러니까 모든 암은 독소로 간이 나빠져 생기는 것이라는 견해가 유력하다.

독소는 방사능 같은 오염 물질, 오염된 음식뿐만 아니라 우리의 생각으로도 많이 생긴다. 특히 죽음을 앞에 둔 말기 암 환자는 죽음의 공포가 만드는 독소가 암세포에서 생기는 독소보다 더 많다. 암 환자는 암세포로 죽기보다는 공포 독소가 온몸에 번져 인체 기능이 마비되어 죽는 경우가 많다. 출장식 행선은 생각에서 오는 독소를 없애는 효율적인 방법이면서 암세포를 이기는 림프구를 만들어내는 최선의 방법인 것이다. 림프구를 늘리려면 부교감신경이 활성화되어야 하는데 이것을 활성화하려면 출장식 호흡을 해서 긴장을 이완시켜야 한다. 따라서 출장식 행선은 독소를 없애고 암세포를 죽이는 양동 작전인 것이다.

검증된 식이요법이란

이 박사는 정형화된 식이요법에만 매달리지 않았다. 일주일에 한 번씩 먹고 싶은 음식을 찾아다녔다. 장어구이, 보신탕, 참붕어매운탕이 그의 단골 메뉴였다. 강화도 북단의 민통선 안에 있는 저수지와 수로에는 국내에서 보기 드문 참붕어들이 많다. 흔히 우리가 말하는 붕어는 거의 다 떡붕어다. 『동의보감』에 붕어는 "성질은 따뜻하고 맛이 달다. 위장의 기를 부드럽게 하고 소화를 돕고 설사를 다스린다"고 했다. 특히 이 박사는 참붕어 찜을 좋아했는데 이것을 먹으면 목구멍과 위장이 시원했다. 그리고 기운이 생겼다.

식이요법에서 가장 중요한 것은 음식을 식곤증이 생기지 않게 꼭꼭 씹어 먹는 것이다. 아무리 올바른 음식이라도 올바른 방법으로 먹지 않으면 다 독소가 된다. 음식을 먹으면 배 속이 편안하고 기운이 나면서 기분이 좋아야 한다. 이렇게 되려면 음식을 위와 장에서 완전히 소화하고 흡수해야 한다. 위와 장에서 분해, 소화되지 않은 음식은 몸 안에서 썩으며 독소를 내보낸다. 이때 인체의 해독 기능이 이 독소를 없애려고 애쓰는 게 식곤증이다. 암세포에서 나오는 독소를 없애는 데 써야 할 기운을 음식 독소를 없애는 데 낭비하다 보면 암세포는 점점 더 기승을 부린다. 음식을 꼭꼭 씹고 알맞게 먹어 식곤증이 생기지 않게 해야 한다.

검증된 식이요법이란 무엇인가. 미국식품의약국FDA이나 유럽 의학에서 검증된 식품이 우리에게 맞을까? 유럽인들은 수천 년간 맥주나 와인을 마셨다. 그들은 물이 나빠 물 대신 그것들을 마셔왔다. 그래서 유럽인들은 종일 맥주나 와인을 마셔도 끄떡없는 사람이 많다. 그러나 그들에게 와인이 건강에 좋다고 해서 우리에게도 좋은 게 아니다. 우리는 수천 년간 이 땅에 살면서 익숙해진 음식이 우리의 검증된 식이요법이다. 50년 전 우리 부모님들이 먹던 음식을 천천히 알맞게 먹는 것이 검증된 식이요법이다.

나는 이 박사에게 『수세보원壽世保元』에 나오는 가감위령탕加減胃苓湯, 위령탕胃苓湯과 공진단拱辰丹, 생맥산生脈散을 증상에 맞춰 처방했다. 위령탕은 몸에 독소가 생겨 황달이 오고 피로하고 소화가 잘 안 되고 소변이 잘 나오지 않고 짜증이 심하게 날 때 효과가 있다. 처방 내용은 백출 8그램, 백복령, 백작약 각 6그램, 창출, 후박, 진피, 저령, 택사 각 4그램, 육계, 감초 각 1.2그램, 생강 3쪽, 대추 2톨이다. 여기에다가 항상 위가 더부룩한 것을 고려하여 산사를 10그램 추가했다. 백작약은 산에서 나오는 산작약을 썼다. 강원도에서 자생하는 작약을 강작약이라 하고 최고의 품질로 친다.

개한테는 산작약이 산삼보다 약효가 뛰어나다. 개가 홍역에 걸리면 대부분 죽는데 이 산작약을 쓰면 살아난다. 이 밖에 소화는 문제없고 기운이 부족할 때는 공진단, 삼령백출산參苓白朮散, 귀룡탕歸茸湯 따위를 주된 약제로 한 가열순환제로 체력 보강을 하도록 했다.

이 박사에게 도움이 된 것으로 쑥뜸이 있는데, 그는 아침저녁으로 중완中脘과 단전丹田에 쑥뜸을 30분씩 했다. 이 뜸에 쓰는 쑥은 바닷가에서 자란 약쑥으로 만든 것이 좋으며 강화산産을 최상품으로 친다. 중완中脘(배꼽 위 네 치쯤 되는 곳으로 위가 있는 부위에 있다)은 오장육부의 주요 경락인 12경락이 모이는 곳으로 이곳에 쑥뜸을 많이 해서 간경변이나 간암을 치료한 사람이 적지 않다. 중완은 '가운데 주머니'란 뜻이다. 무슨 주머니인가. 생체의 힘, 생명의 기氣가 모이는 곳이다. 간肝이 좋아지려면 간세포가 생겨야 하고 간세포가 생기려면 줄기세포가 있어야 한다. 중완에 쑥뜸을 하면 줄기세포가 생기고 이 줄기세포가 간세포로 되어 간경변이나 간암을 치료하는 데 한몫을 한다. 그러니까 중완은 줄기세포의 주머니라고 할 수 있다.

집착에서 벗어나면 생사를 초월한다

이 박사는 날마다 마니산을 오르내리면서 출장식 호흡을 했다. 호흡을 하면서 걷다가 지루해지면 『티베트 사자의 서』에 나오는 고타마 붓다의 글을 염불처럼 중얼거렸다.

"죽음의 사신이 언제 찾아올지 아무 생각도 없고 귀 기울이지 않는 자는 누구나 남루한 육체에 머물며 오래도록 고통 속에서 살아가리라. 그러나 모든 성자와 현자들은 죽음의 사신이 언제 찾아올지 알고 있기에 결코 무분별하게 행동하지 않으며 고귀한 가르침에 귀 기울인다. 그들은 집착이 곧 생生과 사死의 모든 근원임을 알고 스스로 집착에서 벗어나 생과 사를 초월한다. 이 모든 덧없는 구경거리로부터 벗어나 그들은 다만 평화롭고 행복하리라. 죄와 두려움은 사라지고 그들은 마침내 모든 불행을 초월하리라."

이 박사가 병원에서 나온 지 5년, 그동안 날마다 마니산을 오르내리면서 죽음을 통해 삶을 보고 삶을 통해 죽음을 보았다. 그러면서 지금까지 건강하게 살고 있다.

그가 나에게 온 지 2년쯤 지났을 때였다. 그는 담배도 피우지 않고 채식 위주로 식사를 하고 환경운동도 열심히 했는데 어째서 이런 병에 걸렸는지 모르겠다고 불평했다.

제2차 세계대전 때 이름을 날리던 사람들로 루스벨트, 스탈린, 처칠, 히틀러가 있었다. 이들 가운데 금연주의자, 채식주의자, 환경운동가가 있는데 누구일까? 히틀러다. 그는 평생 담배 한 대 피우지 않고 고기 먹지 않고 여자도 에바 브라운이라는 젊은 여자 하나만 좋아하고 환경운동에 관심을 가졌지만 수천만 명을 죽였다. 히틀러 같은 사람이 좋은 사람이 아니듯 암에 걸린 사람이 나쁜 사람은 아니다. 교통사고처럼 암은 사람을 가리지 않는다. 다만 욕심 사납게 부나 명예나 인기를 좇아다니느라 몸속에 암세포가 생길 빌미를 만들지 않았나 하고 돌아볼 필요는 있다.

2 —
'병 나가라 뚝딱!' 하여 간경변 고친 외교관

어느 날, 한 사람이 마치 저승에서 탈출한 듯한 몰골을 하고는 한약방 문을 열고 불쑥 들어섰다. 그는 다름 아니라 내가 대학생이던 1960년대에 어지러운 시국을 함께 고뇌한 선배였기에 더욱 놀랐다. 그러나 무엇보다도 나를 당혹스럽게 한 것은 10여 년 만에 만난 그 선배에게서 불치병 말기 환자가 풍기는 싸늘한 느낌을 받았다는 것이다.

우리는 서로 다른 길을 걷다 보니 만난 지 어느덧 10여 년이 지났다. 신문지상을 통해 외교부 공무원으로 지구촌을 누비는 선배의 활약상은 익히 알고 있었지만 두메산골에 있는 이름 없는 한약업사와는 만날 기회가 없었다. 아무리 친한 사이라도 서로 이해가 맞물려야 자주 만날 텐데, 추구하는 세계가 다르다 보니 보고 싶은 마음은 있어도 좀처럼 만날 기회가 없었다.

어느 날 갑자기 '간경변'이라니

선배는 공직에서 퇴직하고 그동안 읽지 못한 책이나 읽으며 한동안 하는 일 없이 쉬었다. 그렇게 몇 달을 쉬었는데도 이상하게 직장에 다닐 때보다 쉽게 지치고 아침에 일어날 때면 몸이 천근만근 같았다. 평소 건강만큼은 자신이 있었기에 걱정을 하지 않았지만, 그래도 종합 검진을 받아보라는 부인의 성화에 못 이겨 병원을 찾았다가 뜻밖에도 간경변이라는 진단을 받았다.

'절대 그럴 리 없다'고 생각한 그는 외국의 유명 의료진을 찾아 재검사를 받았지만 결과는 마찬가지였다. 일단 병을 인정하고 받아들인 그는 "노력해봅시다"라는 의사의 말을 좇아 국내는 물론, 외국의 유명한 의사의 처방까지 열심히 받았다. 그러나 2년여의 눈물겨운 투병 생활에도 병세는 좋아질 기미가 보이지 않았다.

간경변은 간염 증상이 깊어져 나타나는 게 일반적이지만 평소 피곤함을 심하게 느끼거나 짜증 나는 횟수가 잦아져 간 기능이 약해졌다고 자가진단을 하다가 돌연 간경변이란 진단을 받는 수도 많다. 일단 간경변이라는 진단이 내려지면 사람마다 다소 차이는 있지만 생존 기간이 보통 6개월에서 10년 정도로 그 폭이 넓은 것도 특징이다.

선배는 완전히 사형선고를 받고 집행일만 기다리고 있었다. 우연이나 요행, 기적 외에는 도저히 빠져나갈 길이 보이지 않았다. 삶을 정리하기로 마음먹고 지나온 날을 되새기다가 내 얼굴이 떠올라 여기저기 수소문하여 찾아온 것이었다. 물론 내 의술을 믿고 병을 고치려고 온 것은 아니었다. 다만 죽기 전에 가깝게 지내던 후배의 얼굴이나 보고 마지막으로 설악산도 구경할 겸 찾아온 것이다.

욕설도 때로는 약이 된다

선배는 나를 만나자마자 눈물부터 흘리며 억울하다고 하소연했다. 자기는 평생 남에게 못된 짓을 한 적도 없고, 비록 하느님을 믿지는 않지만 십계명을 어긴 적도 없을 만큼 사회의 완전한 모범생으로 세상을 살아왔다고 자부했다. 그런데 어째서 부정부패나 사기 행각 같은 못된 짓을 많이 하고 과음 과식으로 몸 관리를 엉망으로 하는 사람들은 아무런 탈 없이 잘 살고 있는데, 왜 자신이 이런 불치병에 걸려야 하는지 하늘이 원망스럽다고 했다.

그의 말처럼 질병이 마음씨 착하고 좋은 사람에게는 찾아오지 않고 나쁘고 악한 사람만 골라서 찾아오는 것이라면 얼마나 좋겠는가. 하지만 질병은 착한 사람, 나쁜 사람 가리지 않고 누구에게나 사전통보 없이 찾아오는 교통사고와 같다. 사람의 인격이나 교양,

그리고 덕망과는 아무런 관련이 없다.

우리는 밤새워 많은 이야기를 나누었다. 그러면서 나는 선배의 병세와 정신 상태를 세밀하게 분석했다. 그리고 머릿속에 한 가지 치료 방법을 떠올렸다. 다음 날 나는 선배에게 오래간만에 만났으니 술이나 한잔하자고 제안했다. 예상한 대로 그는 의사가 술을 마시면 큰일 난다고 했다면서 펄쩍 뛰었다. 사실 간질환 환자에게 술은 독약과 같은 것이다. 그러나 나는 기왕 죽을 목숨인데 무슨 큰일이 더 나겠느냐고 달래면서 억지로 끌다시피 술집으로 갔다.

나는 허름한 선술집에서 동네 과부 두 사람을 불렀다. 그리고 무슨 말이든 한마디 할 때마다 반드시 욕설을 끼워 넣어야지 그러지 않으면 벌주와 벌금을 물기로 했다.

선배는 처음에는 무척 주저하는 모습이었다. 낯선 여인들 앞인지라 나름대로 예의를 갖추려는 듯했다. 옆에 앉은 과부가 술을 권하면 두 손으로 공손히 받아 놓고 술잔만 만지작거릴 뿐 별로 마시지 않았다. 내가 "아, 씨X, 술 좀 드시오!" 하면 "알겠소" 하는 게 고작이었다. 그러나 어느 정도 시간이 흐르고 분위기가 그럴듯하게 흘러가자 서서히 녹아들기 시작했다. "에이, 씨X 내가 왜 이런 죗값을 치러야 하나!" 하면서 자신이 살아온 삶의 앙금을 털어놓기 시작했다. 우리는 그날 곤죽이 되도록 욕하며 술을 마시고 떠들었다. 다음 날 선배는 평생 처음으로 과음하고 주정하고 욕지거리까지 해서 쑥스럽기도 하지만 마음은 홀가분하고 기분이 매우 좋아진 것 같다고 했다.

나와 선배, 그리고 두 과부는 사흘 내내 이런 식으로 보냈다. 술좌석의 주제는 특별난 것이 아니었다. 다만 선배의 병에 대해서는 한마디도 언급하지 않았다. 나흘째 되는 날 아침, 나는 다소 무리한 탓인지 피곤했지만 선배는 오히려 흙빛 얼굴에 화색이 돌았다. 처음 나를 찾아온 날과는 전혀 딴판이었다.

술좌석을 통해 선배에게 이른바 '인성 소양교육'을 한 것은 일찍이 허준 선생이 『동의보감』에서 언급한 것을 응용한 것이다.

『동의보감』에는 "대로大怒하고 기가 역상逆上하여 내리지 않고 협하脇下(겨드랑이 아래)에 쌓이면 간이 상한다"고 적혀 있다. 쉽게 말하면 기氣는 몸의 위에서 아래로 순환되어야 하는데, 아래에서 위로 거꾸로 올라가 순환되지 않으면 몸에 찌꺼기가 생긴다. 불순물이 많아지면 이를 해독시키는 간이 제 기능을 다 못하게 되어 과부하 현상을 일으키고, 결국 간세포가 죽게 됨으로써 간 전체가 서서히 굳게 된다. 요즘 말로 하자면 간경변 증상을 보이는 것이다.

물론 간은 자신의 건강 상태가 어느 정도 좋은지 나쁜지를 얼른 알아차리게 해주는 '말 많은 장기'는 아니다. 간세포가 절반 이상 파괴되어 거의 회복 불능 상태가 될 때까지는 그 증상을 드러내지 않아 '침묵의 장기'라고도 불린다. 어느 병이든 초기에 알아내면 쉽게 고칠 수 있지만 간질환은 조기 발견이 어렵고 치료 또한 어려운 까닭이 여기에 있다.

허준 선생이 『동의보감』을 저술하던 조선 시대(선조)에는 공해 문제가 없었으므로 간이 상하는 주요 원인을 화를 내어 기가 거슬러 오르는 것으로 보았다. 오직 스트레스만을 간질환의 원인으로 본 것이다. 그러나 오늘날 간질환의 주원인은 오염된 음식, 오염된 공기, 오염된 물, 그리고 스트레스이다. 다시 말하면 잘못 먹고 잘못 마시고 잘못 숨 쉬고 탐욕의 산물인 스트레스를 과도하게 받아서 생기는 병으로, 한마디로 자연을 거스르는 짓을 한 결과이다.

물론 화를 내는 것만이 간을 상하게 하지는 않는다. 화를 참는 것도 겉보기에는 교양과 인격을 갖춘 것 같아 보기는 좋지만 속으로 곪기 때문에 건강에는 화를 내는 것보다 더 해롭다. 그러므로 허준 선생이 『동의보감』에서 지적한 '대로大怒하고……'라는 말도 맞지만, '대인大忍하고……'도 추가해야 한다.

인간이란 화날 때 화내고 슬플 때 슬퍼해야 한다. 로봇처럼 완벽하기보다는 뜨거운 피가 흐르는 '결함 많은 인간'이 되어야 한다. 그래야만 자신의 결점이나 잘못을 반성하면서 남의 허물을 이해하고 용서해줄 수 있다. 약간은 모자라고 짜증 나고 변덕스러운, 그러면서 항상 불안정하고 불완전한 것이 사람다운 사람이다. 인간의 원초적인 희로애락이 사람들 사이에서 흙탕물처럼 뒤엉키면서 여과되고 승화되어 자연스러운 인간이 되어야 한다. 깊은 산속에 혼자 사는 대선사大禪師나 감정 없는 로봇이 되어서는 안 된다. 용기 있는 사람, 지혜 있는 사람이란 자신의 허물을 알고 그것을 솔직하게 인정하는 사람이다.

그러나 선배가 살아온 인생은 자연스러운 인간의 삶이 아니라 틀이 정해진 로봇의 삶이었다. 그는 어릴 때부터 완전한 모범생으로 성장하여 일류 마크가 붙은 학교를 거치고 외무고시에 합격하여 외교관이 되었다. 품위 있고 교양 있는 세련된 매너는 치열한 공직 사회에서 남보다 빠른 승진을 보장해주었다. 그는 넓고 할 일이 많은 외교 무대에서 화려한 생활을 하다가 정년퇴직을 했다.

화려한 외교 무대에 걸맞은 생활을 하려면 극도로 절제된 말과 행동이 필수적이다. 그는 어릴 때부터 남의 칭찬에 익숙해지다 보니 자기의 개성은 없어지고 남이 나를 어떻게 평가하느냐를 세상살이의 척도로 삼았다. 감정을 드러내 보이는 것을 수치로 여기고 그것을 배꼽 아래에 감췄다. 기분 나쁜 상태나 욕설을 하고 싶은 상황에서도 품위와 교양을 잃은 적이 없다. 외교관으로 세계를 돌아다니며 많은 사람과 접촉했지만, 그것은 인간적인 만남이 아니라 박제되고 경직된 만남이었다. 지구를 수십 바퀴 돌았어도 실제로는 평생 열 발도 못 걷고 죽는 양계장에 갇힌 닭의 일생과 비슷한 삶을 살아온 셈이다.

내가 이렇게 말하면, 혹자는 이 선배와 비슷한 처세술로 세상을 살아가는 수많은 사람이 다 죽을병에 걸려야 하느냐고 되물을 것이다. 그러나 답은 간단하다. 세상을 살아가는 사람들은 누구든 자신의 감정이나 개성을 어느 정도 감추거나 절제하고 살 수밖에 없다. 대부분 사람은 그 같은 박제된 삶에서 받는 스트레스를 푸는 자기 나름의 방식이 있다. 포장마차에서 소주 몇 잔을 마시며 세상을 욕하거나 노래방에서 고래고래 노래를 부르는 것은 건강을 지키는 좋은 방법이다.

싫은 것은 싫다고 하고 좋은 것은 좋다고 당당하게 말하며 자신이 하고 싶은 것은 누가 뭐래도 하는 요즘의 젊은 세대들의 생활 방식을 두고 기성세대는 많은 걱정을 한다. 그러나 역설적으로 따지면 그러한 생활 태도는 건강에 오히려 바람직한 면도 있다. 내가 선배로 하여금 사흘 내리 고주망태가 되어 상스러운 욕설을 하며 주정하게끔 만든 까닭은 바로 이런 이유에서였다. 30여 년 동안 응어리진 그의 고정된 사고의 틀을 부수지 않으면 '백약이 무효'였기 때문이다.

녹즙은 간에 해로울 수 있다

간경변 환자인 이 선배에게 사용한 치료법은 『동의보감』에 실려 있는 것을 토대로 하여 그의 적성과 체질, 병의 상태, 그리고 당시 내가 살던 강원도 방태산의 자연환경을 고려한 것이었다.

『동의보감』에 따르면 간허肝虛(간의 기혈이 부족하여 생긴 병. 머리가 어지럽고 아프며 시력 장애나 청력 장애가 온다)에는 사물탕四物湯, 청간탕淸肝湯 혹은 보간환補肝丸을 쓴다. 청간탕은 간의 경락인 간경肝經이 혈허血虛(영양이 불량)하고 노화가 있는 증상을 다스리는데, 백작약과 천궁, 당귀 각 4그램, 산치자인 목단피 1.6그램으로 만든다. 보간환은 간허를 다스리는데 사물탕에 방풍, 강활을 넣어 정제한 꿀에 반죽하여 둥글게 만든 환약이다. 이 밖에 단방單方으로 21종이 있으나 이곳 산에서 쉽게 구할 수 있는 초용담草龍膽, 세신細辛, 결명자決明子, 차전자車前子, 복분자覆盆子, 청상자靑箱子, 산조인酸棗仁, 산수유山茱萸, 사삼沙蔘, 창이자蒼耳子, 작약芍藥, 고삼苦蔘, 청피靑皮, 모과木瓜, 소맥小麥, 총백葱白, 이李 같은 나물과 약초를 사용했다.

사실 『동의보감』에 적혀 있는 단방의 나물과 약초만 먹으려고 해도 다 먹기가 쉽지 않다. 그런데도 사람들은 간질환에 걸리면 마음이 약해져 이상한 학설에서 권하는 약초나 나물, 비방, 고가의 약품, 수입품 약초에 귀를 기울인다. 하지만 우리나라의 산과 들에 사시사철 간에 좋은 나물과 약초가 즐비하게 자라고 있으니 그것을 잘 활용하는 것이 제일 좋은 방법이다.

요즘 녹즙을 먹는 사람들이 많은데, 녹즙은 간에 해를 끼칠 수 있으므로 자연산을 직접 캐 먹거나 나물국을 끓여 먹는 것이 좋다. 모든 식물은 자신을 보호하는 장치가 있다. 특히 잎에는 독소가 있다. 동물들이 함부로 먹지 못하게 하려는 것이다. 녹즙을 신중하게 먹어야 하는 이유다. 즙을 내어 먹는 것은 자연 상태로 먹는 게 아니다. 식물의 어느 특정 부위만을 빼먹는 것은 위험할 수 있다.

물론 신선한 비타민을 섭취한다는 면에서 보면 녹즙을 먹는 것이 먹지 않는 것보다 나을 수 있지만 녹즙처럼 엑기스만 빼서 먹으면 그 식품의 특정 성분만 골라 먹는 꼴이 된다. 자연식품은 그 식품에 들어 있는 자연스러운 기를 섭취해야 효과가 있다. 산삼, 도라지에는 사포닌이 많이 들어 있는데, 이 성분은 자연산에만 그 고유한 특성이 온전히 들어 있다. 아무리 완벽한 유기농법으로 재배했다고 해도 자연산의 효능을 따라올 수는 없다.

봄철에 찾아온 이 선배는 나의 지시대로 이곳 방태산에서 오대산을 오가는 심마니들을 따라다니며 위에서 말한 단방 약초를 캐 날것으로 먹고 나물로 무쳐 먹거나 뿌리를 삶아 먹었다. 환자들, 특히 불치병에 걸린 환자들은 음식을 많이 가려 먹는다. 무슨 체질에는 무슨 음식이 좋고 어떤 병에는 어떤 음식이 효과가 있는지를 의사보다 더 자세하게 안다. 그러나 나는 어떤 종류의 환자이건 간에 음식을 가려서 먹게 하지 않는다. 불치병에 걸려도 마찬가지다. 아무 음식이든지 입맛에 맞는 것을 먹도록 할 뿐 몸에 좋다고 해서 먹기 싫은 것을 억지로 먹게 하지 않는다. 환자가 먹어보고 입에 맞으면 그 음식은 그 환자의 체질에 맞는 것이 보통이다. 병 상태에 따라, 체질에 따라 입맛이 달라지기 때문이다.

어느덧 가을이 왔다. 그런 사이에 선배의 몸은 눈에 띄게 좋아졌다. 내 치료 방식을 120% 확신하게 된 그는 내 말이라면 무엇이든지 순순히 받아들였다. 몸이 좋아지니 우울중에서 벗어나 '나는 죽지 않는다'는 확신을 품게 되었고 모든 일에 솔직하고 적극적이었다.

선배는 본래 냉소적인 지성인이라 믿는 종교가 없었다. 그래서 선배에게 내가 만든 하나의 '주문'을 외우게 했다. 선배는 이 주문을 외면서 종일 높은 산을 돌아다녔다. 만약 선배가 가톨릭이나 기독교 신자라면 "하늘에 계신 아버지……"로 시작하는 『주기도문』을, 불자라면 "관자재보살……" 하는 『반야심경』을 중얼거리며 다니라고 권했을 것이다. 그러나 선배는 믿는 종교가 없었기에 "병 나가라, 뚝딱! 병 나가라, 뚝딱!"이란 주문을 중얼거리게 했다.

이 주문은 정신적인 치유능력을 높이기 위해 내가 특별히 고안한 진언眞言이다. 호흡할 때 숨을 힘 있게 들이마신 다음, 다시 힘 있게 내쉬면서 이 주문을 중얼거리면 단전호흡을 할 때와 같이 마음이 편해진다. 고민이 있거나 문제 되는 것을 의도적으로 생각하면서 그것이 나가라는 의미를 두고 호흡을 유도하는 것이다. 이를 통해 병이 나가는 체험은 여러 차례 확인할 수 있었는데, 이는 사람들 각자가 가지고 있는 기의 능력 때문이다.

병도 살아 있는 생명체이니 나가달라고 사정하고 성의를 보이면 환자의 몸에서 떠난다. 약보다 정신력이 병을 낮게 하는 더 중요한 요소이다. 지성至誠이면 감천이 아니라 감병感病이다. 선배가 결코 죽지 않겠다는 신념을 가지고 '병 나가라, 뚝딱!'을 외친 지 8개월 후 병원에 가서 재검진을 받아보니 몸에서 간경변이 뚝딱 사라져버렸다.

3 —
간경변 환자의 마음가짐

김포에서 나를 찾아오던 사람으로 홍 여사가 있다. 소개한 사람이 김포 땅부잣집 며느리라고 해서 화려하게 치장했으리라 짐작했는데 수녀원이나 절에서 일하다 온 여자 같은 몸치장이었다.

간경변에 복수까지 차다니

홍 여사는 어느 날 아침 자리에서 일어나려고 하는데 몸이 꿈쩍하지 않았다. 전날까지만 해도 멀쩡했는데 밤사이에 다리가 붓고 배가 불러 있었다. 해마다 건강검진을 받았지만 아무런 이상이 없던 그녀였다. 정신을 가다듬어 벽을 잡고 일어나려다가 쓰러지며 의식을 잃었다. 눈을 떠보니 흰 벽과 천장이 보이고 친정어머니의 근심 어린 모습이 있었다.

"간경화로 복수가 차서 죽을 뻔했는데 이젠 괜찮단다."

그녀는 B형간염 항체가 있어 자신이 간질환에 걸릴 일은 없을 줄 알았다. 그런데 간경변에 복수가 차다니 귀신이 곡할 노릇이었다. 병원 검사에서 B형간염 항체가 있다고 판정받은 사람 중에 자기는 간질환과 완전히 담을 쌓았다고 생각하고 술을 많이 마시고 몸을 함부로 굴리다가 간경변이나 간암에 걸리는 경우가 많다.

홍 여사는 병실에 누워 치료를 받고 안정을 취했다. 그러나 병원에 계속 있으려니 집안 살림이며 중학교와 초등학교에 다니는 삼 남매 걱정에 누워 있는 게 가시방석 같았다. 이건 휴식이 아니라 고문이었다. 의사나 간호사에게 병에 대해 물었지만 시원한 이야기는 하지 않고 공허한 위로의 말을 하면서 억지 미소만 지을 뿐이었다. 그저 마음 편하게 먹고 의사가 처방한 약을 먹으면서 푹 쉬라고 했다.

조바심이 난 홍 여사는 병원 휴게실에 있는 컴퓨터로 간경화 복수를 검색해봤다. 결국 죽는다는 소리뿐이었다. 간경화도 불치병인데 복수까지 찼다면 이미 이 세상하고는 끝장이라는 것이다. 별안간 닥친 죽음의 공포와 자식들 걱정 때문에 정신이 사나운데 병원에서는 마음 편하게 있으라니 남의 이야기라고 함부로 말하는 사람들이 서운하고 야속했다. 게다가 여자관계가 복잡한 남편을 두고 병실에 누워 있으려니 지옥에 있는 거나 다름없었다. 종일 누워 있다 보니 하루 내내 걱정만 하는 꼴이 되었다.

어느 날 동생이 찾아와 책 두 권을 주면서 아무리 죽을병에 걸려도 누워 있으면 죽고 걸으면 산다는 이야기를 전했다. 그 자리에서 책을 다 읽고 난 그녀는 병원의 만류를 무시하고 그냥 퇴원했다. 그리고 '병은 현대의학 혼자서만 고치는 게 아니다. 병원이 병의 근본 원인인 속상한 마음을 치료할 수는 없다. 나 스스로 걸으면서 내 몸을 치료해야겠다'고 다짐했다.

훌륭한 시아버지, 개만도 못한 남편

홍 여사는 환경운동을 하다가 스물다섯 살에 결혼했다. 김포 땅부잣집의 외아들인 남편은 전국체전 선수 출신답게 사격, 마라톤, 골프를 잘하고 헬스클럽에 가서 열심히 운동했다. 술, 담배는 물론 커피도 마시지 않았다. 몸에 해롭다는 음식은 일절 입에 대지 않고 신문이나 TV에서 몸에 좋다고 나오는 것은 재빨리 구해 먹었다. 아무리 비싸도 관계없었다. 그러면서 말 타고 요트 타고 카지노 다니며 세계 일주하는 것을 세상 사는 가장 큰 보람으로 여겼다.

남편은 대학 시절 중소 공장에서 공원으로 석 달간 취업한 적이 있었는데 그 짧은 경력을 석가모니가 7년간 수행한 것만큼이나 큰일을 한 듯 자랑스럽게 내세웠다. 그는 넉넉한 자의 위장취업이 가난한 사람들을 모멸하고 능멸하고 모욕을 주는 야비한 짓인 줄 전혀 몰랐다.

홍 여사는 조폭 두목들이 교회에 헌금을 좀 하고는 성인이나 된 듯이 구는 것 같은, 가진 자들의 위선을 매우 혐오했다. 남편은 밖에서는 인물 좋고 체격 좋고 인심 좋고 학벌 좋은 인격자지만 부하 직원이나 아내에게는 형편없는 사람이었다. 의심 많고 쩨쩨하고 잔소리 심한 소인배였다. 남편은 자기보다 나은 사람은 속으로 무조건 싫어하고 자기보다 못한 사람은 겉으로건 속으로건 무조건 무시했다.

남편 옆에는 항상 여자들이 붙어 다녔다. 밖에서 많은 여자와 지내는 남편은 결백을 증명이라도 하듯 집에 와서는 러닝머신에서 달리기하듯 아내와 섹스를 했다. 그녀는 짐승만도 못한 남편과 여러 차례 이혼하려고 했지만 시기를 놓쳤다.

홍 여사는 결혼한 지 반년 만에 체중이 20kg이나 빠졌다. 처녀 시절 그렇게 다이어트를 해도 빠지지 않던 체중이 결혼 반년 만에 62kg에서 42kg이 된 것이다.

이런 일도 있었다. 첫 아이가 보행기를 타고 다닐 때였다. 아이가 징징거리고 울자 남편은 벌컥 화를 내더니 "가정교육이 형편없군!" 하면서 보행기를 아이에게 집어 던졌다. 그녀는 몸을 던져 아이에게 날아가는 보행기를 가로막았다. 그날 저녁 그녀는 심하게 하혈을 했다. 밤새 피를 쏟았더니 온몸에서 피가 다 빠져나가는 듯했다. 여러 달 병원 치료를 한 다음에야 가까스로 하혈이 멎었다. 속상한 친정어머니가 "그놈은 비단보자기에 개똥을 싸서 묶어놓은 놈이야" 하고 말한 게 한두 번이 아니었다.

어느 날 시아버지가 몸이 아파 병원에 갔다. 췌장암 말기 진단을 받았다. 병원에서는 항암치료와 방사선치료를 하자고 했다. 시아버지는 "죽을 나이가 된 거야" 하며 치료를 거부했다. 사람들은 그가 돈이 아까워 병원 치료를 받지 않는 것이라고 했다. 시아버지는 전처럼 동네 청소를 하고 점심에 짜장면을 사 먹으면서 지내다가 얼마 후 돌아가셨다.

장례식장에 누군지 모를 노인들이 수백 명 몰려와 문상했다. 그들은 자기 부모가 죽은 것처럼 서럽게 울었다. 구두쇠 시아버지가 그 노인들에게 여러 해 동안 매달 수십만 원씩 월급처럼 생활비를 주었던 것이다. 시아버지는 수십 년간 많은 어린이집, 양로원에 큰 도움을 줬지만 모두 익명으로 했다. 호부虎父의 견자犬子라 했다. 시아버지 같은 훌륭한 사람이 개만도 못한 아들을 낳은 것이다. 많은 재산을 상속받은 남편은 수탉처럼 우쭐대며 더 많은 여자들과 더 많은 시간을 보냈다.

집중력 키우는 출장식 수식관

홍 여사는 항상 생각이 많았다. 그녀의 생각을 들여다보면 별의별 쓸데없는 걱정으로 머릿속이 차 있었다. 아무짝에도 소용없는 잡동사니가 들어찬 커다란 폐품 창고였다. 아이들 걱정, 남편 걱정, 시집 걱정, 친구 걱정, 나라 걱정, 지구 환경 걱정……. 그녀는 철들고 나서 줄곧 쓸데없는 생각과 걱정만 하면서 살아왔다고 해도 과언이 아니었다.

미국의 미래학자 앨빈 토플러Alvin Toffler는 저서 『부의 미래』에서 "생각은 중요한 거다. 그런데 우리가 생각하는 사실의 대부분은 거짓투성이다. 우리가 믿는 것들도 대부분은 거의 모두 다 어리석은 것이다. 오늘날 데이터와 정보, 지식이 우리 주변에서 넘쳐나지만 우리가 아는 대부분의 사실은 점점 더 진실에서 멀어지고 있다"고 했다. 생각은 걱정이고 잡념이다. 집중력이 떨어지면 잡념이 커지고 집중력이 커지면 잡념이 적어진다. 그녀에게 죽고 사는 문제, 즉 병이 낫고 안 낫고는 집중력과 잡념의 싸움이었다.

가톨릭 신자인 홍 여사가 주기도문을 외려고 "하늘에 계신……" 하고 입을 움직이면 남편 얼굴이 눈앞에 확대되어 불쑥 나타났다. 스님들이 목탁을 치면서 "관세음보살……" 을 읊는 것도 다 집중하기 위해서다. 그런데 건강이 나빠지면, 그것도 죽을병으로 정신이 혼란스러우면 기도에 집중하기 힘들다. 불치병에 걸리면 신부나 목사도 기도에 집중하기 어렵고 스님도 수십 년간 잘되던 참선이 안 된다고 한다. 이러니 보통 사람이 몹쓸 병에 걸리면 기도나 참선이 올바로 될 리가 없다.

그녀는 틈만 나면 출장식 호흡을 했다. 앉아서도 걸으면서도 누워서도 출장식 수식관

數息觀을 했다. 되도록 걸으면서 하는 수식관을 했다. 수식관이란 자기 호흡수를 세면서 집중하는 것을 말한다. 처음에는 3분만 걸어도 숨이 찼는데 두 달이 지나자 두 시간을 계속해서 걸어도 다리가 붓거나 힘들지 않았다.

왜 걸으면서 호흡하는 게 좋을까? 사람의 기운은 근육에 저장되는데 허벅지 근육이 사람 몸 전체 근육의 70%를 차지한다. 단전에 기를 모으려면 허벅지 근육이 튼튼해야 한다. 기가 실제로 모이는 창고는 허벅지다. 허벅지가 가늘고 흐물흐물하면 단전에 기가 모이지 않는다. 기운이 있어야 기분이 좋아지고 기분이 좋아야 병을 이긴다.

나를 찾아온 지 석 달쯤 지나자 홍 여사는 빨리 낫지 않는다고 조바심을 냈다. 그동안 병원에서 처방받은 약과 한약을 먹으면서 호흡을 했는데 병원 검사 결과를 보면 수치상으로 많이 좋아졌으나 본인이 기대하고 노력한 데 비해 만족스럽지 않았던 것이다. 나는 초조해하는 그녀에게 감옥에서 온 편지들을 보여주며 장기수들이 어떻게 어려움을 이겨나가는지를 이야기했다.

홍 여사는 간혹 속을 많이 끓이면 복수가 심하게 차고 변비가 생겼다. 이럴 때면 커피관장을 했다. 제도권 의학에서 인정하지 않는 커피관장법은 식이요법과 제독요법으로 암을 고친 의사인 막스 거슨Max Gerson이 오래전에 주창한 것으로 제1차 세계대전 이후 거의 80년간 찬반양론이 대립해왔다.

'커피의 카페인은 마시면 해롭지만 관장을 하면 직장 정맥을 통해 흡수된 카페인이 간문맥肝門脈으로 들어간다. 간문맥에 들어간 카페인은 담즙 분비를 돕고 간에 있는 독소를 배출한다'는 게 커피관장법의 기본 이론이다. 커피관장은 기본 체력이 있지만 변비가 심하고 복수가 있는 사람에게 도움이 된다. 그러나 체력이 아주 약한 사람은 부작용이 생기니 조심해야 한다.

반년이 지나자 홍 여사는 더는 다리가 붓거나 나빠지지 않았다. 병원 검사 결과, 간경변 증세가 줄어들어 거의 정상 수치가 되었다. 그러나 이런 수치가 정상이라고 해서 건강한 사람이 된 것은 아니다. 살얼음과 빙하는 똑같은 얼음이라도 단단하기는 하늘과 땅 차이다. 그녀의 '정상 수치'는 살얼음처럼 작은 충격에도 쉽게 깨질 수 있다. 그녀는 '의학적으로는 건강한 간'을 가지고 있었음에도 속이 한번 상하면 다리가 붓고 몹시 피곤하고 얼굴이 검어지고 짜증이 났다.

점심 먹고 즉시 걸으면서 출장식 호흡을

홍 여사의 일과는 다음과 같았다. 아침에 일어나자마자 물 한 잔을 씹어 먹는다. 부종이 있으면 그 절반을 먹는다. 물은 냉장고에 있는 찬물이나 끓인 물이 아닌 생수(정수기 물이나 광천수 따위)를 마신다. 한 모금, 한 모금 입에 물고 서른 번, 마흔 번을 씹어 먹는다.

『동의보감』에 고치법叩齒法이 있다. 잠자리에서 일어나자마자 이를 서른 번에서 마흔 번 정도 부딪치는 것인데 물을 입에 물고 씹으면서 하면 더욱 좋다. 잠자리에서 일어나자마자 물을 씹어 먹으면 우리 몸이 천천히 반응하면서 물이 몸에 적응한다. 우리 몸속에 들어가는 것은 음식과 공기다. 이 음식과 공기를 어떻게 자기 몸에 적응시키느냐가 건강과 장수의 열쇠다.

아이들을 학교에 보낸 후에는 한약을 먹고(병원 약은 병원 처방대로 먹었다) 5분 동안 온탕반욕을 하면서 출장식 호흡을 했다. 3초간 코로 내쉬고 2초 동안 코로 들이마셨다. 그리고 호흡수를 헤아렸다. 그녀는 이 짧은 5분 동안에도 많은 잡념이 생겼다. 호흡에 집중하기 위해 시계의 초침 소리를 세면서 호흡했다. 그리고 나서 30분간 걸었다. 걷는 동안 세 걸음 내쉬고 두 걸음 들이마시면서 호흡수를 헤아렸다. 목욕물이 뜨거우면 호흡에 지장이 생기고, 빨리 걸어 숨이 가쁘면 오히려 출장식 호흡에 방해가 된다.

처방은 내가 참고하는 11권의 한의서에 있는 주옥같은 2만 5천 가지 처방 중에서 홍 여사에게 알맞은 처방을 찾아 썼다. 11권의 한의서는『동의보감』,『수세보원』을 비롯하여『방약합편方藥合編』,『제중신편濟衆新編』,『의학입문醫學入門』,『경악전서景岳全書』,『향약집성방鄕藥集成方』,『동의수세보원東醫壽世保元』,『광제비급廣濟秘笈』,『본초강목本

草綱目』, 『약성가藥性歌』등이다.

점심을 먹고 나서는 즉시 걸었다. 대부분 환자들은 식사 후에 앉아 있거나 누워 있는데 몸의 효율을 높이려면 식후 30분간 출장식 호흡을 하면서 걷는 게 좋다. 식곤증을 느끼거나 걷는 게 힘들면 과식을 한 것이다. 과식은 환자에게 독약만큼 해롭다. 아무리 좋은 음식, 비싼 음식이라도 과식은 무조건 환자에게 해롭다. 밥을 먹고 나서 즉시 천 리 길을 떠나는 나그네라 생각하고 식사량을 조절해야 한다. 식곤증이 오지 않을 정도로 꼭꼭 씹어 먹는 게 적정량의 식사다.

취침 두 시간 전에 한약을 먹고 30분간 걸은 다음 5분간 반욕을 한 후 잠자리에 든다. 누워서도 잠을 자는 게 아니라 와선臥禪을 한다. 와선은 누워서 하는 참선으로 잠자리에 누워 3초간 내쉬고 2초간 들이마시는 출장식 호흡을 잠들 때까지 한다. 수면은 의식의 연장이다. 편안한 의식 상태에서 잠을 자면 편안하지만 불편한 상태에서 자면 자는 내내 불편하고 꿈자리도 사나워진다. 따라서 숙면을 취할 수 없다. 자기 전에 좌선, 행선, 와선 등으로 긴장을 이완한 상태, 즉 부교감신경을 활성화한 상태에서 수면에 들어가는 것이 좋다.

나는 홍 여사에게 부종이 심할 때는 오령산五苓散을 집중적으로 처방하고 부종이 가라앉으면 가감위령탕을 처방하면서 생맥산과 삼령백출환, 공진단을 주된 약제로 한 가열순환제를 같이 쓰게 했다. 공진단은 녹용, 당귀, 산수유 각 160그램에 사향 20그램을 혼합한 처방으로 허약한 사람이 간이 약해 몹시 피로할 때 쓰면 기운이 나고 간 기능을 좋게 한다.

『동의보감』을 보면 공진단을 제조할 때 사향 대신 침향이나 목향을 써도 약효가 같다고 했다. 『동의보감』을 저술하던 1600년대 전후에는 사향 값이 침향 값과 별 차이가 없었을 듯하다. 지금은 사향노루가 멸종 위기에 있는 천연기념물이다. 법으로 사향을 취급하지 못하도록 하여 그 값이 수천만 원을 호가하지만 해방 직후 강원도에서는 쌀 서 말 정도였다(15년 전에는 네팔의 사향 값이 20달러가 채 안 됐다). 침향 중에서 약효가 좋은 진침향은 수입품인데『동의보감』을 저술하던 임진왜란 전후에는 엄청나게 비싼 약재였다. 당시에는 침향이 사향보다 훨씬 비쌌을 것으로 추론된다.

홍 여사는 침향을 넣어 만든 값싼 공진단과 사향을 넣어 만든 비싼 공진단의 약효 차이가 거의 없다고 했다. 사향이 비싼 것은 단지 희소성 때문이다. 희귀하다고 다 귀하고 더 좋은 것은 아니다. 물, 공기는 가장 귀중한 것이지만 단지 희소하지 않다고 해서 천대를 받는다. 사향공진단을 먹건 침향공진단을 먹건 각자의 취향이다.

오늘 하루를 즐겁게 보내는 마음

한동안 소식이 없던 홍 여사가 다시 나타난 것은 거의 1년 만이었다. 언뜻 보기에도 10년 이상 젊어진 건강한 모습이었다. 그녀는 그동안 한약이건 양약이건 약은 전혀 먹지 않았고 병원에도 한 번 가지 않았다고 했다. 그러면서 남편이 죽고 난 뒤 경제적으로 힘들었다고 했다.

홍 여사의 남편은 행운과 재주와 체력을 타고난 사내였다. 골프를 쳐도 항상 돈을 땄고 카지노에 가서도 거액의 돈을 땄고 부동산에 손을 대는 것마다 땅값이 엄청나게 올랐다. 친구들은 '황금 손을 가진 사나이'라고 부러워했다. 사업을 확장해 중국과 베트남에 큰 공장을 세웠는데 어느 날 사업에 위기가 닥쳤다. 평생 처음 어려움을 당하자 남편은 우울증에 빠지면서 미국 유학 시절부터 손대던 고단위 마약에 깊이 빠져들었다. 순식간에 회사 상태가 나빠졌고 결국 파산하고 말았다. 그러자 남편은 스스로 목숨을 끊고 말았다.

"소년등과 부득호사少年登科 不得好死"란 말이 있다. 어린 나이에 과거에 급제하면 곱게 죽지 못한다는 뜻이다. 더구나 나면서부터 부모 재산으로 아무런 경제적 어려움 없이 평생 떵떵거리며 살던 사람은 인생에 위기가 닥치면 그것을 헤쳐 나갈 의지나 용기를 내지 못한다. 그래서 순식간에 패가망신을 하든지 책임감 없이 자살을 선택한다. 그녀는 남편이 죽은 뒤 반지하 셋방으로 이사를 했다.

"남편이 죽은 걸로 치고 살았으면 이렇게 몸이 상해 고생하지 않았을 텐데……. 결국 내가 마음을 올바로 쓰지 못해 고생한 거예요. 하느님을 마음으로 믿지 않고 머리로만 믿은 탓이지요. 남편은 남편의 세계가, 나는 나의 세계가 따로 있는데 이것을 이해하지 못해 힘들었어요. 그동안 못생기고 마음씨 나쁘고 공부도 못하던 동창생이 좋은 남자를 만나 시집가서 잘사는가 하면, 착하고 예쁜 친구가 사기꾼 같은 남자를 만나 고생하는 걸 보면서 하느님이 의심스러울 때가 많았어요."

홍 여사의 인생관이 바뀐 것이다. 그녀가 인생을 살펴보면서 확신하게 된 사실은 '발이 빠르다고 달음박질에서 우승하는 것도 아니고, 힘이 세다고 싸움에서 이기는 것도 아니며, 지혜가 있다고 먹을 것이 생기는 것도 아니고, 슬기롭다고 돈을 모으는 것도 아니며, 아는 것이 많다고 존경을 받는 것도 아니다. 누구든 때가 되어 불행이 덮쳐오면 당하고 만다'는 것이었다.

홍 여사는 인간의 운명은 그 사람이 행한 선행과 악행에 달린 게 아니며 다만 하느님의 섭리 안에 들어 있는 헤아릴 수 없는 신비라고 했다. 이 신비를 알아내어 자신의 운명을 보호하는 데 필요한 지혜를 얻으려고 하는 것은 모두 헛되고 무익하다는 이야기다. 불확실한 상황에서 하느님이 준 좋은 것이 있을 때 그것을 최대한 향유하자는 게, 돌아오지 않는 과거나 알 수 없는 미래에 매이지 말고 오늘을 즐겁게 보내자는 게 그녀의 결론이었다.

4 —
위파사나 호흡으로 이겨낸 시한부 인생

"먹고 싶은 것 먹고, 하고 싶은 것 하고 편안하게 지내세요."

의사는 담담하게 말했지만, 결국 얼마 안 있으면 죽을 테니 아무렇게나 지내라는 말이었다.

"자네가 먼저 죽을지, 내가 먼저 죽을지 해마다 찾아와서 안부를 묻겠네. 내가 이렇게 밥 잘 먹고 술 잘 마시고 잘 움직이고 잘 자는데, 그렇게 호락호락 죽을 것 같은가?"

간암 말기로 생존 기간이 6개월 정도 남았다고 진단한 의사에게 이렇게 이야기했다면, 여러분은 우선 분노에 찬 넋두리라고 생각할지 모른다.

누구나 암이란 진단을 받으면 머릿속이 하얘지며 아무 생각도 나지 않는 마치 진공과 같은 상태가 된다. 그리고 커다란 증오심이 해일처럼 밀려오게 마련이다. 김 사장이 이렇게 호기 어린 독설을 퍼부을 수 있었던 자신감은 어디서 나온 것일까. 친구의 동생으로 어릴 적부터 나와 알고 지낸 그는 내게 당시의 심정을 담담하게 말했다.

"과학적으로 평균치가 6개월이라면 한 달 사는 사람, 두 달 사는 사람, 반년 사는 사람, 1년 사는 사람, 10년 사는 사람, 20년 사는 사람들의 평균값이 6개월 아닌가 생각했죠. 그 말인즉, 한 달이나 두 달을 살 수도 있지만 10년이나 20년도 살 수 있다는 뜻이라고 생각했습니다. 그래서 이제부터는 20년을, 아니 30년을 사는 쪽으로 나가자고 마음을 정하니까 무겁던 몸이 가벼워지고 머릿속에도 시원한 바람이 불어오는 것 같았어요. 곧장 병원으로 되돌아가서 의사에게 이야기했죠. 물론 의사가 친한 친구의 동생이라서 그런 말을 할 수 있었죠."

스포츠 의학을 전공한 60대의 김 사장은 스포츠의료기구 공장을 세워 성공한 기업인이다. 성공하기 위해 엄청나게 노력했는데 주위에서는 그의 건강을 많이 염려했다.

"저렇게 일을 많이 하고, 심하게 운동하고, 그렇게 많은 술을 매일 마시다가는 큰일나지."

스포츠와 의학에 전문 지식이 많다고 자부한 김 사장은 남의 의견에 조금도 귀를 기울이지 않았다. 젊었을 때 역도 선수로 활동한 그는 60대가 넘도록 무거운 바벨을 든다든지 무거운 짐을 지고 북한산을 뛰어오르는 따위의 힘든 운동만을 운동이라 여겼다. 평소에도 "천천히 걷는 것은 고희가 지난 할머니나 하는 거야"라고 말하곤 했다. 또래나 젊은이들을 만나면 팔뚝 근육을 내보이며 팔씨름을 청했다. 또 아무리 술을 마셔도 다음 날새벽에는 반드시 일어나 헬스클럽에 가서 한 시간가량 운동했다.

술도 남보다 많이 마시고 고기도 남보다 많이 먹었다. 건강에 관한 지식도 전문가 못지않았다. 하지만 『팔만대장경』을 백 번 읽은 스님, 성경을 천 번 이상 읽은 목사가 여색을 탐하고 술을 마신다면 무슨 소용이 있겠는가. 일찍이 간에 치명상이 오리라는 주위의 경고를 무시하고 독선적으로 몸 관리를 하다가 돌이키기 힘든 치명타를 맞은 것이다.

그의 격한 운동은 젖산을 많이 발생시켰고 이는 암세포의 좋은 먹이가 되었다. 젖산 호흡을 하는 암세포에게 젖산을 듬뿍 공급해서 암세포 증식을 도와준 셈이다. 술은 적정량을 마시면 장수의 비결이라고 하지만 미국식품의약국은 대표적인 발암물질로 술을 꼽고 있다.

식생활 또한 엉망이었다. 그는 술을 마실 때면 1차로 꼭 화로 삼겹살에 폭탄주를 마셨다. 화롯불에 굽는 삼겹살을 먹는 것은 담배 60개비를 물고 있는 것과 같다는 임상 보고가 있다. 암이 생기고 잘 자랄 수 있게 먹고, 암에 걸리기 딱 좋은 운동을 한 그가 암으로 죽지 않은 것만도 기적이라고 할 수 있다.

그가 나를 찾아왔다. 나는 암 치료에 대한 자연요법을 이야기하면서 우리 인체에 있는 두 순환계에 대해 설명해주었다.

첫째가 혈액순환계다. 올바른 식사를 해야 혈액이 깨끗해진다. 무엇이 올바른 식사인지는 각자가 알아서 정할 일이다. 넘쳐나는 정보속에서 본인에게 맞는 음식을 선택하는 지혜가 필요하다. 두 번째 순환계는 림프계다. 이 림프계는 면역력과 백혈구를 관장하므로 림프계가 활성화되어야 면역력이 커진다.

시한부 인생을 물리친 생활

나는 간, 신장에 도움이 되는 약재를 소개하고 공진단 추출물로 만든 가열순환제를 림프절에 바르게 했다. 그리고 좋은 공기가 필요하다는 점에서, 피톤치드가 많이 발생하는 편백나무 숲에서 생활할 것을 권했다.

그는 필요한 약재를 싸 들고 장성 축령산의 편백나무 숲을 찾아 '30년 살기 프로젝트'를 시작했다.

우선 바른 숨쉬기를 했다. 구슬이 서 말이라도 꿰어야 보배다. 아무리 공기가 좋아도 바르게 숨을 쉬지 않으면 소용없다. 위파사나 호흡을 했다. 여기서 '위'는 인간 존재의 특성인 무아無我, 즉 내가 없음이고 '파사나'는 통찰을 말한다.

고통과 번민은 나를 의식하는 데 있다. 그리고 모든 불행은 나를 남과 비교하는 데 있다. 내가 없으면 불행도 없는 법이다. 위파사나 호흡이야말로 바로 나를 없애는 수련이다. 호흡에 집중하는 순간에 번뇌는 사라진다. 화두에 집중할 것을 강조하는 간화선과 달리 위파사나는 생활 속에서 호흡을 통해 이루는 수행이다.

그는 하루도 거르지 않고 천천히 출장식 호흡을 하며 편백나무 숲을 걸었다. 처음에는 머릿속에서 번뇌와 망상이 떠나지를 않았지만 한 달쯤 지나자 위파사나를 조금 이해할 수 있었다.

식사는 철저한 저염식低鹽食, 저당식低糖食, 유기농 채소, 산나물 위주로 하고 수시로 곤드레밥을 지어 먹었다. 곤드레밥에는 흰 강낭콩, 통귀리, 유기농 통밀, 현미, 마, 연근 따위도 함께 넣었다. 이 재료들은 유익한 대장 미생물을 활성화하는 대표적인 저항성 탄수화물(소화효소에 저항하는 탄수화물로, 위와 소장에서 소화되지 않고 대장까지 내려가 박테리아에 의해 발효된다)이다.

평소 지니고 다니던 휴대전화 두 대는 다 버렸다. 자동차도 없앴다. 일주일에 집과 회사에 딱 한 번씩 전화를 걸었다. 그가 없어도 회사는 별 탈 없이 굴러가고 가정도 별일 없었다.

사실 병을 치료하려는 사람이 회사나 가정을 걱정하는 건 쓸데없는 짓이다. 오스트리아의 유명한 산악인 하인리히 하러Heinrich Harre가 티베트의 수도 라싸에서 겪은 경험을 감동적으로 기록한 『티베트에서의 7년』을 보면 13세의 어린 달라이 라마가 하러에게 말한다.

"우리 티베트 속담에 이런 말이 있지요. '될 일은 걱정할 필요가 없고 안될 일은 걱정해봤자 소용없다'는 말입니다."

김 사장은 인근 마을에 작은 방 하나를 얻어 혼자 생활하면서 직접 밥을 짓고 빨래하고 청소했다. 육십 평생, 남이 해주는 밥을 먹고 빨래는커녕 청소 한 번 하지 않던 사람에게는 상전桑田이 벽해碧海가 된 생활이었다.

그의 수첩에는 2,500명이 넘는 지인의 명단이 있었다. 골프나 사업, 술, 카지노 친구이거나 회사와 관련된 공무원들의 이름이다. 골방에서 밥 짓고 빨래하고 청소하고 산길을 걷다 보니 그 많은 친구들이 자신을 말기 암 환자로 만든 공범이었다는 생각을 지울 수 없었다.

혼자 있어도 외롭지 않고 스스로 먹을 것, 입을 것을 해결할 때, 사람들은 그를 '자유인'이라고 한다. 성철 스님 같은 스님들은 수많은 제자와 추종자가 있어도 혼자서 밥 짓고 빨래하고 옷을 기워 입었다. 2013년 3월에 즉위한 프란치스코 교황도 작은 아파트에서 아침밥을 혼자 지어 먹고 버스를 타고 교황 집무실로 갔다. 큰 집, 큰 자동차 따위의 물건으로 자신을 돋보이게 하려는 일은 열등감 많은 인간이 한낱 물건으로 자신의 취약점을 감추려는 불쌍한 짓이다.

김 사장은 진정한 자유를 얻고 차근차근 건강을 만들어갔다. 주변 산들을 종일 올라도 지치는 줄 몰랐다. 매일 같은 길을 다녀도 늘 새로웠다.

그의 행동반경은 멀리 지리산 구석구석에까지 미쳤다. 나물 캐는 할머니를 따라다니거나, 약초꾼을 쫓아다니거나, 나이 많은 심마니 노인들을 따라다니기도 했다. 그들에게서 많은 것을 배웠다. 나물도 배우고 약초도 배우고 인생도 배웠다.

1년쯤 지나자, 나물, 약초에 익숙해졌다. 지리산 천왕봉도 옆집 산처럼 자주 갔다. 자주 간 골프장만큼 눈에 익었고 다니기 쉬웠다. 어둠 속에 노고단에서 천왕봉으로 가면서 올려다본 별들은 장관이었다. 하늘에 떠 있는 무수한 별들이 쏟아지는 듯했다. 잠시 후 동쪽에서 떠오르는 붉은빛이 지리산을 신비의 산으로 물들였다.

어느 날 그는 우리나라에서는 '서양 엉겅퀴'로 불리는 미국산 밀크시슬Milk Thistle 제품을 가지고 나를 찾아왔다.

"간에 좋다면서 미국에 사는 동생이 보냈어요. 이게 특효약이래요."

"당신은 2년 전부터 밀크시슬 최상품을 먹어왔어요."

"언제요?"

"곤드레밥이 바로 그겁니다."

만 2년이 지났다. 김 사장은 친구의 동생인 의사를 찾아갔다. 병원에서는 그 의사가 6

개월 전에 그만두었다고 했다. 어디 있는지는 모른다는 것이다. 그는 그 의사의 형인 친구에게 연락했다. 친구는 죽은 줄 알았던 김 사장의 연락을 받고 깜짝 놀랐다.

"자네 의사 동생은 어디로 갔지?"

"죽었어. 반년 전에……."

"왜?"

"간암 치료를 받다가 폐렴이 왔어."

5 —
장기복역수의 출장식 호흡

달마대사가 9년간 동굴에서 한 일

강원도에 있을 때 간경변 초기 증세로 몇 차례 찾아왔다가 한동안 소식이 없던 박 국장이 편지를 보내왔다. 그는 고위 공무원 생활을 하다가 개인적인 일로 사고를 내서 징역형을 선고받고 복역 중이었다. 장기수 신분이 된 그는 종일 언짢은 생각들로 머리가 터질 듯 아팠다. 일 년 내내 감기에 걸려 있고 혈압이 오르면서 간경변이 심해졌는데 아침에 일어나서 '어떤 생각'이 들면 별안간 심장이 조이고 기도가 막히면서 졸도를 했다.

작가 공지영은 소설 『우리들의 행복한 시간』에서 "사형수는 여섯 번 죽는다고 한다. 잡혔을 때, 일심 이심 삼심에서 사형언도를 받을 때, 그리고 진짜 죽을 때, 나머지는 매일 아침마다……이다'라고 썼다. 용인에서 개척교회를 하는 박종서 목사는 결손가정의 어린이들을 모아 공부방을 차렸는데 그가 "하나님 아버지께서……"라고 설교를 시작하면 아이들은 안색이 굳어지고 부들부들 떨더라고 했다. 아이들의 아버지는 날마다 아이들을 개나 장작 패듯이 때려 아이들은 '아버지' 소리를 듣는 순간 공포에 시달렸다. 박 씨의 '어떤 생각' 또한 바로 아이들의 '아버지'와 같은 역할을 한 것이다. 나는 다음과 같이 답장을 보냈다.

누구나 신경을 쓰면 근육이 경직됩니다. 먼저 심장근육이 굳어져 가슴이 답답해 집니다. 기가 막혀 열이 위로 올라갑니다. 평소 간 기능이 약한 사람은 이런 현상이 더 심합니다. 간은 근육과 한통속입니다. 간이 좋으면 근육도 튼튼하고 간이 약하면 근육도 허약합니다. 사람은 누구나 충격을 받으면 심장근육과 혈관이 경직되어 혈압이 오릅니다. 혈압을 내리고 가슴 답답한 것을 풀려면 굳어진 근육을 이완시켜야 합니다. 그렇다면 어떻게 해야 경직된 근육이 이완될까요.

심호흡이란 날숨을 길게 하는 호흡법입니다. 중병 환자가 '끙끙' 하며 앓는 소리를 내는 것도 심호흡을 하기 위해서입니다. 이렇게 앓는 소리를 내며 숨을 쉬면 아픔이 줄어듭니다. 한 많은 여인네들이 땅이 꺼질 듯 깊은 한숨을 쉬는 것도 날숨을 길게 하는 이런 호흡을 하면 답답한 게 없어지기 때문입니다. 속이 상하면 심장근육이 경직됩니다. 이럴 때 날숨인 한숨을 쉬면 심장근육이 이완되면서 답답한 가슴이 시원해집니다. 몸이 아프면 근육이 경직되고 근육이 경직되면 몸이 아픕니다. 속상한 일이 있어도 역시 근육이 경직됩니다. 이런 경우에 인체는 자동으로 앓는 소리를 낸다든가 한숨을 쉬어 근육을 이완시킵니다.

호흡은 단순히 코와 폐로 하는 것이 아닙니다. 호흡은 세포, 세포 내 기관, 분자들과 깊은 관련이 있다고 학자들은 말합니다. 결국 DNA와 관련이 깊습니다. 심호흡을 하면, 즉 날숨을 길게 하면 긴장된 근육이 이완되고 미음이 편안해집니다. 아침마다 눈을 뜨면 졸도를 한다고 했지요? 졸도를 막는 비방은 출장식 수식관을 바탕으로 한 호흡에 있습니다. 숨을 잘 쉬면 고혈압도 내려가고 간 기능도 좋아지고 가슴 답답한 것, 목구멍이 막히는 것들이 없어집니다.

행복과 불행의 차이가 뭐지요? 행복은 세상이 내 맘대로 되는 거고 불행은 세상이 내 맘대로 안 되는 거라고 합니다. 행복하려면 내가 세상 속으로 들어가야 합니다. 불행한 사람은 세상을 자기 가슴속으로 끌어들이려고 발버둥을 칩니다. 절이 싫다고 중이 떠나갈 게 아니라 절이 좋아지도록 애써야지요. 비록 협소한 공간이지만 앉아 있을 때도 출장식 수식관 호흡을 하고 걸을 때도 출장식 수식관 호흡을 하십시오.

선종의 대가인 달마대사를 알지요? 그는 9년 동안 동굴 안에 틀어박혀 있었습니다. 달마대사는 그 속에서 뭘 했을까요? 그는 책을 보거나 글을 쓰지 않았습니다. 오직 호흡만 했습니다. 그는 단지 호흡만으로 엄청난 경지에 이르렀습니다. 달마대사가 행복한 사람인지 아닌지는 각자가 판단할 문제지만 10년 가까이 폐쇄된 공간에 있으면서 숨 쉬기 하나로 건강한 정신과 육체가 될 수 있었음을 증명했습니다. 행복의 비밀은 좋아하는 일을 하는 게 아니라 자신이 하는 일을 좋아하는 것입니다.

수필집 『감옥으로부터의 사색』을 쓴 신영복과 노벨평화상을 받은 남아프리카의 넬슨 만델라를 알지요? 신영복은 20년 동안, 만델라는 27년 동안 감옥에 있었습니다. 그들은 웃으면서 감옥을 나왔고 웃으면서 대통령도 하고 작가도 하면서 세상을 살고 있습니다. 그들은 웃으면서 20년, 27년의 세월을 감옥에서 보낸 사람들입니다.

웃음도 출장식 호흡의 하나입니다. 그들도 사람인데 항상 즐거웠겠습니까. 신영복은 박정희와 그 일당들을 때려죽이고 싶었을 테고 만델라는 백인들을 몽땅 없애버리고 싶었을 겁니다. 이순신이 권율을 '미친 개자식'이라 하고 원균을 '하늘 아래 둘도 없는 악귀'라고 일기에 쓴 것이 오히려 인간적인 감정, 정상적인 감정입니다. 아마 속으로는 선조에게도 '이 또라이 같은 XX' 했을 겁니다. 그들은 속상해도 호흡을 하고 속상해도 웃었습니다. 호흡하다 보면 즐거워지고 웃다 보면 근심 걱정이 사라집니다. 세상을 살다 보면 별별 어려움을 겪는 게 인생이고 어떤 어려움도 헤쳐 나가는 게 인간임을 알게 됩니다.

좋은 약이나 좋은 음식을 먹지 못한다고 실망하지 마십시오. 의학이 발달하고 좋은 약들이 쏟아지고 있지만 실제 약효는 20%를 넘지 못하고 나머지 80%는 플라세보 효과, 즉 가짜 약 효과라는 통계가 있습니다. 그러니까 마음먹는 게 제일 중요하다는 말입니다.

나는 20년 동안 많은 말기 중병 환자를 보았습니다. 그들에게는 사느냐 죽느냐가 문제가 아니고 당장 어떻게 숨을 쉬고 죽을 듯 아픈 게 덜하고 물 한 모금이라도 목구멍에 넘길 수 있느냐가 더 중요합니다. 그들은 물도 넘기기 어렵고 물 한 모금도 먹을 수 없는 '중증 식욕부진증'에 시달리다가 죽게 됩니다. 그런데 반드시 죽을 거라던 사람들이 기사회생하는 경우를 종종 봅니다. 그들은 죽음 직전에 '대안 산삼'을 먹고 기적을 일으킵니다.

산삼은 죽어가는 사람을 살리는 신비의 명약으로 알려져 있지만 백 년 묵은 산삼, 1억 원이 넘는 산삼을 여러 뿌리 먹고도 죽을 사람이 사는 경우는 거의 없습니다. 오히려 '대안 산삼'을 먹고 살아나는 경우는 자주 봤습니다. 학교가 제구실을 못할 때 '대안 학교'가 있듯이 산삼이 이름만 유명한 채 제구실을 못할 때 만병통치 역할을 하는 '대안 산삼'이 있습니다. '내가 이걸 먹으면 살아날 거야' 하는 음식이 있습니다. 자신이 바라고 믿는 음식을 먹으면 기운이 생기며 병을 이겨냅니다. 지금 머물고 있는 장소에서 구할 수 있는 음식이 백 년 묵은 산삼보다 더 효과 있는 '대안 산삼'이 되도록 하십시오.

거액 복권에 당첨된 사람들과 중풍을 맞아 전신이 마비된 사람들을 연구한 기록이 있습니다. 큰 행운을 잡은 사람들과 엄청난 불행에 빠진 사람들을 6개월간 관찰한 결과, 그들이 당한 행운과 불운이 본성에 아무런 영향을 미치지 못했습니다. 즉 마음이 비뚤어진 사람들은 큰 부자가 됐어도 여전히 불평불만이 가슴에 가득 찼고 즐겁게 사는 사람들은 큰 어려움에도 아랑곳없이 밝고 기쁘게 살고 있었습니다. 큰 행운이니, 큰 불행이니 하는 것은 그 행운과 불운의 가운데에 홀연히 서 있는 당신을 스쳐 지나가는 바람일 뿐입니다.

인도의 도시 바라나시에서는 수많은 사람이 갠지스강에서 목욕하고 그 강물을 마십니다. 강물은 수백만 명의 바라나시 시민이 버리는 생활하수로 오염돼 있고 그들이 내버리는 송장들이 둥둥 떠다니고 있습니다. 사람들은 송장 썩은 물을 마시면서 즐거워하고 기운을 차리고 있습니다. 그들은 그 물을 생명수로 여깁니다. 이곳에서는 송장 썩은 물이 산삼입니다. 인간의 관념은 이렇게 무섭습니다. 인도 전역에서 찾아온 불치병 환자들이 이 물을 마시고 목욕을 한 지 수천 년이 지났습니다. 그들은 수천 년이나 수만 년 후에도 송장 썩은 물인 갠지스강 물을 생명수로 귀중히 여길 것입니다.

최고의 진통제는 최고의 즐거움

　통증으로 고통받던 어느 말기 암 환자가 있었다. 그는 고단위 마약성 진통제를 써도 소용없는데 고스톱을 치면 아픈 줄을 몰랐다. 젊은 시절부터 밥 먹기보다 화투 놀이를 좋아하던 사람이었다. 결국 그는 죽는 날까지 고스톱을 치면서 고통 없이 살았다. 화가인 어느 말기 암 환자는 죽는 날까지 그림을 그렸는데 그림을 그리면 아프지 않고 그림에서 손을 떼면 몹시 아팠다.

　지휘자 헤르베르트 폰 카라얀은 류머티즘 관절염으로 고생했다. 말기 류머티즘 관절염은 가장 통증이 심한 병의 하나로 고단위 진통제로도 잘 듣지 않는다. 그런데 통증으로 고통을 받던 카라얀은 지휘봉을 잡으면 통증이 사라졌다. 화투를 치건, 그림을 그리건, 지휘를 하건 가장 즐거운 일이 최고의 진통제가 되는 것이다.

6 —
간암 환자를 살린 해장국밥

1920년대 파리에서 발간되는 신문에 이런 기사가 실렸다.

"세계가 얼마 후 종말을 고한다면 당신은 남은 마지막 시간에 무엇을 할 것입니까?"

개인과 지구가 멸망한다는 우울한 소식에 당시 한 석학은 "지구의 마지막 날이 온다면 많은 사람이 가장 가까운 교회나 가장 가까운 침실로 몰려들 것이다. 그러나 나는 이 마지막 기회를 알프스에 올라 아름다운 경치와 식물을 감상하겠다"고 했다. 어느 소설가는 "우리가 죽음의 위협을 받는다면 삶은 갑자기 놀라운 것으로 보입니다. 많은 계획, 여행, 연애, 연구거리를 가진 우리의 삶이 더 이상 지속되지 않다니……"라고 했다. 그는 남은 시간 동안 부지런히 루브르박물관을 방문하고 연애를 하고 인도 여행을 하겠다고 했다. 그는 14년에 걸쳐『잃어버린 시간을 찾아서』를 쓴 마르셀 프루스트였다(알랭 드 보통의『프루스트를 좋아하세요』참고).

당신은 암에 걸려 얼마 후 죽는다는 말을 들으면 무엇을 할 것인가? 항암주사를 맞으며 병실에 누워 지내다 죽을 것인가. 아니면 백두산, 금강산, 설악산, 지리산, 한라산 등을 오르내리면서 아름다운 자연을 볼 것인가.

악을 쓰고 운동하지 마라

"저는 얼마 전에 선생님으로부터 처방을 받아 약을 먹고 있는 김○○이라는 사람입니다. 젊은 광기를 감내하지 못해 몸과 마음을 함부로 다룬 결과, 30대 중반이라는 젊은 나이에 중병이 들어 이제 네 살배기인 자식 놈과 아내에게 볼 낯이 없습니다. 병을 낫게 하기 위해 환자가 할 수 있는 것이 별로 없다는 사실이 얼마나 절망스럽던지……. 우연히 선생님의 책을 접하게 되었습니다. 선생님의 글 속에서 길을 어렴풋이 보았습니다. 병을 낫게 하는 것은 결국 환자 본인의 낫겠다는 의지와 실천, 그리고 큰 '비움'에 있다는 사실을 깨달았을 때 많이 기뻤습니다. 아직도 아프고자 하는, 병을 앓고자 하는 십수 년간의 습관을 벗어나지 못하여 때론 노심초사하고, 때론 대로하고, 때론 탐식하며, 때론 실천을 게을리하기도 하지만 좀 더 몸과 마음을 닦아 병 낫는 날이 마침내 올 것임을 틀림없이 믿습니다. 책으로 말씀으로 가르침을 주신 선생님에게 감사드립니다."

병원에서 간경화 초기 진단을 받고 불치병에 걸렸다고 절망하다가 찾아온 청년의 편지였다. 이 청년과 거의 같은 시기에 찾아온 40대 남자가 있었다. 그는 대학에서 체육을 가르쳤는데 매일 아침 10km를 달리고 저녁에는 헬스클럽에 가서 두 시간씩 운동했다. 그리고 주말에는 설악산이나 지리산같이 높고 큰 산을 종주하는 따위의 장거리 등반을 했다.

어느 날 설악산 종주를 하고 집에 온 그는 엄청난 피로감을 느꼈다. 정신없이 잠을 잤다. 이틀 동안 계속 잤다. 하도 깊은 잠에 들어 아내가 깨워도 알지 못했다. 평생 처음으로 강의를 빼먹고 잠만 잔 것이다. 그러나 피로는 풀리지 않았고 학교에 갈 기운마저 없었다.

병원에 갔더니 간경변 중기라고 했다. 의사의 지시대로 병실에 누워 절대 안정을 취했다. 입원한 지 보름이 지나자 근육은 노인네처럼 탄력을 잃고 흐물흐물해지고 심한 무력감과 함께 우울증이 생겼다. 병원 문을 뛰쳐나온 그는 내게 찾아와 하소연했다. 평생 술, 담배를 하지 않고 몸에 나쁘다는 음식은 일절 먹지 않고 열심히 운동만 했는데도 이런 몹쓸 병에 걸렸다면서 가만히 누워 있었더니 몸이 더 나빠져 꼭 죽을 것 같다고 했다.

그가 한 운동은 운동이 아니었다. 새로운 스트레스를 만드는 악쓰기였다. 40대 나이에 알맞은 적당한 운동을 기분 좋게 해야지 20대의 젊은이나 프로 운동선수처럼 굴다가는 중병에 걸리기 딱 알맞다.

백혈구 속 과립구는 교감신경의 지배를 받고 림프구는 부교감신경의 지배를 받는다. 악을 쓰며 살거나 악을 쓰며 운동하면 과립구는 늘어나고 림프구는 줄어든다. 림프구가 줄어들면 면역력이 떨어진다. 악을 쓰고 살면 면역력이 떨어져 큰 병이 찾아올 개연성이 커진다. 더구나 한시도 가만히 있지 못하고 악을 쓰며 살던 사람이 병실에 누워 있는 것은 휴식이 아니라 더 큰 지옥이고 더 큰 스트레스다. 악을 써서 운동하는 것도 몸에 나쁘지만 송장처럼 가만히 누워 있는 것 역시 건강에 해롭다.

나는 그에게 환자가 해야 할 운동법, 호흡법, 식이요법을 일러주고 한약을 처방했다. 그에게 맞는 처방은『수세보원』에 있는 시호쌍해산柴胡雙解散이었다. 처방 내용은 시호, 백복령 각 12그램, 황금, 백작약 각 8그램, 인삼, 반하 각 4그램, 감초 1.6그램, 생강 3쪽, 대추 2톨인데 시호는 자연산 시호를, 인삼은 강원도 양양 지방에서 나온 장뇌를 썼다. 이 처방은 운동을 많이 하는 사람이나 중노동을 하는 사람에게 알맞은 것으로, 머리를 많이 써서 이런 병에 걸린 사람들에게는 적당하지 않다.

시래기국밥이 항암제?

아직도 간경화 증세를 난치병, 불치병이라고 여기는 사람들이 많다. 간경화 초기 증세는 50% 이상 치료가 되는 병인데 불치병이라 여겨 절망 속에서 자포자기한다. 이는 현대의학의 포로가 된 현대인의 딜레마이기도 하다. 포기하는 순간 그 병은 불치병이 된다.

편지와 전화로 연락을 하던 간암 환자가 있었다. 35년 전에 미국으로 이민 가서 플로리다에 사는 50대 남자였다. 놀랍게도 그는 자기 병에는 별로 신경을 쓰지 않고 사업에 열중하면서 즐겁게 살았다. 죽는 날까지 덜 아프고 기운 나게 하는 처방을 구했지 추호도 암이 없어지기를 바라지 않았다. 그러다가 암세포가 머리로 전이되어 뇌수술을 받게 되었다. 수술 경과가 좋아 의식은 또렷했으나 일절 음식을 먹지 못했다. 물도 삼키기 힘들었다. 의사도 걱정했다. 아무리 자동차 수리를 잘해놔도 연료가 없으면 갈 수 없는 것 아닌가.

그는 꿈꾸는 것 같은 반의식 상태에서 내가 말해준 '대안 산삼'을 머릿속으로 그렸다. 해장국밥이 나타났다. 국밥을 먹고 벌떡 일어나는 영상이 선명하게 보인 것이다. 마치 꿈에 산신령이 산삼을 들고 나와 '너는 이 산삼을 먹으면 기사회생할 수 있느니라'고 말하는 것처럼 산삼 자리에 해장국밥이 있었다. 그 국밥은 시래기국밥에 매운 양념을 한 것이었다.

부인은 해장국밥을 찾는 남편이 반가우면서도 한편으로는 곤혹스러웠다. 그들이 사는 플로리다주에는 국밥을 파는 식당이 하나도 없었다. 시래기와 해장국용 매운 양념을 구할 수가 없었다. 아니 미국에 와서 국밥을 해 먹은 적도, 국밥 생각을 한 적도 없었다. 부인은 수소문 끝에 동포 할머니가 해장국밥을 만들어 먹는다는 이야기를 들었다. 위암 수술을 받은 그 할머니는 소화가 안돼 음식을 먹기만 하면 다 토했는데 시래기국밥만은 예외였다. 할머니는 한국에서 시래기를 가져다가 하루 세끼 오직 국밥만 먹었다. 15년째 그러면서 살고 있었다.

부인이 할머니에게 얻은 해장국밥을 들고 병실에 들어섰다. 남편은 국밥 냄새를 맡는 순간 정신이 개운해지고 몇 순가락을 먹자 목구멍과 배 속이 시원하게 뚫리며 눈앞이 훤해졌다. 허겁지겁 순식간에 국밥 한 그릇을 다 먹어치웠다. 물 한 모금도 넘기기 힘든 사람이 물보다 쉽게 국밥을 마시다시피 먹은 것이다. 이 모습을 지켜보던 미국인 의사는 "당신 어머니 몸속에 있던 해장국밥 DNA가 당신한테 전해져 국밥을 찾게 된 것"이라고 했다.

돌아가신 어머니의 혼령이 그를 살린 것이다. 해장국밥은 그에게 산삼 역할을 한 '대안 산삼'이었다. 무청을 말린 시래기는 비타민과 섬유질이 풍부한 웰빙식품으로 조상들의 지혜가 소복하게 담겨 있다. 시래기 덕분인지 전신암에 걸린 이 남자는 죽을 것이라는 날짜를 3년 이상 넘기고 여전히 살아 있다. 주위 사람들도 시래기가 최고의 항암제라 여겨 집집마다 시래기를 수입하여 해장국을 만들어 먹었다.

7 ___
웅담, 산삼만 찾던 부동산 달인

벼락부자가 간암 걸린 사연

오래전 수도권에서 부동산 중개업을 하던 부동산의 달인 김 회장은 서해안 어느 지역의 땅값이 오를 것이라는 정보를 듣고 선배들에게 투자를 권했다. 선배들의 돈을 모아 많은 땅을 샀는데 땅값이 순식간에 폭등하자 문제가 생겼다. 자기 이름으로 땅을 산 그가 선배들에게 원금만 돌려주고 입을 씻은 것이다. 그러자 선배들은 '죽일 놈, 벼락 맞을 놈' 하고 욕하고 길길이 뛰었지만 법적으로는 아무 잘못이 없었다. 큰돈이 눈앞에 걸리면 화목하던 형제들도 싸움판을 벌이고 아버지와 아들이 소송을 하는 판에 친구나 선후배 사이에는 말할 나위가 없다.

점심값도 없어 쩔쩔매던 그는 벼락부자가 되자 사람이 달라졌다. 마음씨가 고와 법 없이 살 거라는 평판을 듣던 그는 큰돈이 생기자 딴사람이 되었다. 땅 투기, 미등기 전매 기술을 익힌 그는 이때부터 강원도 산골의 계곡 근처에 있는 땅을 산 다음, 다리를 놓고 길을 내고 비포장도로를 포장한 후 별장지, 펜션 단지를 만들어 팔면서 부동산 졸부가 되었다. 이런 땅장사는 최소한 서너 배에서 열 배 이상의 이익이 있었다. 7년간 전국을 돌아다니면서 개발하고 분양하고 투기하고 미등기 전매를 하자 어마어마하게 큰 돈이 쌓였다. 그동안 자동차는 여섯 번 바꾸고 아파트는 다섯 번 이사했다. 그리고 '사장님'이 아닌 '회장님'이 되었다. '회장님'이 된 그는 '인생을 즐기자'는 쪽으로 생각을 바꿨다. 말도 타고 카지노에도 가고 요트도 타면서 세계 일주를 하는 꿈을 꿨다.

그런데 긴장을 풀고 놀 궁리를 하자 몸이 여기저기 쑤시고 아프기 시작했다. 특히 옆구리에 심한 통증이 있어 병원에 가서 진찰을 받자 심한 간경변이라고 했다. 살길은 오직 건강한 사람의 간을 이식받는 것뿐이라고 했다. 주위에서 간 공여자를 찾아봤으나 마땅한 사람이 없었다. 부인은 남편에게 "젊었을 때 그렇게 바람을 많이 피웠는데 만들어놓은 자식이 없수?" 하고 물었다. 몰래 숨겨놓은 자식이 있다면 '간'을 얻어 쓸 수 있지 않겠느냐는 희망 사항이었다. 남편의 바람기 때문에 몇 차례나 음독자살을 기도한 적이 있는 부인은 숨겨놓은 자식이 한 명도 없음을 확인하고는 아쉬움에 한숨만 쉬었다. 국내에서 간을 구하기 어려워지자 '중국인 간'을 구해 쓰기로 했다.

어느 날 중국에서 '마땅한 간'이 나타났으니 빨리 오라는 연락이 왔다. 두 내외는 부랴부랴 짐을 싸 들고 공항으로 갔다. 그러나 비행기를 타는 대신 경찰서 유치장으로 갔다. 많은 사람이 그를 사기 및 횡령죄로 고소했고 그 바람에 기소중지자가 되어 있었던 게 출국 심사에서 드러난 것이다.

그는 땅 부자가 되는 과정에서 선배들과 친구들, 친척들, 그리고 현지 사람들, 투자자들과 많은 마찰을 일으켰다. 농지법과 산림법을 수없이 위반했다. 부동산 투기로 큰돈을 벌 때는 항상 사기, 협잡, 억울한 피해자들이 구름처럼 따라다닌다. 한 명의 명장이 나오려면 십만 명의 병사의 시체가 쌓여야 하고 한 명의 졸부가 나오려면 십만 명의 피해자가 그 근처에 생긴다. 헐값에 땅을 판 사람들과 터무니없이 비싼 값으로 부동산을 산 사람들이 많아지자 고소, 고발 사건이 끊이지 않았다. 한마디로 그의 축재 과정은 무수한 고소, 고발을 딛고 일어선 피와 눈물의 역사였다. '돈만 주면' 모든 고소, 고발 사건이 원만하게 평정되었다. 그러니까 위법, 탈법을 밥 먹듯 저지른 것이다. 그는 자기 때문에 자살한 사람이 생겨도 양심의 가책은커녕 눈 하나 깜짝하지 않았다.

지록위마指鹿爲馬라는 말이 있다. 진나라 때 시황제가 죽자 승상이던 조고趙高가 실권을 잡고 진시황의 막내아들인 호해胡亥를 황제 자리에 앉힌 다음, 신하들의 마음을 떠보려고 사슴을 황제 앞에 끌고 와서는 하늘에서 내려온 말이라 했다. 그러자 호해가 "사습이 아니고 말인데요" 하니까 모든 신하들이 승상의 눈치를 보면서 사슴이라 했다. 어느 틈에 김 회장은 조고가 되어 위법을 합법이라고 우기게 되었다. 힘이 있을 때는 말을 사슴이라고 우겨도 맞는 말이 되지만 힘이 떨어지면 말을 말이라 해도 아무도 믿지 않는다. 김 회장도 철저한 힘의 논리로 세상을 보았다. 그가 가장 존경하는 인물은 진시황의 아버지를 왕(장양왕)으로 만든 여불위呂不韋였다.

이번에도 그는 수완을 발휘해 고소인들과 원만히 합의하여 '기소 중지'를 모두 풀어버렸다. 그러는 사이에 두 달이 흘렀다. 중국에 가기에 앞서 그는 간이식을 권고한 병원에 들러 재검사를 받았다. 결과는 '이식 불가'였다. 사건을 해결하느라 신경을 쓰고 폭음한 나머지 간암세포가 보이고 다른 곳에 전이되어 있었다. 순식간에 암세포가 온몸으로 퍼진 것이다.

웅담, 산삼, 사향을 수없이 먹었지만

김 회장이 이제 믿을 것이라고는 웅담과 산삼, 사향뿐이었다. 그는 시중에서 파는 제품을 믿지 못해 살아 있는 곰을 잡아 '웅담'을 꺼내 먹었다. 태국 치앙마이 밀림에 가서 생웅담을 구해 먹고 알래스카 앵커리지에 가서도 생웅담을 찾아 먹었다. 생웅담 20여 개를 먹고 오래된 산삼이 있다면 아무리 비싸도 사 먹었다. 7년 전에는 돈이 없어 짜장면 값에도 쩔쩔매던 그가 1억 원이 넘는 산삼을 초코파이 먹듯 했다.

나를 찾아와서도 먼저 웅담에 대해 물었다. 나는 15년 전 캐나다에 가서 웅담을 많이 봤다. 그때 독한 술을 매일 마셔 간경변에 걸린 캐나다 북부의 한 인디언 추장은 그 지역에서 잡은 곰 쓸개를 수십 개나 먹었으나 전혀 효과를 보지 못하고 결국 죽고 말았다. 김 회장은 인디언 추장보다 더 많은 웅담과 팔뚝만 한 산삼을 수십 뿌리 먹고 진사향으로 만든 공진단을 아이들이 과자 먹듯 먹었다. 그의 하느님은 돈이었다. 아무리 죽을병에 걸려도 돈을 많이 쓰면 낫는다고 믿었다. 유명한 무당을 불러 떠들썩하게 굿을 했는데 1억 원짜리 굿판을 보고 이웃 사람들은 돈이 썩었구나 하고 한마디씩 했다. 그는 인기 높은 스님이 주지로 있는 절에도 거액을 시주했다.

죽는다는 생각도, 그동안 살면서 잘못한 것을 반성할 생각도 하지 않았다. 그의 생각으로는 평생 잘못한 게 없었다. 돈 놓고 돈 먹는 세상에 옳고 그른 것은 없고 오직 승자와 패자만 있었다. 그러나 웅담, 사향, 산삼, 굿, 시주가 그의 생명을 연장시키지는 못했다. 그는 여섯 달도 못 살고 죽었다. 결국 그가 믿는 돈이 그의 숨통을 무자비하게 끊은 것이다.

8 ─

물 한 모금도 씹어 먹는 식이요법

섬이나 바닷가, 산골 사람들은 술이 세다. 그들은 물 좋고 공기 좋고 스트레스가 적어 소주를 열 병이나 마셔도 끄떡없는 사람이 많은데 날마다 술 속에서 살다 보면 환갑도 못 되어 간경화나 간암, 중풍 등으로 죽거나 폐인이 된다.

몇 년 전 간경변 때문에 나를 찾아온 50대의 최 씨는 거제도 해금강 근처에 방을 얻어 놓고 낚시를 하면서 지냈다. 그의 낚시는 강태공의 곧은 바늘 낚시보다 더한 참선 낚시였다. 그러나 내게 찾아오기 전에는 멍하니 앉아 낚시를 해도 잡념이 머릿속을 떠나지 않았다. 억울한 일, 속상한 일, 앞으로 살아갈 일, 그리고 부인과 자식 걱정, 의사는 절대 고치지 못한다는 간경화를 과연 고칠 수 있을지, 살면 얼마나 살지, 집 팔아 중국으로 가서 간이식을 할까 따위의 갖가지 생각으로 돌아버릴 지경이었다. 바닷가 갯바위에 낚싯대를 늘어놓고 신선같이 앉아서 고작 이런 생각이나 하고 있다니……

나는 그에게 참선 낚시를 하라고 권했다. 내 권유에 따라 그는 평평한 갯바위에 앉아 결가부좌를 하고 출장식 호흡을 했다. 그러자 수십억 원을 날린 그가 생선 몇 마리를 잡자고 신경 쓰며 아등바등하는 게 우스웠다. 고기가 잡히건 말건 새벽마다 일출을 향해 낚싯대를 드리우고 해를 향해 한 시간씩 앉아서 그 기운을 받았다. 낮에는 틈틈이 주위에 있는 산을 오르거나 바닷가를 걷는 걷기 행선을 했다. 낚시를 해도 생선이 잡히거나 말거나 관심을 두지 않았다. 참선 호흡을 하자 잡념이 적어지고 술, 담배를 저절로 끊게 되었다. 참선 호흡, 참선 걷기, 참선 낚시를 한 지 일 년쯤 지난 후 병원에서 간경변 증세가 거의 사라졌다는 진단을 받았다.

40대의 이 여사는 모태 감염된 B형간염이 있어 젊은 시절부터 몸 관리를 열심히 했는데 간경화가 왔다. 그녀는 간경화에도 불구하고 마라톤 시합에 나가고 지리산 종단, 설악산 종단을 했다. 운동 만능 신화에 빠진 탓이었다. 그러자 복수가 찼고 이뇨제를 먹었더니 복수는 거의 다 빠졌지만 온몸의 근육이 다 사라져버렸다. 근육이 빠지면서 기운도 같이 빠져나갔다. 음식은커녕 물도 넘기기 힘든 중증 식욕부진 상태가 된 것이다. 이럴 때는 산삼보다 한 술의 밥이나 미음이 더 좋은 약인데 물이나 미음도 목구멍으로 잘 넘기지 못했다. 나를 찾아온 그녀는 열흘 뒤에 중국에 가서 간이식을 받기로 했다면서 그때까지 살아 있기를 바랄 뿐이라고 했다. 물도 먹으면 토하는 그녀에게 할 처방이란 맨밥을 씹어 먹기와 출장식 호흡과 기도뿐이었다.

그녀는 몇 번을 씹어야 잘 씹어 먹는 것인지, 그리고 씹어 먹으면 암도 없어지는지 궁금해했다. 음식을 잘 씹어 먹으면 입안에서 소화액이 생겨 제 기능을 못하는 위를 도와준다. 암을 예방하는 효과가 있다는 실험 결과도 있다. 타액에는 발암물질의 독성을 제거하는 효소와 비타민이 있는데 발암물질 중에 가장 독성이 강한 것도 오래 씹으면 독성이 15분의 1로 약해진다고 한다. 간경화로 독소를 해독하는 능력이 떨어지면 타액의 신세를 지는 게 현명하다.

그녀는 아침에 눈 뜨면 생수를 한 컵 정도 마셨다. 생수는 냉장고에 있는 찬물이나 끓인 것이 아닌 자연 상태의 광천수나 정수기 물, 상수도 시설이 좋은 지역의 수돗물이면 된다. 이 생수를 한 모금씩 한 모금씩 서른 번 이상을 씹어 먹었다. 그리고 먹고 싶은 과일이나 채소를 반쯤 익혀 오십 번 이상을 씹었다. 밥은 한 숟가락을 백 번 이상 씹어 먹었다. 그리고 앉아 있을 때나 걸을 때나 출장식 호흡을 했다. 저녁밥은 일찍 적게 먹되 무염식無鹽食을 했다. 며칠이 지나자 약간 기운이 생기면서 음식을 조금씩 먹기 시작했다. 그녀는 무사히 중국에 가서 간이식 수술을 받을 수 있었다.

암에 해로운 열 가지 식품

병원에서 간암이 될지 모른다는 진단을 받은 40대 남자가 있었다. 그는 이튿날부터 힘이 닿는 데까지 많은 보험에 들었고 간과 장에 해롭고 암을 유발한다는 음식만 찾아다니며 먹었다. 먼저 세계보건기구가 선정한 10가지의 해로운 식품 명단을 접했다. 그 식품은 다음과 같았다.

① **기름에 튀긴 식품**

심혈관 질병을 일으키고 다량의 발암물질을 포함하고 있다.

② **소금에 절인 식품**

고혈압을 일으키고 신장에 큰 부담을 준다. 후두암을 일으키며 점막이 쉽게 헐거나 염증이 생긴다.

③ **가공 육류 식품**

발암물질인 아질산나트륨과 방부제가 들어 있어 간에 큰 부담을 준다.

④ **과자류**

식용 향료와 색소가 다량 포함되어 있어 간에 부담을 주고 비타민을 파괴한다. 단 저온에서 구운 과자나 통밀 과자는 괜찮다.

⑤ **탄산음료**

인산과 탄산이 몸속의 철분, 칼슘 성분을 소변을 통해 밖으로 배출시킨다.

⑥ **패스트푸드**

염분, 방부제, 향료가 간을 손상시킨다. 열량만 높고 필요한 영양 성분은 없어서 '쓰레기 음식'이라고도 한다.

⑦ **통조림 식품**

생선, 육류, 과일류 모두 비타민을 파괴하고 단백질을 변질시킨다.

⑧ **설탕에 절인 과일류 식품**

대표적인 발암물질인 아질산나트륨이 있다. 염분, 방부제, 향료가 많다.

⑨ **냉동 간식류 식품**

아이스크림처럼 달콤한 냉동식품은 쉽게 비만해질 수 있고 당도가 너무 높다.

⑩ **불에 직접 구운 식품**

불에 구운 닭 다리 한 개에는 담배 60개비와 맞먹는 독성이 있고 신장, 간에 부담을 준다. 특히 돼지고기를 숯불에 직접 구워 먹으면 기름이 불에 타면서 연기가 고기 표면을 그을려 완전 발암물질로 코팅된 고기를 먹는 셈이다. 탄 고기보다 더 나쁘다. 위암에 걸리는 첩경이다. 바비큐를 즐겨 먹는 것은 건강에 아주 위험하다.

이 남자는 세계보건기구가 선정한 해로운 음식만을 골라 집중적으로 먹었다. 왜냐면 그가 가족들에게 해줄 일은 암으로 빨리 죽는 길뿐이었기 때문이다. 그러나 1년이 지나고 병원 진단을 받은 그는 아연실색했다. 놀랍게도 그의 간에는 아무런 이상이 없었다.

나는 간혹 이 남자와 같은 환자를 본다. 한마디로 특별한 예외다. 신념이 상식을 넘은 결과라고 할까. 이 남자와 비슷한 또 하나의 사례를 따라 했다가 큰 낭패를 본 여인을 보자.

상식을 초월한 아주 특별한 경우

어느 이른 봄날이었다. 폐암 진단을 받고 병원 치료를 받아오던 50대의 소 여사는 아침 일찍 백운대에 올라갔다.

너무 이른 시간이라 주위에는 아무도 없었다. 잔설만이 정상 부근 여기저기 눈에 띄었다. 정상의 구름다리를 지나자 태극기 깃발 아래에 한 남자가 멀리 서해를 바라보고 서 있었다. 자신과 비슷한 연배였다.

두 사람은 깃발 아래 앉아서 잠시 이야기를 나눴다. 그녀는 남자에게 특별한 사연이 있다는 느낌을 받았다. 뭔가 말 못할 비밀을 간직한 사람 같았다. 이런저런 이야기를 나누던 중에 마침내 남자가 사연을 털어놓았다. 오늘이 바로 작년에 세상을 떠난 아내와 처음 만나 이곳에 온 날이라는 것이다.

남자는 일찍 부모를 여의고 누이와 둘이서 살았다. 초등학교 때부터 시작한 신문 배달을 고등학교를 졸업할 때까지 계속했다. 그리고 명문대에 입학했다. 남들은 고액 과외를 할 때 그는 신문을 돌렸지만 명문대에 들어간 것이다. 졸업을 하고 배달하던 그 신문사의 기자가 되었는데 배달원이 아닌 기자로 신문사에 출근하자 나이 많은 영업국 직원들이 그를 알아보고 반겼다.

"자네, 아직도 신문 배달하나?"

어느 날 지인에게 여자를 소개받았다. 그가 어머니, 누이를 제외하고 혼자서 여자를 대면한 것은 이때가 처음이었다.

그는 여자와 함께 동대문의 운동화 가게로 가서 각각 한 켤레씩 운동화를 골라 신었다. 여자는 치마 대신 바지를 사 입었다. 그리고 근처 금은방에 들러 한 돈짜리 금반지를 샀다.

두 사람은 백운대로 갔다. 둘 다 산행이 처음이었다. 백운대 정상의 태극기 아래서 그는 여자에게 청혼했고 여자의 손가락에 반지를 끼워줬다.

5년 전 그는 간암 진단을 받았다. 2년이 지나자 암세포가 폐로 전이되었다. 반정부 운동으로 신문사에서 퇴직당한 그는 오랫동안 실업자 생활을 했다. 가난한 그로서는 엄청난 치료비를 감당할 자신이 없었다. 병원 치료를 중단하고 전국의 산을 다니기 시작했다.

이른 아침 산에 올라가 계곡에서 냉수마찰을 하고 종일 산속을 돌아다니다가 내려와서는 다시 냉수마찰을 했다. 무신론자인 그는 냉수마찰을 한 다음에는 결가부좌를 하고 대학 시절에 애송하던 「수우족 인디언 추장 '노란 종달새'의 기도문The Prayer of Sious Indian Chief Yellow Lark」을 읊조렸다.

바람 속에 당신의 목소리가 있고
당신의 숨결이 세상 만물에게 생명을 줍니다
나는 당신의 많은 자식들 가운데
작고 힘없는 아이입니다
나에게 당신의 힘과 지혜를 주소서

나로 하여금 아름다움 안에서 걷게 하시고
내 두 눈이 오래도록 석양을 바라볼 수 있게 하소서
당신이 만든 물건들을 내 손이 존중하게 하시고
당신의 목소리를 들을 수 있도록 내 귀를 예민하게 하소서
당신이 내 부족 사람들에게 가르쳐준 것들을
나 또한 알게 하시고
당신이 모든 나뭇잎, 모든 돌 틈에 감춰 둔 교훈들을
나 또한 배우게 하소서

내 형제보다 더 위대해지기 위해서가 아니라
가장 큰 적인 내 자신과 싸울 수 있도록
내게 힘을 주소서
나로 하여금 깨끗한 손, 똑바른 눈으로
언제라도 당신에게 갈 수 있도록 준비시켜 주소서

그래서 저 노을이 지듯이 내 목숨이 사라질 때

내 혼이 부끄럼 없이

당신에게 갈 수 있도록 하소서.

_류시화,『지금 알고 있는 걸 그때도 알았더라면』중에서

음식은 한살림에서 파는 유기농 곡물인 통밀, 현미, 통귀리를 두 시간 정도 물에 담가 불렸다가 날것으로 먹었다. 임시직으로 일할 때는 회사 근처 목욕탕에서 냉수마찰을 하고 낮에는 먹고 싶은 것을 마음대로 먹었다. 지방으로 출장 가서도 똑같이 했다.

정신력은 모든 상식을 초월한다

아침저녁으로 냉수마찰을 하고 생식, 그리고 산행이나 도시 걷기를 한 지 2년이 지났다. 한라산, 지리산, 설악산을 여러 번 올랐고 북한산, 도봉산, 관악산은 옆집 가듯 헤아릴 수 없을 만큼 올라갔다. 여러 소도시를 거의 다 찾아다니며 걸었다.

다시 병원에 가서 검사를 받았다. 의사는 몸속에서 암세포가 발견되지 않는다고 했다. 하지만 완치되었다는 말이 기쁘지 않았다. 아내가 세상을 떠났기 때문이다. 그가 병에 걸리자, 아내는 힘든 일을 하면서 세 자녀를 키우고 남편을 뒷바라지했는데 작년에 그만 과로로 생을 마치고 만 것이다.

참으로 눈물겨운 이야기였다. 담담히 자기 인생을 남 이야기하듯 털어놓고 산을 내려가는 남자의 뒷모습을 물끄러미 바라보면서 소 여사는 가슴이 뭉클해졌다. 그리고 이내 자신이 폐암 치료를 받고 있는 환자라는 사실을 떠올리면서 남자가 해온 방법을 따라 해보자고 결심했다. 더욱이 그녀는 8,000m가 넘는 히말라야산의 베이스캠프를 여러 차례 방문한 산악인이었다.

백운대에서 내려온 그녀는 즉시 한살림에 들러 유기농 곡물을 샀다. 집에 돌아와서

냉수마찰을 하고 생식을 했더니 심한 소화불량과 감기가 왔다. 다음 날에도 냉수마찰을 했다. 그러다가 의식을 잃고 쓰러지고 말았다. 119구급차에 실려 응급실에 갔다가 퇴원한 그녀가 나를 찾아왔다.

"저는 왜 냉수마찰이나 생식을 하면 부작용이 생기지요?"

암 환자는 냉수마찰, 생식이 다 독이다. 따뜻한 음식, 뜨거운 물로 목욕이나 샤워를 해야 한다. 채소, 과일도 익혀 먹어야 한다. 그녀가 백운대에서 만난 그 남자는 특별한 예외다. 그냥 특별한 예외가 아니라 아주 특별한 예외다. 정신력은 모든 상식을 초월한다. 소여사 같은 보통 사람은 절대로 따라 해서는 안 된다. 99.9% 죽는다.

10 —
15년간 마라톤 30회를 완주한 간암 환자

아침에 택시 기사가 회사에 출근하면 제일 먼저 고민하는 게 무엇일까. 택시 기사는 어디로 가야 할지 알 수가 없다. 일단 승차한 승객이 목적지를 말해야만 자기가 갈 곳이 결정된다. 반면에 열차 기관사나 고속버스 운전기사는 자기가 갈 목적지가 떠나기 전에 이미 결정되어 있다. 부산행 열차 기사는 승객이 뭐라 하건 부산으로 가고 광주행 버스 기사는 무조건 광주로 간다.

독립운동가의 수명이 긴 까닭

누구나 불치병을 만나면 허둥댄다. 그리고 친지나 지인들이 찾아와 한마디씩 한다. 모두들 불치병, 난치병을 고치는 비방을 가르쳐주고 귀신처럼 잘 고친다는 곳을 소개한다.

마음이 약하거나 마음의 준비가 덜 된 사람, 죽음에 확고한 대비가 안 된 사람은 여러 사람이 하는 이런저런 말에 귀가 솔깃해진다. 이런저런 사람들의 말에 따라 여기저기 다니다가 결국에는 죽음에 이르고 만다. 불치병, 난치병 환자는 택시 기사처럼 승객의 말을 따라가서는 안 된다. 기차나 버스 기사처럼 확실한 목적지가 있어야 한다.

바둑 격언에 "손 따라 두면 진다"는 말이 있다. 실력이 모자라는 사람이 전체 형세를 판단하지 못하고 상대방이 두는 수를 그냥 따라 두면 진다는 이야기다. 환자도 마찬가지다. 사람마다 얼굴 생김새가 다르듯 환경과 체질, 감성이 다르다. 남이 치료받는 걸 따라 하다가는 죽는 수가 많다.

사이클 선수 랜스 암스트롱은 금지약물 복용으로 모든 우승 타이틀을 박탈당하고 사이클계에서 영구 추방당했지만, 항암치료, 방사선 치료를 100회 이상 견뎌내는 투지를 보여주었다. 그러나 항암치료를 서너 번 받고도 사경을 헤매는 사람들이 적지 않다. 가장 중요한 것은 자기 자신을 믿는 것이다.

어느 날 박 씨가 찾아왔다. 15년 만이었다. 죽은 줄 알았던 사람을 만나니 무척 반가웠다.

박 씨는 15년 전에 간경화, 간암 진단을 받았다. 당시는 한창 혈기왕성한 40대 중반의 나이였고 세 자녀가 고등학교, 중학교, 초등학교에 다녀 돈이 많이 들던 때였다. 병원의 젊은 의사는 담담한 말투로 별 처방이 없으니 무리하지 말고 편히 쉬라는 말만 되풀이했다.

나를 찾아온 그는 첫마디부터 아주 자조적인 말투였다. 안중근 의사는 서른 살에 이토 히로부미를 저격하는 큰일을 했는데 40대의 자기 자신은 한 게 아무것도 없다는 것이다. 그러면서 가족을 위해 희생할 각오가 되어 있으니 열심히 일하다가 죽게만 해달라고 했다. 병원이나 요양하는 곳이 아닌 직장에서 일하다 죽기로 결심했다는 이야기였다. 다시 말하면 직장을, 아내와 자식들을 위해 행복하게 삶을 마감하는 낙원으로 생각하겠다는 뜻이었다.

땅속 깊은 곳, 막장에서 일하는 광부들은 언제 죽을지 모르는 힘들고 위험한 곳에서 일한다. 그들은 자신의 어려움이 곧 가족에게 행복을 준다고 믿는다. 자기 한 몸을 희생해서 가족을 즐겁게 하는 이런 마음은 일하는 데 커다란 힘과 용기를 준다. 그리고 이런 멋진 마음씨, 고귀한 희생정신이야말로 환자의 영혼을 맑게 하고 면역력을 높여준다.

열악한 환경에서 제대로 먹지도 못하고 제대로 잠도 못 자며 항상 스트레스에 시달려야 했던 독립운동가들은 의외로 오래 살았다. 엄청난 스트레스에도 불구하고 장수했다. 숭고한 영혼과 정신이 모든 역경을 넘어선 덕분이다.

사실 살려고 발버둥 쳐야, 죽지 않으려고 벌벌 떨어야 겁이 나는 법이다. 죽을 명분이 서면 죽음이라는 지옥이 천국이 된다. 박 씨가 존경하는 안중근 의사가 그러했다. 홍콩에서 발행되는 『화자일보』는 1909년 1월 9일자 기사에서 "생명을 버리려는 마음을 가졌기에 그의 마음은 안정되었다. 마음이 안정되었기에 손이 안정되었다. 손이 안정되었기에 탄알마다 명중하였다"라고 적고 있다.

63빌딩도 걸어서 올라가는 남자

나는 박 씨에게 술과 담배, 가공식품을 끊고 염분, 당분을 극도로 줄인 저염식, 저당식 식이요법을 권했다. 그리고 천천히 걸으면서 호흡하는 법을 일러주었다. 간, 신장에 도움이 되는 위령탕을 처방하고 포공영, 금은화, 엉경퀴 따위를 섞어 차처럼 마시게 했다. 위령탕은 창출, 백출, 진피, 후박, 저령, 적복령, 택사, 백작약, 감초, 육계로 구성되는 처방이다.

그는 이튿날부터 호수공원을 천천히 걸으면서 한 바퀴를 돌고 출근했다. 두 달이 지나자, 이제는 출근 전에 한 바퀴, 퇴근 후에 한 바퀴를 걸은 뒤에 집으로 갔다.

그는 하루에 이십 리 이상을 걸어도 지치기는커녕 오히려 체력이 눈에 띄게 좋아졌다. 몸도 가벼워지는 것을 느낄 수 있었다. 석 달 후에는 달리기를 시작했고 일 년이 지나자 마라톤 풀코스를 완주했다.

자신에게 간경화, 간암 진단을 내린 병원에 가서 다시 정밀검사를 받았다.

"선생님처럼 간에 있던 바이러스가 사라지고 간경화가 물통의 물이 사라지듯 흔적 없이 완쾌된 경우는 처음 봅니다. 학계에서도 15만~20만 명 중 하나라고 합니다. 암세포도 보이지 않습니다."

담당 의사는 무리하지 않고 편안히 쉰 결과라고 말했다. 어처구니없었지만 그는 아무런 대꾸도 하지 않았다.

비가 오나 눈이 오나, 그는 계속 걸었다. 18층의 고층 아파트 꼭대기에 사는 그는 항상 계단을 걸어서 오르고 업무상 30층 이상의 빌딩을 찾아가도 항상 걸어서 올라갔다. 여의도 63빌딩도 엘리베이터를 이용하지 않고 계단으로 걸어갔다. 그리고 해마다 여러 차례 마라톤 풀코스를 달렸는데, 따져보니 15년에 걸쳐 30여 회를 완주했다.

그는 올해 직장을 퇴직하고 고향인 지리산 자락에서 쌀농사를 시작했다면서 내게 말했다.

"가을에 쌀을 수확하면 제일 먼저 가져다드릴게요. 많이 달리려면 시간 여유가 있는 쌀농사가 제격이지요."

곰배령이 간경화 환자를 살리다

점봉산은 강원도 인제군 기린면과 양양군 오색리에 걸쳐 있는 해발 1,424m의 남설악 대표 산이다. 우리 고유의 원시림이 잘 보존되어 있을 뿐 아니라 금강애기나리, 모데미풀, 연령초 등 희귀 식물을 포함해 자생 식물 850여 종이 서식한다. 우리나라 식물종의 약 20%가 이곳에 몰려 있다.

이 점봉산 남쪽 능선에는 너른 터를 이루고 있는 곰배령(1,164m)이 있다. 이 고개에는 마치 누군가 일부러 꽃씨라도 뿌린 것처럼 온갖 야생화가 철마다 피어나 '천상의 화원'이라고도 부른다.

곰배령의 산신령

곰배령에 갈 때마다 생각나는 젊은이가 있다. 태수라는 40대 청년이다. 그는 이곳 점봉산 자락에서 대대로 살았다. 열심히 살았지만 소작농에서 헤어나지 못했다. 열두 살 때 부친이 돌아가셨는데 생활력이 강한 모친은 산에서 나물과 약초를 캐고 틈틈이 동네 밭일에 품을 팔면서 맏이 태수를 비롯한 4남매를 키웠다. 그러나 태수를 중학교에 보낼 형편은 못 되었다.

그는 낙담하지 않고 서울로 올라와 신문 배달, 구두닦이, 중국집 배달 등 돈 되는 일을 닥치는 대로 하면서 틈틈이 공부했다. 중학교와 고등학교 검정시험에 합격하고 방송통신대학교를 졸업했다. 고향에서는 수재가 나왔다고 환호했다. 고향 사람들은 교통이 불편하여 대부분 초등학교 분교를 나온 게 학력의 전부였다.

특전사에서 군 복무를 마친 그는 작은 회사에 취직하여 휴일도 없이 일 년 내내 열심히 일했다. 실적이 뛰어나 8년 만에 영업부장이 되었고 결혼하여 아들을 두었다.

어느 날 평소처럼 거래처 사람들과 술을 마시고 만취하여 집에 왔는데 이날따라 구토를 하며 피가 샘솟듯 나왔다. 119구급차에 실려 병원 응급실로 갔더니 간경화로 약해진 식도정맥이 터졌다고 했다. 수술을 받고 병실에 입원했다.

병상에 누워 있으니 별별 생각이 들었다. 이제 살 만해져서 어머니와 아내와 아이에게 잘할 수 있는데……. 간경화에는 별다른 치료법이 없다고 하던데……. 종일 주사만 맞고 입에 맞지도 않는 음식을 계속 먹는 것은 고문이나 다름없었다. 아무리 영양식이라도 먹어서 소화가 되고 기분이 좋고 기운이 나야 하는데 먹는 사람은 생각하지 않고 하루 단백질 얼마, 탄수화물 얼마 등으로 식단이 만들어지니 소화가 될 리 없었다.

술을 많이 마시고 속이 쓰릴 때, 우리나라 사람은 해장국을 먹지만 미국인이나 유럽인들은 기름이 듬뿍 든 피자나 햄버거를 먹는다. 해장국 대신 피자를 먹는 사람들이 만든 게 병원의 영양 식단 아닌가. 소화도 안되는 음식물만 꾸역꾸역 뱃속에 집어넣는 게 마치 청소부가 청소차에 쓰레기를 집어넣는 것 같았다. 이렇게 먹고 지내면서 죽지 않는 게 이상하다는 생각까지 들었다. 그때 누가 말했다. '누우면 죽고 걸으면 산다.'

누울 힘도 없는데 걸으라니……. 귀신 씻나락 까먹는 소리가 아닌가. 며칠 후 '누우면 죽고 걸으면 산다'는 이야기가 생각나서 책을 구해다가 읽었다. 두 번, 세 번을 읽었다.

'그렇구나. 이렇게 누워 있으면 백발백중 죽겠구나.'

인간은 영하 30도에서도 살고 영상 50도에서도 사는 지구상에서 제일 강한 생명체가 아닌가. 그는 이 생각, 저 생각에 뜬눈으로 밤을 보냈다. 이튿날 다시 책을 읽었다.

그는 하루에도 몇 번씩 책을 읽었다. 어느 날, 회진하러 찾아온 의사에게 물었다.

"여기 입원해 있으면 제가 살 수 있습니까?"

의사는 여러 가지 변수에 대해 그가 알아먹지 못할 전문 용어를 써가며 설명했다. 영업을 하며 사람들의 마음을 읽는 데 도가 튼 그는 단번에 상황을 눈치챘다. 뭐든지 설명이 복잡하고 어려우면 한마디로 '난 전혀 몰라요'라는 뜻이었다.

무조건 퇴원을 하고 고향으로 돌아왔다. 그는 내가 고향 근처에서 한약방을 하는 것을 알고는, 어느 날 나를 찾아왔다. 나는 그에게 말했다.

인간은 기계가 아니다. 나의 신념이 나를 살리고 나의 의지가 나를 살린다. 의지와 신념이 바로 서야 음식, 약 따위가 내게 도움을 줄 수 있다. 누워서 살려달라고 하느님에게 기도하고 의사와 병원에게만 매달리는 게 과연 현명한 짓인가. 배가 고프면 밥을 먹어야지 기도를 열심히 한다고 배가 부를 리는 없다.

고향에서는 서울에서 출세한 수재가 왔다고 좋아했지만 친지들은 그의 몰골을 보고 수군거렸다.

'뭔 죽을병에 걸렸나 봐.'

늙은 어머니만이 그에게 희망을 주었다. 모친은 비록 글을 모르는 문맹이지만 박사학위를 10개 가진 사람보다 더 현명했다. 오랜 객지 생활로 사람을 보는 안목을 터득한 그에게는 모친이 율곡의 어머니 신사임당보다 더 위대하게 생각되었다.

"예전에 점을 잘 치는 용한 스님이 여기에 머문 적이 있단다. 네가 열 살 때였지. 그 스님은 네가 30대에 죽을병에 걸렸다가 다시 산다고 했으니 걱정 마라. 그 스님은 틀린 적이 없어. 죽는 것도 팔자에 없으면 못 죽는단다. 그 스님은 멀쩡한 네 애비에게 물을 조심하라고 했어. 산골에 무슨 물이 있다고……. 2년 후 큰 장마가 왔지. 네 애비는 불어난 계곡에 빠져 사라졌어. 흙더미에 묻혀 시신도 못 찾았지."

산나물은 반드시 삶아 먹어야 한다

모친의 말에 기운을 얻은 그는 침낭과 먹을 양식을 짊어지고 곰배령으로 올라갔다. 빈 약초 초막을 거처로 삼았다. 그리고 완전히 병이 없어질 때까지 산에서 나가지 않겠다고 결심했다. 수염도, 머리도 깎지 않고 그대로 놔두기로 했다. 거울도 없을뿐더러 주위에 사람이 없으니 세수할 필요도 느끼지 못했다.

곰배령에는 약초나 나물을 뜯는 사람들이 봄부터 가을까지 많이 올라온다. 그들은 산에 초막을 짓고 채취한 나물을 삶는다. 예전에는 구들을 놓고 나뭇가지로 얼기설기 벽을 만들고 굴피로 지붕을 덮어 초막을 지었지만 지금은 구들 위에 비닐집을 만든다. 이 초막에서 사람들은 잠을 자고 큰 솥을 걸어놓고 나물을 삶는다.

생나물 열 근을 말리면 한 근이 나온다. 말린 나물은 운반하기도 편하고 저장하기도 좋다. 생나물의 질이 좋고 가격이 비쌀 때는 시장에 내다 팔러 산에서 내려온다. 이때 평지 길도 잘 걷지 못하는 할머니들이 20kg의 나물을 지고 곰배령에서 귀둔리까지 내려간다. 일단 앉으면 일어날 힘이 없어 중간중간 서서 쉬면서 내려간다.

태수가 곰배령에 올라간 것은 4월 초였다. 아직도 눈이 많이 남아 있었다. 그는 땔감을 구해다가 구들을 뜨겁게 달궜다. 아무리 추워도 구들을 뜨겁게 달구면 숙면을 취할 수 있고 숙면은 환자에게 제일 좋은 보약이다. 아무리 죽을병에 걸려도 잠만 잘 자면 절반은 나은 거나 다름없다.

이튿날 눈 속에서 새순을 내밀고 있는 얼레지를 따서 된장을 풀고 국을 끓였다. 국물한 순가락을 먹자 속이 뒤틀리고 아팠다. 다 토하고 말았다. 때마침 같은 마을에 사는 할머니가 지나다가 이 광경을 보고는 한마디를 거들었다.

"이놈아! 촌것들은 그냥 삶아 먹어도 별 탈 없지만 도시 물을 먹은 놈들, 특히 너처럼 아픈 놈은 그냥 먹으면 죽어. 얼레지를 푹 삶아 독을 빼고 찬물에 한참 우려낸 후 삶아 먹든지 끓여 먹든지 해야 해."

그는 눈에 띄는 얼레지를 모두 따다가 할머니가 시킨 대로 독을 없애고 된장에 찍어 먹었다. 그러고는 서리태, 현미, 통밀, 표고, 산약을 넣어 지은 밥을 과자처럼 오래오래 씹어 먹었다.

하루는 토끼 발자국을 발견하고 마을에서 전깃줄을 가져다가 토끼 길목에 올무를 놓았다. 올무를 100여 개 설치하자 하루 한 마리꼴로 토끼가 잡혔다. 그는 토끼를 푹 고아 그 국물을 마셨다. 산토끼는 집토끼와 달라 뼈가 억세고 살은 별로 없지만 국물 맛은 집토끼보다 훨씬 좋다.

초막 생활을 불과 반년 했는데

그는 해 뜰 때부터 해 질 때까지 쉴 틈이 없었다. 올무 100여 개를 하루 두 차례씩 보러 다니면서 얼레지를 땄다. 저녁에는 구들에 불을 때고 떡 같은 밥을 한 주먹 먹고, 얼레지 나물을 한 대접 마신 다음 깊은 잠에 빠졌다.

눈이 녹고 많은 산나물이 돋아 올라오자, 사람들도 많이 올라왔다. 곰취, 나물취, 미역취, 참나물, 동의나물, 용담초, 우산나물, 현호색, 천남성, 산당귀, 피나물, 관중, 족도리풀 등 온갖 나물을 뜯고 삶는 사람들을 따라 그 역시 나물을 뜯고 삶고 말렸다. 칡꽃도 따서 말렸다. 처서가 지나고부터는 용담초, 현호색, 천남성, 산당귀, 관중, 족도리풀의 뿌리를 캐서 말렸다. 이 중에서 칡꽃, 현호색, 산당귀, 족도리풀, 천남성은 그가 먹고, 남은 것들은 마을 사람들에게 주었다. 나물은 돈이다. 마을 할머니들에게 도움을 받은 그가 그 은혜를 갚는 길은 현금이나 다름없는 나물을 드리는 것밖에 없었다.

그가 곰배령에서 초막 생활을 시작한 지도 어느덧 반년이 지났다. 너무 바쁘게 일하느라 자신이 환자인지를 생각할 틈도 없었는데 어느 날 불쑥 자신이 불치병에 걸린 환자였다는 게 생각났다. 간경화는 고칠 수 없다고 의사가 말했는데…… 그러나 야생동물처럼 종일 곰배령, 점봉산, 한계령을 다녀도 조금도 피곤한 줄 모르는데 무슨 놈의 죽을병 환자란 말인가.

눈이 내리는 10월 중순의 어느 날, 그는 먼저 입원해 있던 병원에 가서 정밀검사를 받았다. 의사는 그의 모습을 보고 두 번 놀랐다. 한 번은 반년간 수염과 머리를 기른 산신령 같은 모습에 놀랐고, 또 한 번은 간경화로 식도정맥이 터져 죽을 뻔한 환자였다는 사실에 놀랐다. 의사는 이상한 눈빛을 하더니 입을 열었다.

"간이 정상입니다."

12 —
막걸리와 북엇국으로 고친 간경화 복수

조선조 말기에 간행된 『방약합편』「약성가」에는 "주통혈맥 상행성 소음장신 과손명酒通血脈 上行性 少飮壯神 過損命"이란 글귀가 있다. "술은 혈맥을 통해 위로 올라가는 성향이 있다. 적게 먹으면 정신이 건강해지지만 과음하면 수명이 단축된다"는 뜻이다. 한마디로 술을 지나치게 많이 마시지 말라는 이야기다.

이뇨제 대신 막걸리를 마시니 줄어든 복수

요즘 술 때문에 생긴 간경화, 간암으로 찾아오는 환자들이 많다. 그만큼 세상 살아가는 게 힘들고 짜증 나고 피곤하고 화나는 일만 가득하기 때문이 아닐까.

서너 달 전부터 간경화 복수로 고생하고 있다면서 찾아온 작가가 있었다. 재능 있는 작가지만 책이 팔리지 않자 날마다 술을 마셨다. 생활 형편이 어려워지자 부인마저 가출해버렸다.

하루는 몹시 피곤하고 소화도 안되고 금방 지치는 것 같아서 병원에 갔다가 간경화 진단을 받았다. 그래도 그는 계속 술을 마셨다. 복수가 생겨 다시 병원을 찾았다. 처방을 받은 이뇨제를 먹자 거의 실신 상태가 될 정도로 부작용이 왔다. 그렇다고 이뇨제를 먹지 않으면 소변이 나오지 않았다. 죽을 지경이었다. 어찌할까 고민하다가 나를 찾아온 것이다.

알코올중독자는 술을 수십 년간 먹던 술을 끊으면 금단현상으로 손이 떨리고 소변도 나오지 않는 경우가 많다. 이들에게는 알맞게 먹는 술이 최고의 이뇨제다. 술을 먹어야 소변이 나오기 때문이다. 그렇다면 몸에 좋은 술을 먹으면 소변이 잘 나오고 건강에도 도움이 될까.

산골에 있을 때, 마약 환자가 많이 찾아왔다. 마약 금단 증세로 괴로워하다가 술을 마시면 진정되는데, 이를 반복하다 보면 알코올에 중독되어 또다시 고생한다. 나는 그들에게 한 잔쯤 되는 양의 술을 티스푼으로 퍼서 입에 5분 정도 머금고 있다가 넘기라고 한다. 술을 입에 머금고 있으면 알코올 성분이 혀를 통해 즉시 뇌로 가기 때문에 적은 양으로도 취할 수 있어 진정된다.

나는 작가에게 누룩이 많이 들어가고 당분이 전혀 없는 막걸리를 한 모금 입에 머금고 있다가 천천히 삼키도록 했다. 그러자 소변이 수월하게 나오며 복수가 줄어들었다.

그가 나를 찾아왔을 때 90대 모친이 동행했다. 모친은 젊어서부터 귀한 손님을 맞을 때 접대하거나 제사상에 올리던 집에서 만든 가양주家釀酒를 많이 담가왔고 인간문화재급 실력을 갖추고 있는 전문가였다. 막걸리가 아들의 이뇨 작용에 도움이 된다는 것을 알게 된 모친은 효모가 잔뜩 들어 있는 막걸리, 즉 약주를 만들어 아들에게 먹였다.

지금도 북엇국이 최고의 해독제?

작가는 먼저 따뜻하게 데운 막걸리를 소주잔으로 한 잔 마시고 눌은밥과 북엇국을 먹었다. 북엇국은 북어를 여러 시간 진하게 끓이고 건더기를 뺀 국물만 마셨다. 간은 20년 이상 묵은 간장으로 했다. 하루 세끼를 똑같은 방법으로 먹으면서 물 대신 진한 숭늉을 마셨다. 100일쯤 지나자, 건강을 회복한 그는 다시 글쓰기를 시작했다. 그의 믿음과 모친의 정성이 만든 기적이었다.

그가 먹은 북엇국은 애주가들이 가장 좋아하는 해장국이기도 하다. 알코올이나 약물에 중독되었을 때 또는 식중독이나 연탄가스 중독일 때도 요긴했던 최고의 해독제다.

강원도 산골에 있으면서 들은 70대 노인의 경험담이다. 노인은 한국전쟁 피란 통에 귀가 무척 아팠다. 귀에 염증이나 농이 없는데도 아팠다. 산골에 약이 있을 리 없었다. 동네 할머니가 찡그린 그를 보고 물었다.

"왜 그러니?"

"귀가 아파서요."

할머니는 그의 귀를 들여다보더니, 딱 잘라 말했다.

"마른 귓병이네."

할머니는 며느리에게 북어를 주전자에 넣고 끓이라고 했다. 주전자 구멍에서 김이 나오자, 그에게 귀를 김에다 쐬라고 했다. 10여 분간 김을 쐬자, 통증이 조금씩 진정되더니 사라졌다. 그가 다 나은 것 같다고 말하자, 할머니는 주전자에 있는 북엇국을 먹으라고 했다. 싫다고 하자, 할머니는 며느리와 북엇국을 먹었다.

1950~1960년대 강원도 산골에서는 술 때문에 몸이 상하면 대부분 북엇국을 먹었다. 1970년대에도 농약으로 몸이 상한 사람은 북엇국을 먹었고 지금까지도 그 비방이 계속 이어지고 있다. 그런데 효과가 예전만 같지 않다.

70대 노인은 다시 마른 귓병이 생기자, 어릴 때 생각이 나서 주전자에 북엇국을 끓였다. 그러고는 귀를 김에 쐬었지만 전혀 효과가 없었다. 마른 귓병이든 술병이든, 다 동해에서 잡은 명태로 만든 북어만이 약효가 있다. 러시아에서 잡은 명태로 만든 북어는 효과가 없다.

마음속에서 기적 만든 조선족 여인

이번에는 술을 전혀 마시지 않았는데도 간경화 복수가 차서 찾아온 조선족 여인을 보자. 중국 지린성吉林省에서 자수 공예가로 이름을 날리던 그녀는 초빙을 받아 잠시 일본에 머물고 있었다. 어느 날 갑자기 목에서 피가 나왔다. 간경화로 식도정맥이 터지고 복수가 찼다. 황급히 병원을 찾아가 식도를 묶고 이뇨제를 처방받았지만 시간이 갈수록 건강은 점점 더 나빠졌다.

그녀는 이미 20여 년 전에 간경화 초기 진단을 받은 적이 있었다. 당시 중국 지린성에는 변변한 의료시설이 없었다. 한의원에서는 지네의 발과 꼬리를 떼고 달걀에 섞어 먹으면 낫는다고 했고, 주위 사람들은 단고기와 닭고기를 권했다. 지네는 오공蜈蚣이라 불리는 한약재로, 뭉친 응어리를 풀어주고 진통과 해독 효능이 있다. 단고기는 개고기를 말한다.

그런데 고기를 먹으면 더 기운이 없고 피곤했다. 기운이 생기라고 고기를 먹는데 왜 거꾸로 되는 것일까. 이유는 간단하다. 간 기능이 저하되어 동물성 단백질을 분해하는 능력이 떨어졌기 때문이다.

여러 해가 지나고 우연히 한국에 올 일이 생겨 나를 찾아왔다. 그때 나는 화타식 섭생과 양생법을 알려주면서 "기적은 마음속에서 만드는 것"이라고 했다. 몸과 마음을 가다듬고 주어진 환경에 적응하면서 올바르게 열심히 사는 자세야말로 건강 회복의 최고 비결이라고 말했다.

그때부터 그녀는 먼저 따뜻한 숭늉을 딱딱한 음식 먹듯이 천천히 씹어 먹었다. 가열순환제 연고를 통증 부위 외에 림프절이 많은 옆구리, 식도, 아랫배, 요추선골, 고관절에 바르고 부드럽게 마사지를 했다. 식단은 식물성 위주로 하되, 과일은 약간 익혀서 껍질과 씨를 빼고 먹었다. 그리고 틈날 때마다 햇빛 속을 걸으면서 출장식 호흡을 했다. 나는 몸속의 독소를 배출하면서 신장 기능을 돕는 오령산에 산사, 백모근 등을 듬뿍 넣어 처방했다.

간경화 복수는 간경변증 환자에게 가장 흔하게 나타나지만 해로운 음식 섭취라는 그릇된 섭생과 과도한 스트레스, 과로 등 잘못된 양생으로도 생긴다. 그러므로 몸에 해로운 음식을 먹지 않고 올바른 마음가짐으로 가슴속에 응어리진 스트레스를 다스리고 과로만 하지 않으면 충분히 이겨낼 수 있다. 지난 8년간 내가 당부한 대로 섭생과 양생법을 꾸준히 실천하여 오늘날 자수공예의 국제적 장인으로 우뚝 선 그녀가 산증인이다.

13 —
밥의 힘

8년 전, 간암이 심해져 아들의 간을 이식한 장 씨가 찾아왔다. 5년 전에는 C형간염이 있어 인터페론 치료를 했다고 했다. 정기적으로 간 기능을 살폈다. 6개월 전에는 소변에서 피가 나오고 다리가 부었다고 했다. 그러자 간 치료 전문의가 신장 치료 전문의에게 보냈다. 신장 기능이 채 20%도 남지 않아 혈액투석 예비군이 되었다.

간 기능에 문제가 있는 사람이 신장 기능까지 나빠지면 치료하기가 상당히 어렵다.

먼저 나는 그에게 식이요법을 권했다. 수수, 귀리, 보리, 율무, 조(기장 또는 피쌀을 써야 하는데 구할 수 없어 조로 대체함), 진창미(진창미가 없으면 현미를 씀)를 임의로 배합하여 4~6시간 물에 담근다. 이 물에 적정량의 와인을 배합한다. 이 물로 밥을 한다. 밥을 프라이 팬에 올려서 30~40%를 태워 누룽지를 만든다. 이 누룽지에 물을 부어 누룽밥을 해 먹는다. 이 누룽지는 간식거리로도 좋다.

곡식의 껍질은 단단하고 독이 있다. 곡물의 껍질을 태워야 독도 없애고 속에 있는 영양도 얻을 수 있다.

밥으로 고칠 수 없는 병은 약으로도 고칠 수 없다

히포크라테스가 말했다.

"밥으로 고칠 수 없는 병은 약으로도 고칠 수 없다."

의성 허준 선생도 "식보가 약보보다 윗급이다"라고 했다. 그런데 히포크라테스도 허준 선생도 어떤 밥이 좋은 밥인지, 어떤 식보가 좋은 식보인지는 설명하지 않았다.

2,000년 전 히포크라테스나 400여 년 전 허준 선생은 세상이 지금처럼 변할 줄은 몰랐을 것이다. 지금은 쌀, 밀가루, 고기, 항생제, 비료, 방부제, 농약을 섞어 식단을 꾸리고 있다.

이 식단에서 해방돼 올바른 음식을 찾는 게 건강을 찾는 비방이다. 약보다 밥이 먼저다. 올바른 밥 없이는 어떤 약도 소용없다. 처음에 열거한 누룽밥, 누룽지가 올바른 밥이다.

이 누룽지를 다시 80%쯤 태워 검은색 커피 가루처럼 만들면 좋은 숭늉이 된다. 30% 태운 누룽밥, 80% 태운 숭늉으로 건강한 몸을 만들자. 인체의 70~80%는 물이다. 혈액의 80%도 물이다. 좋은 밥과 물을 먹는 게 건강을 지키는 핵심이다.

음식보다 더 중요한 게 있다. 마음가짐, 이게 잘못되면 음식이건 약이건 다 쓰레기다.

다시 정리하면, 불치병에서 해방되려면 멋진 마음, 바른 음식, 제대로 된 약 처방이 있어야 한다. 첫째와 둘째는 환자의 몫이고, 셋째는 의사의 몫이다.

장 씨는 열심히 식이요법을 실천했다. 내가 처방한 한약도 열심히 먹었다.

항암치료를 받는 사람이 곧잘 묻는 질문이 있다.

"한약을 먹으면 간, 신장에 나쁘다는데……"

이런 질문을 받을 때면 나는 다음과 같이 대답한다.

"항암제보다 더 간이나 신장에 나쁜 약은 없어요. 항암제 때문에 신장이 망가져서 온 것이니 잘 생각하세요. 한약도 몸을 망치는 처방이 많지만 간이나 신장을 살리는 처방도 얼마든지 있어요. 선택은 당신 몫입니다."

예전에 신장약은 대부분 약한 신장 기능을 강하게 하는 처방이었다. 지금은 세상이 바뀌었다. 이제는 망가진 신장혈관을 수리하고 치료하는 것으로 패러다임이 변한 것이다. 그러니 옛 처방으로 신장을 치료할 때는 신중히 선택해야 한다.

장 씨는 내 의견을 존중했다. 6개월이 지나자 몸에 변화가 왔다. 신장 기능이 좋아졌다. 그리고 간 기능도 좋아졌다.

장 씨가 물었다.

"신장 치료를 했는데 어찌 간 기능이 좋아졌지요?"

"신장에서 깨끗한 피를 걸러 간에 공급해야 간세포가 활발하게 증식합니다. 간세포는 증식이 빠른 세포예요. 신장에서 간세포 원료인 깨끗한 피를 공급하자 간 기능이 정상으로 돌아간 거지요."

서양이나 동양이나 자양강장제, 강정제 따위가 판을 친다. 신장을 다룬 부분에서 차차 설명하겠지만, 강장제와 강정제는 어떻게 다른가? 전문가에게 물어봐도 전문서적을 뒤져봐도 다 어물어물하고 있다. 간장약과 신장약은 어떻게 다른가?

웅담, 사향을 먹으면 간이 좋아지고 해구신이나 녹용, 비아그라, 철갑상어 알, 송로버섯을 먹으면 신장이 좋아지나? 다 헛소리다. 신장에서 피를 깨끗하게 정화해 간에 보내야 간 기능이 활성화된다. 신장과 간은 같은 환경에서 자란다.

14 —
류머티즘과 간경변 이겨낸 여인

환경운동가이자 만화가인 신 화백은 간경변에 흑달이 겹쳐 사경을 헤매다가 강원도에서 나와 함께 생활하면서 건강을 되찾았다. 그 뒤 강화도로 옮겨 살고 있었는데, 오랜만에 만난 그는 조용히 병실에 누워 있었다. 체중이 40kg도 되지 않고 수염이 덥수룩하게 난 게 꼭 100세 된 인도의 요기 같았다.

3년 전, 그는 아이를 낳으려고 묶었던 정관을 복원시켰다. 그런데 전신암에 걸려 수술하고 항암치료, 방사선치료를 받는 바람에 아이 낳을 계획은 물거품이 되었다. 설상가상으로 그해 여름에 말라리아에 걸렸다. 가뜩이나 간이 약한데 말라리아균이 간에 달라붙어 간 기능이 극도로 약해졌다. 말라리아에 걸리면 높은 열이 생기는데 고열이 암세포를 죽인다는 속설이 있으니 제발 그렇게 됐으면 좋겠다고 부인이 말했다. 나는 엽서에 시인 한하운의 투병기를 적으면서 그가 마음속으로 걸으면서 호흡하기를 바랐다.

"출장식 호흡 이야기를 듣고 따라 한 어느 맹인 목사도 다 죽어가다가 일어났대. 신 화백도 할 수 있어."

출장식 호흡의 원조인 만트라

힌두교나 불교가 등장하기 전, 고대 인도에서는 현명한 스승들이 만트라mantra 수행을 하고 제자들에게 전수했는데 그 가운데 '함사' 명상 만트라가 으뜸이었다. 이 만트라는 시대를 넘어 고대 베다 정신의 전통이 되었다. 베다는 사람이 만든 경전 중 가장 오래된 것이다. 만트라는 수백 년간 입에서 입으로 전해졌다. 만트라는 불교 명상은 아니지만 붓다가 깨달음을 얻으려고 수행한 것 가운데 하나로 전통 있는 인도 요가에 속한다. 붓다는 이 만트라로 6년간 수행했다.

이 만트라의 핵심은 '코로 숨을 들이쉬고 코로 내쉬는' 것이다. 명상하는 동안 들이쉴 때는 '함' 소리를, 내쉴 때는 '사' 소리를 낸다. 즉 들숨에는 함, 날숨에는 사이다. 함사호흡 만트라는 출장식 호흡의 원조다. 현재 인도의 불교 신자는 5%니 불교 명상이라기보다는 힌두교 명상 또는 그냥 인도 명상이라고 하는 게 바른 말이다.

몇 년 전, 고흥에서 47세의 부인이 나를 찾아왔다. 그녀는 초등학교에 들어갈 때부터 빈혈이 심하고 두통이 끊이지 않았다고 했다. 14년 전에 B형간염 진단을 받고 그로부터 3년 뒤에는 간경변으로 혈소판이 부족하다는 의사 소견을 들었다. 잇몸에 항상 피가 고여 재생불량성 빈혈이라는 추가 진단을 받았고 류머티즘이 생겨 온몸이 아팠다. 특히 목, 허리, 어깨, 무릎, 손가락이 심하게 아프고 계단을 오르기도 어려웠다.

의사는 꼼짝 말고 집 안에 누워 오직 안정만을 취하라고 했다. 그녀는 누워 죽으나 움직이다 죽으나 죽기는 매한가지라 생각하고 열심히 탁구를 쳤다. 처음에는 5분 동안도 치기가 힘들었다. 조금만 움직여도 온몸이 깨질 듯이 아파 울면서 탁구를 쳤다. 그러나 아무리 아파도 류머티즘약이나 면역억제제, 진통제를 먹지 않았다. 일단 류머티즘 치료제는 간이 나쁜 사람에게 치명적이기 때문이다. 그녀의 언니는 류머티즘을 치료하느라 10여 년간 스테로이드 계통의 약과 면역억제제를 먹다가 암에 걸렸다. 면역이 약해져 암에 걸렸는데 암을 고치려면 면역을 높여야 하고 류머티즘을 고치려면 면역억제제를 써야 하기에 이러지도 저러지도 못하고 우왕좌왕하다가 죽었다.

석 달이 지나자 하루 세 시간 운동해도 견딜 만했고 통증도 줄어들었다. 6개월 후에는 계속해서 하루 다섯 시간 운동해도 통증이 없고 힘들지 않았다. 병원에 갔더니 류머티즘이 어디로 갔는지 알 수 없다는 진단이 나왔다. 죽을 것 같은 통증을 참을 수 없어 류머티즘 치료제를 썼다면 있을 수 없는 일이 생긴 것이다. 사람들은 기적이라고 했다. 6개월의 인내가 기적을 만든 것이다.

그러나 잇몸에서는 피가 여전히 나오고 비장은 부어 있고 간경변에 설사가 심하고 몸이 자주 부었다. 항상 배 속이 더부룩하고 소화가 되지 않았다. 나는 여인에게 『방약합편』에 있는 대화중음大和中飮을 처방했다. 이 처방은 식체食滯(소아가 젖이나 음식을 절제하지 않고 먹어 음식이 장기 위에 쌓여 생기는 병증), 적취積聚(배 속에 덩이가 생겨 아픈 병증)를 치료하는데 산사, 맥아 각 8그램, 진피, 후박, 택사 각 6그램, 지실 4그램, 공사인 2그램으로 되어 있다. 위가 차갑고 아파서 건강, 목향, 오약, 향부자를 추가하여 처방했다. 부종이 심할 때는 중간에 오령산을 썼다. 잇몸에 피가 심하게 날 때는 산사와 오미자와 매실을 진하게 달여 먹게 했다. 중국에서 만든 산사과자도 많이 먹도록 했다.

치약은 내가 천초(초피나무의 열매)로 만든 잇몸 치료용 치약을 썼다. 이 치약은 잇몸뿐만 아니라 입속 치료, 혓바닥이 아플 때도 도움이 되었다. 평소 잇몸과 이가 나빠 잘 씹어 먹지 못하던 부인은 이 치약을 사용한 지 두 달이 지나자 돼지갈비를 뜯어 먹을 수 있을 만큼 이가 튼튼해졌다. 『동의보감』에는 천초, 촉초, 산초의 구분이 애매하다. 이럴 경우에는 실제로 사람들이 사용하는 것을 표준으로 삼는다. 경상도 내륙 지방인 청도, 밀양, 함양 등지에서는 제피는 열매껍질을 쓰고 씨는 버리지만 산초는 껍질을 버리고 씨의 기름을 쓴다. 추어탕에는 제피 열매껍질을 뿌려 먹는다.

난치병인 류머티즘을 이겨낸 부인은 역시 난치병인 간경변을 2년 만에 물리쳤다. 난치병으로 오랫동안 고통받던 부인은 이제 만나는 사람마다 '세상에 난치병은 없다'는 믿음을 복음처럼 전하고 있다.

작
약
芍藥

Paeonia lactiflora
쌍떡잎식물 작약과 작약속의 여러해살이풀

한방에서는 뿌리를 약재로 사용한다. 약성은
차고, 맛은 시고 쓰다. 위장염과 위장의
경련성 통증을 가라앉히고, 소화장애로 복통,
설사가 있거나 가스가 찰 때도 효과가 있다.
만성간염에도 사용되고 간장 부위의 통증에도
긴요하게 쓰인다. 빈혈로 인한 팔과 다리의
근육 경련, 특히 배복근 경련을 가라앉히는
효과가 있다. 한방에서 많이 쓰이는 약에
속하며 민간에서는 빈혈에 사용한다. 산후에
발열이 심할 때에는 복용을 삼간다.

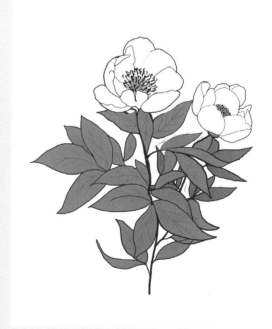

2장

신장질환

1 —
말기 신장병 여인의 인생 역전

산삼을 먹고 기사회생하는 사람이 있는가 하면 중풍으로 쓰러지는 사람도 있다. 왜 그럴까. 인간의 건강은 정신력과 체력, 살아온 환경 따위로 결정되는데 이 세 가지의 복합체가 바로 면역력이기 때문이다. 신장투석을 하며 집에서 쉴 바에는 먹고살기 위해 차라리 일하다 죽겠다면서 조금만 더 일할 수 있도록 도와달라고 찾아온 여인이 있었다.

고달프게 살아온 도장공 여인

여인은 어렸을 때부터 나무에 잘 올라가 '날다람쥐'라고 불렸다. 얼굴도 예쁘고 달리기도 잘할뿐더러 공부도 늘 일등인 그녀에게 이웃 사람들은 큰 부자가 될 상이라고 했다.

그런 그녀도 타고나지 못한 복이 하나 있었다. 산동네의 지하 단칸방에서 식구 여섯 명이 살아야 할 정도로 집이 찢어지게 가난했던 것이다. 큰 부자하고는 거리가 멀어도 너무 멀었다.

더구나 아버지는 매일 술만 마셔댔다. 만주에서 독립운동을 하던 부친은 천국보다 조국을 더 사랑한 사람이었다. 조국이 지옥에 있다면 지옥으로 갈 위인이었다. 그러나 해방이 되고 조국에 돌아왔다는 기쁨은 백일몽으로 끝났다. 다시 친일 세력이 활개를 치고 독립운동가들은 다 찬밥 신세가 되고 말았다. 결국 부친은 화병이 나서 매일 술만 마셨고, 어머니는 만성 신부전증으로 일어나 있는 시간보다 누워 있는 시간이 더 많았다.

맏딸인 그녀는 집안을 보살펴야만 했다. 학교에서는 수석 졸업자인 그녀에게 의과대학에 진학하라고 했지만 그녀는 간호전문대학에 지망하여 수석으로 합격했다. 한시름 놓았다. 수석 합격자에겐 장학금이 나오므로 등록금 걱정을 하지 않아도 되기 때문이다. 하지만 기쁨도 잠깐이었다. 신체검사에서 색맹 진단을 받은 데다가 데다가 심한 혈뇨, 단백뇨가 검출되어 최종적으로 불합격 판정을 받은 것이다.

간호사가 되려던 꿈이 허무하게 날아가자, 그녀는 페인트를 칠하는 도장 일을 시작했다. 찰고무처럼 단단한 체력을 가진 그녀에게 도장 일은 적성에 맞았다. 수입도 다른 직장보다 월등히 많았다. 당시에는 젊은 처녀가 도장 일을 하는 경우가 거의 없었다. 고층 건물의 페인트 작업까지 하자 더 많은 소득이 생겼다. 덕분에 동생 셋을 모두 대학까지 보낼 수 있었다.

알코올에 절어 살아가는 아버지를 보고 자란 그녀는 술을 못하는 남자와 결혼하는 게 꿈이었다. 다리가 하나건 눈이 하나건 관계없었다. 키가 작건, 못생겼건, 학력이 있거나 말거나 개의치 않았다. 오직 술을 마시지 않고 열심히 사는 남자를 원했다.

쉬는 날이면 늘 북한산 인수봉에 올라갔다. 유일한 취미 생활이었다. 아무리 속상하고 어려움이 닥쳐도 인수봉에 오르면 무념무상의 상태가 되고 모든 불행이 사라지는 해탈의 기쁨이 있었다. 그녀가 스스로에게 물었다.

'왜 사냐고?'

그러고는 스스로 답했다.

'가족을 먹여 살리고 인수봉에 오르는 재미로 산다.'

그녀는 다람쥐처럼 암벽등반을 잘했다.

인수봉에 오를 때마다 한 남자를 만났다. 두 사람은 서로 호감을 느꼈고 그녀가 임신하자 남자가 청혼했다. 그러나 시부모는 결혼식장에 오지 않았다. 며느리의 집안과 학력이 법조인이 수두룩한 자기 집안과 전혀 어울리지 않는다고 여긴 것이다. 독립운동에 많은 재산을 쏟아부은 친정과, 일제치하에서 앞잡이 노릇을 하며 살던 시댁이 어느덧 천민과 귀족계급으로 나뉜 셈이다. 사정을 모르는 주위에서는 그녀를 부러워했다. 킹카를 잡았다고 했다.

명문고와 일류 대학을 나온 남편은 판사인 부친의 뜻에 따라 사법고시에 매달렸다. 그러나 늘 1차만 합격하고 그 이상을 나가지 못했다. 몇 년을 계속하다가 지쳐 시험을 포기하자, 시아버지는 아들을 게으르고 무능한 인간으로 여겨 내왕을 끊었다.

사법시험 합격 외에는 세상에 할 일이 없다고 여기던 남편은 그때부터 세상의 부조리를 원망하고 술만 마셨다. 결국 그녀는 알코올중독자 남편을 만난 셈이었다. 아버지가 알코올중독이라 모진 고생을 했는데 또다시 최악의 카드를 잡은 것이다.

어느 날, 이틀 동안 48시간을 쉬지 않고 일하고 나서 다음 날 출근하려고 하는데 도저히 몸을 일으킬 수 없었다. 전에는 아무리 피곤해도 아침 6시면 일어났는데 이날만큼은 뜻대로 되지 않았다.

계속 잤다. 24시간을 계속 자는데도 몸이 무거워 일터에 나갈 수 없었다. 평생 처음 겪은 일이었다. 병원을 찾았다. 진찰을 마친 의사가 놀란 목소리로 말했다.

"수십 년간 환자를 봤지만 이렇게 신장이 약한 사람은 처음 봅니다. 무리하다가 신장이 더 나빠지면 신장투석을 해야 합니다."

의사는 단백뇨, 혈뇨, 부종 따위의 신장병 환자에게 있는 증세가 골고루 있다고 했다. 입원 치료를 권해 며칠간 입원해 있다가 많은 약을 처방받고 퇴원했다.

집에 돌아와서도 엄청나게 피곤한 건 마찬가지였다. 수십 년 만에 처음으로 낮에 몸을 눕혔다. 눈꺼풀을 뜨기도 힘들 정도로 피곤했다. 그러나 집에서 요양하라는 의사의 지시를 따를 여유가 없었다. 다시 도장 일을 했다. 집 안에 누워 굶어 죽으나 일하다 죽으나 죽기는 마찬가지였다. 오히려 일하다 죽으면 산재보험을 더 받을 수 있으니 그편이 차라리 낫다고 생각했다.

사법고시를 포기한 남편은 정치판만 기웃거릴 뿐 아내가 죽을병에 걸렸는지 아무런 관심도 없었다. 나라 걱정은 태산같이 하지만 집안 걱정, 자식 걱정, 아내 걱정은 조금도 하지 않았다. 오직 자기 몸만 무섭게 챙겼다.

그녀는 병원에서 처방해준 약을 먹으면서 도장 일을 계속했다. 의사에게는 집에서 편히 쉬고 있다고 했다. 귀공자풍의 의사, 온실에서 곱게 자란 의사에게 아무리 죽을병에 걸렸어도 일을 해야만 하는 세상이 지구상에 있다는 현실을 설명하는 것은 쇠귀에 경전을 들려주는 것보다 더 어렵다.

병원에 다닌 지 2년이 지났으나 병세는 더욱 나빠졌다. 의사는 신장투석을 강하게 권했지만 그녀는 신장투석을 죽음과 같다고 생각했다. 신장투석을 하면 일을 할 수 없고, 일을 못하면 굶어 죽어야 한다. 평생 돈벌이를 못한 남편이 새삼스럽게 돈을 벌 리는 없다. 돈벌이는 스트레스다. 굽실거리며 참아가면서 애쓰는 게 돈벌이다. 거지 3년, 국회의원 3년이면 다른 일은 할 수 없다고 하는데, 정치판 20년, 알코올중독 20년이 경력의 전부인 남편이 돈벌이를 할 리 만무했다.

온실형 인간이 아니었기에

나를 찾아온 그녀는 지난날의 기구한 삶을 말하면서도 전혀 눈물을 보이지 않았다. 그만큼 절실하다는 의미였다. 조금만 더 일할 수 있도록 도와달라는 말에는 비장함마저 느껴졌다.

나는 육미지황탕六味地黃湯에 산사, 작약, 구기자를 넣어 진하게 달여주었다. 『동의보감』에 있는 대표적인 신장 약인 육미지황탕은 숙지황을 주약으로 산약, 산수유, 택사, 백복령, 목단피 등으로 구성된다.

하지만 신장이 약한 그녀에게는 걸쭉한 약재인 숙지황이 독약이나 다름없기에 숙지황을 빼고 처방했다. 그녀는 소음 체질이라 숙지황이 해로웠다.

보름쯤 지나자, 혈뇨, 단백뇨가 나오지 않았다. 부종도 거의 빠졌다. 검은 얼굴에 생기가 피어났다. 이 허브에 연자육, 건강乾薑(생강의 뿌리줄기를 말린 것), 육계, 오수유, 구맥, 백모근 등을 추가했다. 신장은 혈액 덩어리다. 뭉친 혈액을 풀어내는 데는 이뇨제, 파혈제를 써야 하는데 이 허브들은 다 이뇨제, 파혈제다.

점점 체력을 회복하면서 기운을 차리자, 그녀는 도장 일을 계속했다. 내가 처방해준 약을 먹을 때마다 무릎을 꿇고 큰절을 올리고 마셨다. 그러면서 큰 소리로 '이 약물은 내 목숨을 살리는 생명수다. 이것을 마시면 반드시 내 몸은 건강해진다'고 다짐했다. 그녀에게 약은 하느님이고 예수이고 석가모니였다.

기구한 인생을 겪은 사람은 대개 무신론자가 되거나 열렬한 종교인이 된다. 여고 시절, 로맨스 소설보다 철학책에 심취했던 그녀는 무신론도 종교인도 아닌 범신론을 추종했다. 자연이 신이고 신이 자연이라고 믿었다. 한마디로 신은 그녀에게 날다람쥐처럼 암벽을 타고 빌딩에 오르는 강철 체력을 주었고 알코올중독의 아버지와 남편도 주었다. 악질 시부모도 신이 준 것이고 예쁜 자식들도 신이 준 것이었다. 모두 신이 만든 것이었다.

그녀는 즐겁게 세상일을 받아들이고 즐겁게 일했다. 고층 건물에 매달려 일할 때면 에베레스트를 등반하는 기분으로 일했다. 천국에 소풍을 가는 것처럼 일터로 갔다.

2년쯤 지나자 신장 기능이 많이 좋아졌다. 검사 결과, 혈뇨, 단백뇨가 없었다. 부종도 생기지 않았다. 혈색도 좋아지고 피로감도 없었다. 이제는 저염식, 저당식 위주로 식이요법만 잘해도 충분했다.

그녀는 나를 찾아와서 히말라야로 떠난다고 했다. 에베레스트, K2, 칸첸중가, 로체 등 8,000m가 넘는 14좌를 찾아가기로 했다는 것이다. 1차 목표는 14좌의 베이스캠프 방문이라고 했다. 이들 14좌의 정상을 밟는 것은 하늘이 도와야 하지만 베이스캠프까지는 누구나 갈 수 있다. 80대 노인들도 가는 곳이다. 설악산을 오를 수 있는 체력이면 충분하다.

그녀는 또 가수 배호도 나를 만났으면 살았을지 모른다면서 안타깝다고 했다. 배호가 죽은 해가 1971년이었다. 그 후에도 신장병 치료법은 별로 발전하지 못했다. 신장투석을 하거나 신장이식을 할 뿐이다.

　신장투석을 하고 신장이식을 해야 할 그녀를 살린 것은 백복령, 산사, 작약, 구기자였다. 그러나 다른 사람들, 특히 온실형 인간이라면 그녀와 같은 처방으로는 신장병을 고칠수 없다. 서두에서 언급했듯이 면역력은 정신력과 체력, 환경의 복합체이기 때문이다.

2 —
불치병은 치료 아닌 조절해야 하는 병

병자성사 받은 만성 신부전증 환자

방태산 한약방 시절, 어느 날 정 씨 성을 가진 50대 남자가 찾아왔다. 만성 신부전증을 앓고 있는데 언제 죽을지 몰라 병자성사病者聖事까지 받았다면서 자신에게 병자성사를 해준 신부의 권유로 찾아온 것이라 했다. 증상이 아주 심해서 병원 약으로도 혈뇨가 잡히지 않았고 이뇨제도 별로 도움이 되지 않아서 얼굴이 푸석푸석했다.

개인 사업을 하는 그는 대대로 가톨릭을 믿어온 집안의 장남이었다. 어릴 적부터 신부가 되기를 소망했으나 대학 진학을 앞두고 집안 생계를 책임져야 할 상황이 되어 포기하고 말았다. 다행히 신앙심이 깊은 아내를 만나 함께 성당에 다니면서 봉사활동을 열심히 하면서 참된 신앙인으로 살려고 애썼는데 이런 혹독한 시련을 겪게 되었다면서 흐느껴 울었다. 그가 말해준 경과를 요약하면 다음과 같다.

어느 날 몸이 부어 병원에 갔더니 의사는 신장이 약하다고 했다. 병원에서 지어준 약을 열흘간 먹자 부종이 없어졌다. 그 후 여러 차례 부종이 생겼지만 그때마다 약을 먹으면 쉽게 없어졌다. 50세가 되던 해, 소변에서 피가 나오면서 기운이 없고 전신이 부어올랐다. 병원에서는 만성 신부전증 말기라고 진단했다. 한 달간 입원 치료를 받은 후 퇴원하여 의사의 지시대로 약을 먹고 식이요법을 했다. 그러나 별로 좋아지지 않았다. 의사인 조카는 만성 신부전증은 고친다기보다 악화되는 속도를 늦추는 게 치료의 목표라고 했다. 신장 기능이 15~10% 이하로 떨어지면 신장이식이나 신장투석 등 대체요법을 강구

할 수밖에 없다고 했다. 신부전증은 간경변처럼 아직까지 현대의학이 속수무책인 불치병이다.

신앙심이 깊은 그는 언제 죽을지 모르므로 일단 병자성사를 받기로 했다. '병자성사'란 죽음이 임박한 사람이 받는 가톨릭 의식으로 예전에는 죽기 전에 한 번 받을 수 있다는 뜻에서 '종부성사'라고 불렀다. 의식이 끝나고 모인 가족들이 이런저런 이야기를 나누던 끝에 신장이식을 시도해보기로 의견을 모았다. 그리고 신장은 정 씨의 부인과 막내동생이 제공하기로 했다. 며칠 후 두 사람이 병원에 가서 이식에 적합한지를 알아봤는데 부인의 신장이 적합하다는 판정이 나왔다. 부인은 자기 신장을 남편에게 줄 수 있음을 하느님에게 감사드리고 수술 날짜를 잡았다.

그런데 수술 날짜가 임박하자 부인의 친정에서 수술을 반대했다. 특히 내과 의사인 부인의 오빠가 극구 반대했다. 그는 수술이 100% 성공한다는 보장도 없을뿐더러 설사 성공한다 해도 후유증이 심하다는 점을 우려했다. 그러면서 현재 정 씨의 신장 상태로도 여러 해를 살 수 있는데 굳이 위험을 무릅쓰고 수술할 필요가 있느냐고 했다. 만일 잘못되어 죽기라도 하고 부인 또한 중병에 걸리면 아직 어린 세 자녀는 누가 책임을 질 것이냐고 했다.

결국 신장이식은 없었던 일로 결론이 났다. 그러자 언젠가 휴가차 나한테 놀러 왔다가 만성 신부전증을 고친 청년의 이야기를 들은 신부가 정 씨에게 나한테 치료를 받아보는 게 어떠냐고 권했다는 것이다.

약수의 진짜 효험

나는 정 씨를 파르메기에 있는 김용수의 집에 머물게 했다. 파르메기란 '파리의 머리[蠅頁]'란 뜻의 지명이다. 미산의 종점 다리에서 개인산으로 올라가는 첫 번째 고개 너머에 있다. 예전에는 이 고갯길이 워낙 험하고 좁아서 미산 사람들은 송아지를 안고 고개를 넘었다. 김용수의 집 옆에는 윤 씨의 민박집이 있다. 윤 씨는 신장병으로 고생하던 외아들 때문에 1980년대 초 부산에서 이곳을 찾았다가 아예 눌러살고 있는 사람이다. 유 신부가 만성 신부전증을 고쳤다고 들은 청년이 바로 윤 씨의 아들이다.

윤 씨의 아들이 이곳에 처음 왔을 때는 체중이 무려 110kg이었다. 키와 나이(20세)를 고려하면 70kg이 적정치이지만 만성 신부전증으로 크게 늘어난 것이다. 그가 걸어 다니면 마치 일본의 스모 선수가 느릿느릿 걷는 것 같았다.

윤 씨는 아들이 만성 신부전증에 걸렸다는 판정을 받자 용하다는 의사와 몸에 좋다는 약을 백방으로 찾아다녔다. 지금은 의술이 발달하고 장기이식에 대한 이해가 높아져 신장이식 수술을 많이 하지만 그때만 해도 '장기이식'이란 무척 낯선 단어였다. 더욱이 부산 지역에서는 엄두를 내지 못했다.

아들의 부종은 양약이든 한약이든 어떤 이뇨제를 써도 가라앉지 않았다. 처음엔 이뇨제를 썼더니 부기가 금방 가라앉았지만 반복 사용하다 보니 효과가 없었다. 당연한 일이었다. 부종은 신장과 밀접하게 관련되어 있고 신장의 기능이 되살아나야 가라앉는 법이다. 이뇨제는 오히려 신장 기능에 나쁜 영향을 끼친다.

어느 날 윤 씨는 군대 생활을 할 때 아들이 앓고 있는 것과 같은 신장병을 인제군 현리에 있는 방동약수의 물을 먹고 고쳤다는 소문을 들은 기억이 희미하게 떠올랐다. 즉시 아들과 함께 부산을 떠나 인제로 왔다. 인제에서 택시를 타고 가던 중 개인산 약수가 더 효험이 있다는 운전기사의 말에 행선지를 개인산 약수로 바꿨다. 미산에 도착한 윤 씨 부자는 머물 곳을 수소문했다. 그때 만난 김종수의 부친이 자기 집 옆에 비어 있던 두 칸짜리 집을 내줬는데 현재 사는 집이 바로 그 집이다.

윤 씨는 잘 걷지 못하는 아들을 대신하여 매일 개인산 약수터를 오르내렸다. 약수터는 집에서 7km나 떨어진 곳일뿐더러 오르는 길 또한 자갈밭에 험한 비탈길이어서 산행하기 힘들었다. 그래도 그는 반송장으로 업혀 왔던 사람이 약수를 마시고 씩씩하게 걸어 나갔다는 마을 사람들의 말에 용기를 내서 매일 새벽마다 약수를 길어 왔다. 그리고 약수로 아들의 밥을 손수 지었다. 보름쯤 지나자 아들의 부기가 조금씩 빠지기 시작했다. 체중 역시 1~2kg 줄어들었다.

윤 씨 부자는 희망을 품었다. 혹 이곳에서 잘못되기라도 하면 개인산에 아들을 묻을 각오까지 했던 윤 씨였다. 그런데 효험이 나타나니 이젠 아들을 살릴 수 있다는 자신감이 들었다.

한 달 동안 아들은 체중이 5kg이 줄었다. 이때부터 윤 씨는 아들과 함께 약수터를 다니기 시작했다. 아들의 몸이 아직 뚱뚱한 상태임을 고려하여 거북이걸음으로 천천히 걸었다. 아침 7시경 집을 나서서 약수터에 도착하면 11시쯤 되었다. 약수로 밥을 지어 먹고 잠시 쉬다가 오후 1시경 내려오기 시작하면 5시쯤 집에 닿았다.

석 달이 지나자 아들의 체중이 100kg 이하로 내려가고 약수터까지의 왕복 시간은 처음의 절반으로 줄었다. 그리고 반년이 지나자 체중이 80kg으로 줄면서, 이젠 약수터를 지나 해발 1,400m가 넘는 방태산의 주능선까지 올라갔다가 배다른석, 깃대봉을 거쳐 하늬등계곡으로 내려올 수 있었다.

물론 건강한 사람도 오르기 힘든 코스이기에 집에 도착할 때쯤이면 완전히 녹초가 되었다. 다음 날 자리에서 일어나려면 온몸이 축 늘어지고 다리가 뻐근했다. 그래도 두 사람은 '죽어도 산속을 걷다가 죽겠다'는 독한 마음으로 아침마다 산행에 나섰다. 놀랍게도 그렇게 힘들던 몸이 일단 산행을 시작하여 30분쯤 걸으면 가벼워졌다.

일 년 후 아들은 키 170cm, 체중 65kg의 건강한 청년이 되었다. 건강을 되찾은 아들은 고향 근처 회사에 취직하러 떠났지만 윤 씨는 그냥 눌러앉아 살았다. 그의 새 직업은 방태산 약초꾼이었다.

나는 정 씨에게 이 이야기를 해주면서 윤 씨 부자가 한 대로 천천히 걸으면서 약수터를 오르내리도록 했다. 적어도 하루 두 시간은 걷되, 호흡하는 데 부담을 주지 않을 정도의 걸음걸이로 걷도록 했다. 윤 씨 아들이 병을 고친 것은 약수의 효험도 있겠지만 무엇보다 걸으면서 몸의 기운을 순환시킨 결과라는 점을 상기시켰다.

사람이 건강을 유지하려면 기본적으로 몸의 기운이 제대로 순환되어 각종 장기들이 제대로 작동해야 한다. 기운 순환에 장애가 생겨 장기들이 제 역할을 못하면 체내에 불순물이 누적되고, 이 불순물에서 발생하는 독소들이 인체의 여기저기를 공격하여 각종 문제를 일으킨다. 따라서 체내 독소를 신속하고 효과적으로 배출하려면 근본적으로 몸의 기운을 순환시켜야 한다. 현대의학처럼 근본 원인에 대처하지 않고 대중요법에만 치중하다 보면 병이 일시적으로 나아지는 것 같지만 다시 재발하는 악순환을 반복하면서 질병은 더욱 악화되어 결국에는 돌이킬 수 없는 지경에 이르게 된다.

몸의 기운 순환이 잘되지 않을 때에는 물리적으로라도 시켜야 한다. 누워 있어서는 기운 순환이 되지 않는다. 몸을 움직여야 한다. 신진대사 기능이 건강한 사람에 비해 현저히 떨어지는 중환자가 몸을 움직이는 가장 효과적인 방법은 걷는 것이다.

나는 정 씨에게 『동의보화』에 있는 오령산을 처방해주면서 이 또한 이뇨 효과를 위한 임시방편일 뿐 원인을 치료하는 것은 아니라는 점을 분명히 했다. 오령산의 처방은 택사 2.5돈, 적복령·백출·저령 각 1.5돈, 육계 5푼, 생강 2쪽, 대추 2톨이지만 혈뇨가 심한 점을 고려하여 산사山査를 추가했다. 산사는 소화를 촉진하고 장 기능을 좋게 할뿐더러 이뇨 작용이 뛰어나 신장 기능이 떨어지는 사람의 혈뇨를 잡는 데 효과가 크다. 신장병 환자들의 눈에 보이는 혈뇨뿐만 아니라 눈에 보이지 않는 현미경적 혈뇨에도 잘 듣는다. 마침 한약방 옆 인제경찰서 상남지서 구내에는 오래된 산사나무가 있고 빨간 열매가 주렁주렁 달려 있어 보기에도 장관이었다. 정 씨는 이 열매를 따다가 내가 지어준 약에 넣어 달였다.

정 씨는 약수터를 오르내리면서 틈틈이 마을 사람들을 따라 산에 가서 토끼도 잡고 내린천 계곡의 얼음을 깨고 물고기도 잡았다. 그런 가운데 차츰 자신의 건강에 자신감을 품기 시작했다. 또 어떻게 병을 대처해야 하는지를 깨달았다.

불치병은 치료하는 병이 아니라 조절해야 하는 병이다. 간경변, 신부전증, 암 등의 난치병은 겨울 숲과 같다. 언제 어느 때 자그마한 불씨가 생기면 몽땅 타버릴지 모르는 겨울 숲처럼, 불치병에 걸린 인체는 작은 실수에도 망가진다. 한 번의 과식, 한 번의 스트레스, 한 번의 과로로 몸이 부서진다.

그래서 불치병 환자는 조그마한 불씨라도 생기지 않도록 늘 조심해야 한다. 봄이 되고 여름이 되면 숲이 우거지면서 웬만한 불씨에도 끄떡없는 건강한 숲이 되는 것처럼 중환자 역시 서두르거나 절망하지 말고 여름이 올 때까지 조심하면서 몸 상태를 잘 조절해야 한다. 그 기간은 계절의 변화처럼 반년 정도가 걸린다.

누구든지 몸이 아프면 통증이 생기고 마음이 아프면 짜증이 난다. 통증과 짜증은 몸과 마음에 기운이 막혀 생기는 현상이다. 사람마다 이 현상에 나름대로 대처하며 조절해야 한다. 이 조절 능력이 생겨야만 난치병, 불치병을 극복할 수 있다. 조심과 인내야말로 불치병 치료의 기본이다.

3 —
신장투석을 막아낸 비방

신장투석 없이 살고 싶다

하루는 50대처럼 보이는 35세의 여인이 찾아왔다. 새벽에 거제도에서 출발했다면서 여러 시간을 차에 시달린 탓인지 거의 초주검이 된 모습이었다. 중국 지린성에서 태어나 열아홉 살 때 거제도로 시집온 조선족 여인이었다.

그녀는 남편과 세 자녀를 둔 전업주부였다. 10년 전에 둘째 딸을 낳고 나서 콩팥이 나빠지기 시작했는데 언젠가부터 소변을 볼 때마다 거품이 생기기 시작했다. 전에는 잠들면 옆에서 굿을 해도, 누가 업어 가도 모를 정도로 깊은 잠에 빠졌는데 소변에 거품이 생기면서부터는 자다가도 통증으로 네댓 차례 잠을 깨곤 했다. 허리가 끊어지게 찌르듯 아파서 한참을 괴로워하다가 잠들곤 했다.

주위 사람들은 디스크에 걸린 것이라고 했다. 그래도 꾹 참고 견디다가 5년 전에 셋째 아이를 출산하면서 만성 신부전증 진단을 받았다. 의사는 4단계까지 왔으니 투석을 준비하라면서 어쩌면 투석을 하다가 신장이식을 해야 할지도 모른다고 했다.

신장 기능이 5기로 들어서면 치료 방법은 이식과 투석 두 가지뿐이다. 미국 의학계의 통계에 따르면, 신장투석을 하면 80%가 1년 이상, 64%가 2년 이상, 33%가 5년을, 10%의 환자가 10년 이상을 산다.

하늘이 캄캄했다. 남편과 세 아이가 있는데 투석, 그다음엔 이식이라니……. 죽음이 커다랗게 입을 벌리고 자신이 다가오기를 기다리고 있는 모습이 자꾸만 머릿속에서 어른거렸다.

담당 의사는 무리한 운동을 피하고 적당히 움직이라고 했다. 또 한약은 절대 먹지 말고 처방해준 식이요법을 철저히 지키라고 당부했다. 현재 상태를 유지하다가 나빠지면 투석을 해야 한다는 것이었다. 이들 말대로라면 먹을 음식은 거의 없고 얼마 후엔 투석을 해야만 했다. 먹어야 살고 맛있게 먹어야 사는 맛이 있는데 제대로 먹을 게 없으니 굶어 죽을 판이었다. 위로는커녕 절망적인 말만 던지는 의료진이 엄청 미웠다.

우울증이 심하게 왔다. 절망 속에서 다가올 죽음을 두려워하고 잔뜩 겁을 먹고 있었으니 당연한 결과였다. 하루에도 수십 번, 수백 번 죽음을 생각했다. 남편에게 엄청나게 신경질을 부리고 자식들에겐 짜증 나게 한다면서 손찌검을 밥 먹듯 했다. 매일 누워 잠만 잤다. 눈 뜨면 멍한 채 TV만 봤다. 한마디로 죽을 짓만 골라 하고, 죽을 날만 기다리는 증오심 가득 찬 사형수처럼 생각하고 행동했다.

작약과 산사의 효능

어느 날, TV를 보다가 우연히 시조시인 박권숙의 이야기를 들었다. 고등학교 국어 교사였던 박 시인은 만성 신부전증 진단을 받고 부친에게 신장이식을 받았지만 거부반응이 오면서 기약 없는 혈액투석의 길로 들어섰다. 그러다가 동생에게 다시 신장을 이식받았고, 그 뒤에도 이식 합병증 때문에 투병 생활을 계속했다. 박 시인은 죽음의 공포에 분노하면서 무생물처럼 누워 있다가 '시조는 선택의 여지가 없는 단 하나의 길'이라면서 벌떡 일어났다고 했다.

나를 찾아온 여인은 '불행은 나의 재산'이라면서 병고를 창작의 원동력으로 삼은 박권숙 시인의 이야기에 감동을 받았다고 했다. 그러면서 자신의 모습을 돌아보니 살려고 기를 쓰지 않고 죽으려고 발버둥 치는 어리석은 모습을 발견했다는 것이다.

'내가 어느 틈에 이런 바보가 됐을까. 중국에서 모진 고생을 하고 시집와서도 정말 수

많은 어려움을 이겨냈는데……. 이제 겨우 살 만해졌는데 투석을 해야 한다는 말에 죽으려고 기를 쓰다니……. 이제부터라도 죽을 각오로 몸을 움직여 건강을 되찾자. 건강하게 살면서 애들을 키워야지.'

나는 그녀에게 걷기와 식이요법, 허브 처방을 해주었다.

우선 그녀는 시간 나는 대로 평지 길, 산길을 닥치는 대로 걸었다. 걸을 때마다 두 걸음을 들이쉬고 세 걸음을 내쉬는 출장식 호흡을 하면서 '이 한 걸음, 한 걸음이 나를 살린다' '긍정적인 생각이 나를 살린다'는 말을 주문처럼 중얼거렸다. 평소에는 산길을 조금만 걸어도 힘들었는데 죽을 각오로 걷자 오히려 기운이 났다. 작약, 황기, 산사를 진하게 달여 먹자 일주일도 안 돼 하혈이 멎었다. 그녀의 고향 길림성에는 수십만 평 규모의 산사 농장이 널려 있다. 그들은 이 산사로 과자를 만들어 먹거나 잼을 만든다. '그 흔한 산사가 하혈에 특효약이라니…….'

산사는 장미과에 속하는 찔광이나무의 열매로 '아가위'라고도 부른다. 중국 명나라 때 이시진이 펴낸『본초강목』에는 소화제, 특히 고기를 먹고 체한 데 잘 듣는 약재라고 했다.

산사는 엄청나게 신맛이 난다. 이 신맛을 내는 성분이 단백질과 결합해 피막을 형성하는 수렴收斂 작용을 해서 하혈을 잡는다. 작약, 황기와 같이 쓰면 주마가편走馬加鞭이다. 작약, 황기, 산사는 전립선 이상으로 소변에 피가 섞여 나오는 남자들에게도 큰 도움이 된다. 수술을 받아야 할 만큼 전립선이 좋지 않은 남자도 이 처방만으로 사내구실을 할 수 있다.

혈소판이 부족한 사람도 작약에 아가위를 적절히 배합해 사용하면 그 수치가 많이 호전된다. 신장병 환자의 혈뇨, 단백뇨, 결핵 환자의 혈담도 치료하기 어려운 병이지만 작약과 아가위를 쓰면 쉽사리 치료할 수 있다.

혈액과 관련된 증상에는 작약이 황제나 다름없다. 작약 중에서도 약효가 가장 으뜸인 게 강작약이다. 강작약이란 강원도 산에서 자라는 자연생 작약, 즉 산작약을 가리키는 말로 일반 작약과 약효를 비교할 때 거의 천종산삼과 장뇌의 차이다.

작약은 함박꽃이라고도 하는데 그 뿌리를 약용으로 쓴다. 『약성가』에는 "복통과 이질을 멈추게 하고 수렴 작용과 보익에 좋다. 다만 약성이 차가워 속이 냉한 사람은 조심해서 써야 한다"고 되어 있다.

질병 치료에서 중요한 것은 나 자신

현대의학은 항생제의 발견으로 발전한 의학이다. 항생제는 종군 의사였던 알렉산더 플레밍Alexander Fleming이 제1차 세계대전 말기에 발견했다. 플레밍은 상처를 입은 군인들에게 소독약을 발랐는데 소독약이 오히려 상처를 더 악화시켰다. 어찌해서 이런 일이 생길까. 소독약은 세균과 세균을 잡아먹는 면역세포를 같이 죽인다. 살아남은 세균이 상처에서 빠르게 번식하자 상처는 더 빨리 썩어버렸다. 그냥 놔두면 인체의 면역세포가 활동해 세균을 이길 텐데⋯⋯.

플레밍이 발견한 항생제는 푸른곰팡이였다. 이 보잘것없는 푸른곰팡이가 제2차 세계대전 때 수많은 부상병을 살렸다. 이후 세균성 질병에 걸린 많은 사람이 목숨을 건질 수 있었고, 그 덕분에 항생제는 만병통치약이 되고 제약계의 지존이 되었다.

지구상에서 질병이 사라지는 듯했다. 그러나 큰 영광에는 언제나 큰 그늘이 뒤따른다. 항생제는 남용이라는 어둠을 만들었다. 항생제의 과다 사용은 설사, 알레르기, 발진, 질염, 질의 진균 감염, 하혈을 일으킨다. 심지어 치명적인 알레르기 반응이나 간질환, 심각한 피부 반응 따위의 부작용도 생긴다.

전 세계가 항생제 남용으로 항생제가 소용없는 내균성 출혈이라는 대재앙을 맞았다. 위축성 위염, 궤양성 대장염, 혈뇨, 단백뇨 등은 이제 항생제로 낫지 않는 재앙성 질환이 되었다. 위축성 위염은 위암으로, 궤양성 대장염은 대장암으로, 신장성 하혈은 투석과 신장이식으로 이어진다. 항생제 남용으로 생긴 병이 현대의학의 사각지대가 된 것이다.

어쨌든 현대의학이 해결하지 못하던 여인의 하혈을 작약과 황기, 산사가 치료했다.

그녀는 하혈이 멈추고 출장식 호흡, 걷기, 식이요법을 한 지 두 달도 안 돼 변비, 두통, 소화불량이 사라졌다. 몇 년 전 B형간염 진단을 받은 후부터 옆구리가 약간 묵직하거나 아팠고 수시로 오른쪽 갈비뼈가 바늘로 콕콕 쑤시는 느낌이 있었는데 이런 증세도 같이 없어졌다. 작약, 황기, 산사가 간과 신장에 도움이 된 것이다.

그녀는 나의 처방대로 하면서 매달 병원에 갔다.

"전달엔 콩팥 수치가 4.9였는데 이번엔 4.6으로 좀 내려갔어요. 그리고 전달까지 있던 단백뇨도 이젠 없어요."

절망스러운 말만 듣다가 즐거운 소식을 듣게 되니 매달 병원에 가는 날이 소풍 가는 날처럼 가슴이 설레었다. 그녀는 간혹 몸이 붓거나 눈덩이가 부어도 개의치 않았다. 이제는 병에 신경 쓰거나 속을 끓이지도 않았다. 건강할 때처럼 생각하고, 건강할 때처럼 움직이고 살아가기로 했다. 건강해지고 불치병을 고치는 비방을 알았으니 전혀 두려움이 없었다.

병을 치료하는 데 가장 중요한 것은 나 자신이고 나의 마음이다. 욕심, 질투, 시기, 미움 등을 위파사나 호흡과 걷기를 통해 줄이고 하늘이 준 사랑하는 남편, 소중한 아이들과 기쁘게 산다면 병은 자연히 물러간다. 전에는 날마다 병을 고쳐달라고 하느님에게 울면서 기도했다. 그러나 기도에만 매달려 울부짖는 것은 올바른 태도가 아니다.

여인은 따뜻한 마음가짐, 이웃을 배려하는 마음씨와 행동이 더 중요하다는 것을 깨달았다.

처음 병원에 갔을 때 만성 신부전증약, 혈압약, 고칼륨 혈증억제제, 탄산칼륨약, 악성빈혈제 등을 처방해주었다. 과연 이 많은 약을 다 먹어야 하는가. 아니면 약을 다 끊고 동종요법인 대체의학과 운동만 할 것인가. 그녀는 고민하지 않았다. 병원 약과 허브를 같이 이용했다. 그 덕분에 건강을 되찾을 수 있었다. 꿩을 못 잡으면 매가 아니다. 병을 못 고치면 약이 아니다.

4 —
대사증후군 환자에게 필요한 세 가지

"당뇨로 팔다리가 쉽게 저리고 힘이 쏙 빠져나가는 것 같아요. 감각이 없어요. 눈도 침침해지고……."

30대 초반의 이 박사는 스위스의 제약회사에서 근무하다가 휴직하고 국내에 들어오는 길이라고 했다. 유난히 팔과 다리, 허벅지가 가늘었다. 나를 보자마자, 저체중, 고혈압, 당뇨, 소화불량, 변비, 우울증, 구토, 아토피 따위의 질병을 늘어놓으면서 스스로 대사질환이라고 진단했다. 대사질환은 고혈압, 높은 혈당과 중성지방, 염증 수치, 인슐린 저항성, 그리고 낮은 HDL 콜레스테롤 수치 가운데 두 가지 이상이 있을 때를 말한다.

이 박사가 근무하는 제약회사에서도 세계적인 대사증후군약을 많이 생산하지만 정작 본인한테는 하나도 도움이 안 된다고 했다. 우리나라 사람들은 술을 많이 마신 다음 날에 콩나물국으로 숙취를 푸는데 유럽인들은 치즈를 잔뜩 먹어 해소할 정도로 체질이 달라서 그들이 만든 약이 소용없다는 설명이었다.

진창미 숭늉과 추젓

대사증후군은 신장 치료가 우선이다.

나는 이 박사에게 오령산에 구기자, 산사, 곡정초穀精草, 하고초夏枯草(말린 꿀풀의 이삭)를 추가하여 처방했다. 소화력이 약하기에 숭늉을 먼저 반 잔쯤 꼭꼭 씹어 먹은 뒤에 한약을 먹도록 했다. 이런 체질은 현미밥도 소화하지 못한다. 밀가루도 해롭다. 백미는 더 해롭다. 묵은쌀인 진창미로 만든 누룽지를 끓여 눌은밥을 먹고 이 누룽지를 태워 숭늉을 만들어 마시게 했다. 우리 전통 시장이나 장날 시장에 가면 진창미로 만든 누룽지가 차고 넘친다.

반찬은 오래 묵은 고추장이나 된장, 간장을 구해서 식품 첨가제로 썼다. 고추장, 된장, 간장은 콩 단백질로 만든 발효식품이다. 단백질 분해효소가 많다. 위장에서는 단백질을 분해할 수 없고 췌장에서 생산한 인슐린이 위장으로 가서 단백질을 분해한다. 그래서 오래 묵은 간장이나 오래 묵은 고추장, 된장을 먹으면 거북한 위장이 편해진다. 췌장을 돕는 역할도 하고 인슐린 생성에도 간접적인 도움을 준다.

이 박사는 특히 추젓이 입에 맞았다. 3~4년 묵은, 완전히 숙성한 천일염으로 담근 추젓을 좋아했다. 소금이 몸에 나쁘다는 것이 기본 상식이지만, 나쁜 소금은 암염이나 정제염일 뿐, 우리나라에서 생산되는 천일염은 미네랄이 잔뜩 들어 있어 몸에 좋다. 적당량을 먹는 건 괜찮다. 단 신장 기능이 원활치 않은 사람에게는 문제가 된다. 간수를 뺀 묵은 천일염은 단맛이 강하다. 그리고 가을에 잡는 새우를 참새우라고 하는데, 덩치가 작고 귀해서 다른 새우들보다 비싸다. 이 참새우를 천일염으로 숙성시킨 것이 추젓이다.

이 박사는 또 제철 과일이나 채소를 약간 익혀 먹었다. 껍질과 속은 뺐다. 물은 생수를 사서 먹었다. 수돗물은 염소로 살균된 물이라 생기가 죽은 물이다. 생기가 살아 있는 물은 끓여도 생기가 그대로 살아 있게 마련이다.

머리는 차갑게, 다리는 따뜻하게

무엇보다 중요한 게 걷는 것이다.

몸이 약한 이 박사는 천천히 걸었다. 천천히 걷기는 특히 머리를 많이 쓰는 일을 하는 사람들에게 대단히 중요하다. 빨리 걷거나 뛰다 보면, 열이 위로 올라가 머리는 뜨거워지고 하반신은 차가워진다. 감기에 걸린 듯 두통이 생기고 코가 막히고 위가 개운치 않고 뭔가 꽉 막힌 기분이 드는 것은 대부분 머리가 뜨거워진 데서 비롯된다. 천천히 걸으면 기운 순환이 원활히 이루어져 위가 차갑고 하반신이 따뜻해져서 한의학에서 말하는 두한족열頭寒足熱의 건강한 상태를 유지할 수 있다.

이 박사는 즐거운 마음으로 걸었다. 명품 구경 삼아 백화점을 한 바퀴 돌고 나면 한 시간이 걸렸다. 하루 두 차례씩 걸었다.

나는 팔굽혀펴기를 권했다. 한 번에 열 개씩 열 번을 하는 게 좋다고 했다. 처음에는 한 번에 하나도 못했는데, 한 달쯤 지나자 열 개씩 열 번을 할 수 있었다.

석 달 후, 대사증후군이 없어졌다. 팔다리도 굵어졌다. 자신감이 생겼다. 이때부터 그녀는 백화점을 구경하는 대신 집 근처 야산에 올라갔다. 북한산 백운대도 올라갔다. 그리고 마지막으로 설악산 대청봉에 오른 뒤, 회사에 복귀하기로 했다면서 나를 찾아왔다.

"마터호른에 걸어서 올라갈 거예요."

스위스로 돌아가면 제일 먼저 알프스산맥에 있는 해발 4,478m의 마터호른을 등반하겠다는 이야기다.

대사증후군은 최근에 생긴 병이다. 1만여 년 전부터 농경 생활을 시작하면서 뼈 빠지게 일하고 움직이던 몸을 움직이지 않자 나타난 질환이다. 먼 옛날, 조상들이 했던 것처럼 걷고 움직이면 병은 저절로 사라진다.

맥주보다 숭늉이 낫다

대기업에서 고액 연봉을 받는 30대의 김 과장도 걸어서 대사증후군을 이겨냈다. 평소 스트레스가 많고 과로, 폭음으로 힘들었지만 그저 춘곤증이려니 하고 무시했는데, 건강검진에서 대사증후군 판정을 받았다. 혈압이 170/98mmHg, 혈당은 130mg/dl, 중성지방은 220mg/dl였다.

대사증후군은 심혈관질환, 뇌혈관질환, 당뇨병을 일으키는 위험한 질환이다. 암이나 중풍, 치매 따위가 이 질환에 속한다.

김 과장은 걸어서 출퇴근했다. 출장식 호흡을 하면서 걸었다. 출근길에 한 시간, 퇴근길에 한 시간씩 걸었다. 배낭에 검은색 숭늉을 담은 보온병을 넣고 수시로 숭늉을 마시면서 걸었다. 직장에서도 오직 숭늉만 마셨다. 의사가 권하는 1.5리터보다 훨씬 많이 마셨다. 숭늉은 몸속의 독소를 배출하면서 이뇨 작용을 활발하게 하므로 자연히 많이 마실 수 있다.

미국 건국에 한몫을 한 벤저민 프랭클린은 아침에 눈을 뜨면 맥주를 마셨다. 종일 마셨다. 자기 전에도 마시고 자다가 일어나도 마셨다. 머리맡에 자리끼로 맥주를 둘 정도였다. 그가 85세까지 장수한 비결이기도 하다.

맥주는 살균한 물이다. 혈액순환에 좋고 이뇨 작용을 촉진하여 많이 마실 수 있다. 독일인 노동자들도 맥주를 마시지만 종일 마셔도 취하지 않는다. 수천 년간 몸이 적응한 덕분이다. 유럽에서 수인성 전염병(콜레라)으로 많은 사람이 죽었을 때, 맥주 공장에서 일하는 사람들은 아무렇지도 않았다. 맥주가 면역력을 끌어올리는 역할을 한 것이다.

커피나 녹차도 맥주처럼 이뇨 효과가 큰 살균한 물이다. 지역에 따라, 체질에 따라, 커피나 녹차를 많이 마시는 게 건강과 장수의 토대가 될 수도 있다. 하지만 우리는 다르다. 맥주를 많이 마시면 취하고 커피를 많이 마시면 가슴이 뛰고 잠을 못 자는 사람이 많다. 그런 점에서 진한 숭늉이야말로 우리 몸에 가장 최적화된 건강과 장수의 지름길이다.

김 과장은 숭늉을 마시고 걸으면서 출장식 호흡을 한 지 딱 두 달 만에 대사증후군에서 해방되었다. 걷기와 출장식 호흡, 그리고 검은색 숭늉 마시기. 이 세 가지가 대사증후군을 없애는 가장 쉽고도 확실한 방법인 것이다.

5 —
조기와 된장이 죽어가는 스님을 살리다

"삶과 죽음은 하나다. 어떻게 사느냐가 문제다. 하루를 살든, 백 년을 살든 마찬가지다. 하루를 백 년처럼 사는 사람이 있고 백 년을 하루처럼 사는 사람이 있다. 하루를 살더라도 깨우침이 있으면 깨우침 없이 백 년을 사는 것보다 낫다."

평소 이런 지론을 외치던 여스님이 죽을병에 걸렸다면서 연락을 해왔다. 밥은커녕 죽도 먹을 수 없으니 곧 죽을 것 같다고 했다. 백두대간을 10여 차례나 종주한 강골이지만 몸이 약해지니까 마음 약한 소리가 절로 나왔다.

물 마셔도 토하니, 위암이에요

여스님은 동안거, 하안거를 20회 이상 해오다가 참선의 일환으로 '백두대간 100회 종주'라는 당찬 계획을 세웠다. 하지만 종주 10여 회에 기진맥진한 채 쓰러졌다. 기가 다 빠지고 맥이 다 빠진 것이다. 다행히 절 근처 마을에서 쓰러지는 바람에 목숨을 건질 수 있었다. 소변에서는 피가 나왔다.

보름간 병원에 입원했다. 검사 결과, 아무런 이상이 없었다. 약간의 저혈압에 저체중이지만 그 정도는 현대 여성이 추구하는 이상적인 몸이기도 하다. 허벅지도 단단하고 근육도 많았다. 하지만 신장 기능이 30% 수준이었다. 병원에서는 현미경적 혈뇨와 단백뇨 때문에 상태가 악화되면 신장투석이 필요할지 모른다고 했다.

퇴원하고 전남 구례의 작은 암자에 머무르던 여스님은 식사를 거의 못했다. 물을 마서도 토했다. 스님은 스스로 위암에 걸린 것이라고 판정했다. 병원 정밀검사에서 이상 없다고 나와도 본인이 위암이라고 우기면 별수 없다.

어느 보살이 용하다는 한방 병원에서 녹용을 잔뜩 넣은 보약을 지어 왔지만 보약을 먹자마자 토했다. 병원에 가서 비싼 영양제를 맞아도 허사였다.

숭늉과 조기, 그리고 묵은 간장

나는 여스님에게 추자도에서 잡은 조기를 보냈다.

『동의보감』에 조기는 맛이 달고 위장을 돕고 헛배, 설사를 다스린다고 했다. 소화 기능도 뛰어나고, 특히 요로결석에 좋은 것으로 알려져 있다. 머리에 돌이 들어 있는 물고기라고 하여 '석수어石首魚'라고도 하는데, 이 돌이 결석을 풀어주는 데 도움이 된다는 것이다. 한마디로 신장에 좋다는 이야기다.

스님은 내가 보낸 조기를 쪄서 먹었다. 먼저 진창미 숭늉을 마시고 난 뒤, 찐 조기를 아주 오래 묵은 간장에 찍어 먹었다. 호남 지방에서는 수십 년 묵은 간장을 암도 고치는 귀한 식품으로 여긴다. 수십 년 된 간장에는 잘 발효된 좋은 효소가 잔뜩 들어 있고 이 효소에는 몸속 독소를 제압하는 기능이 있기 때문이다.

실제로 많은 불치병 환자들이 묵은 간장이나 된장을 먹고 목숨을 구했다. 약을 구하기 어려웠던 한국전쟁 때에는 묵은 간장, 된장이 만병통치약 노릇을 했다.

일주일쯤 지나자, 스님은 조금씩 기운이 나고 소변이 시원하게 나온다는 소식을 보내왔다. 숭늉과 조기가 건강 회복에 큰 몫을 한 것이다.

담그는 사람의 마음씨에 달려 있다

흔히 혈액순환이 잘되어야 건강하다고 말하는데, 어떻게 해야 혈액순환이 잘될까.

우리 몸에 있는 혈관의 길이는 지구 둘레의 2.5배인 10만km이고 미생물은 약 100조 개다. 혈액순환이 잘되려면 이 혈관들이 깨끗하고 미생물이 긍정적인 방향으로 활성화되어야 한다. 특히 좋은 미생물이 몸속에 많으면 건강하고 나쁜 미생물이 많으면 건강을 잃는다. 면역력이 높다는 말은 좋은 미생물이 몸에 많다는 의미다.

묵은 간장, 된장, 고추장에는 좋은 미생물을 기르는 단백질 효소가 많다. 효소가 좋으면 오래 묵어도 맛이 변하지 않지만 효소가 나쁘면 부패한다. 따라서 건강은 '얼마나 좋은 발효식품을 먹어서 얼마나 좋은 미생물을 갖고 있느냐'의 문제로 귀결된다.

미생물과 좋은 관계를 맺으려면 어떻게 해야 할까. 바르게 마음먹고 바르게 살면 미생물이 인체를 돕는 쪽으로 활성화되지만 그러지 않으면 독소가 생겨 인체를 못쓰게 만든다.

양조장 종균인 미생물도 욕심 많은 사람이 다루면 사나운 미생물이 되어 맛이 좋지 않거나 발육을 멈춰 술맛이 변한다고 한다. 우리나라 불교를 대표하는 경허 스님의 제자 해월 스님은 신도 집을 방문하면 장독대부터 찾아서 된장 맛을 봤다고 한다. 된장 맛이 좋으면 "불심이 좋다"고 칭찬해줬고 고약한 맛이 나면 불심이 부족하다고 야단쳤다고 한다. 담그는 사람의 기운이 장에 있는 효모에 전달된다고 여겼기 때문일 것이다.

세계적인 와인 산지인 프랑스의 와이너리winery에서는 주인 외에 그 누구도 포도주 효모를 저장한 곳에 접근하지 못한다. 마음씨 고약한 사람이 저장소에 접근하면 효모가 발육을 멈추거나 죽는다고 믿기 때문이다. 그래서 주인의 마음씨와 효모의 성질이 어울려야 명품 와인이 된다고 여긴다. 고추장, 된장, 간장도 마찬가지다. 담그는 사람의 마음씨와 생명체인 효모가 어울려야 좋은 장이 탄생한다. 마음씨가 고약하면 발효가 제대로 되지 않아 부패하고 맛없는 장이 나오지만 마음씨가 좋으면 발효가 잘되어 향기 나고 맛있는 장이 나온다.

향기 나는 발효식품에는 어떤 것들이 있을까. 전통 발효식품과 일반 식품을 비교해보자.

전통 발효 간장은 물, 메주, 소금으로 만들고 산분해간장(염산 등 산을 이용해 가수분해하여 만드는 간장)은 메주 대신 탈지대유, 소맥, 액상과당으로 만든다. 전통 발효 된장은 메주, 물, 소금으로 만들고 보통 간장은 발효 과정을 거치지 않은 채 소맥분, 메주분말, 탈지대두분, 향미증진제로 만든다. 전통 발효 고추장은 찹쌀, 고춧가루, 메주, 천일염, 엿기름으로 만들고 속성제조 고추장은 물엿, 소맥분, 고추양념, 탈지대두분, 정제소금, 주정으로 만든다. 또 전통 발효 식초에는 현미 따위와 누룩, 엿기름 효모만 들어가는 데 반해 속성 발효 식초에는 포도당이나 합성 향료가 들어간다.

이렇게 보면 전통 발효 간장, 된장, 고추장, 식초는 모두 인체에 좋은 미생물을 키우는 천연항생제다. 전통 발효식품들은 오래 묵힌 것일수록 귀한 천연항생제가 된다. 그래서 유명한 요리사는 모두 전통으로 발효시킨 간장, 된장, 고추장, 식초를 쓰고 더 유명한 요리사는 아주 오래 묵은 전통 발효식품을 쓴다.

믿으면 모든 게 이루어진다

한 달 후 스님으로부터 건강을 거의 회복했다는 연락을 받았다. 만일 병원에서 링거를 맞고 있었다면 어찌 됐을까. 병원에만 있었다면 회복하기 어려웠을 것이다. 무엇보다 '큰 병원에서도 못 고치는 것을 그까짓 간장이나 숭늉, 생선으로 고칠 수 있나?'라고 생각했다면 스님은 저세상으로 갔을지도 모른다.

간장을 먹든, 고추장을 먹든, 새우젓을 먹든, 중요한 것은 믿음이다. 믿으면 모든 게 이루어진다는 정신 자세가 중요하다.

6 ——
턱관절 통증 덕분에 인생을 배우다

먹방 프로그램과 턱관절 장애

요즘 TV를 틀면 여기저기서 먹방 프로그램이 나온다. 턱을 크게 벌려 한꺼번에 많은 음식을 입에 넣고 빨리 씹다 보면 턱에 무리가 와서 턱관절 장애로 고생하게 된다. 국내의 턱관절 장애 환자는 2010년 24만여 명이었지만 2018년에는 40여만 명에 달할 만큼 급증했다. 10, 20대 환자가 거의 절반이다. 대부분 이를 갈거나 악물거나 한쪽으로만 음식을 씹는다든지, 턱을 괴고 자는 등 어렸을 때의 잘못된 습관에서 비롯된다.

하지만 스트레스와 긴장 때문에 생기는 경우도 많다. 스트레스를 받거나 긴장하면 안면 근육이 수축되어 턱관절을 움직이는 주변 근육에 과도한 힘이 들어가기 때문이다. 턱에는 두개골, 척추와 연결된 수많은 혈관과 신경이 있어서 스트레스나 피로에 쉽게 자극을 받는다.

턱관절 장애는 원인이 어디에 있건 간에 현대의학이 맥을 못 추는 분야의 하나다. 통증뿐만 아니라 목이나 어깨 뻐근함, 잦은 두통 혹은 편두통, 만성피로, 이명, 집중력 저하, 안면 비대칭 등의 증상도 흔하게 동반한다. 진통제도 소용없다. 그곳을 지나가는 혈관과 신경이 워낙 많은 탓이다. 또 턱이 아프면 목도 아프다. 턱관절이 목과 어깨 등 68쌍 136개의 근육, 그리고 4개의 경동맥과 연결되어 있기 때문이다. 그래서 턱관절 장애는 목 디스크, 견비통, 회전근개 통증, 삼차신경통, 구안와사, 파킨스증후군, 뇌경색처럼 목 림프절과 연관된 질환의 하나다.

턱관절 장애를 치료하려면 목 림프절과 경동맥을 정상적으로 작동시키는 게 첫째다. 다음으로 신장 기능을 살려 깨끗한 피를 만들어내야 한다. 목 혈관이 깨끗해야 뇌혈관이 깨끗하고 뇌혈관이 깨끗해야 목 위의 질병이 사라진다.

술 마시다 죽는 게 소원이었는데

턱관절 통증을 견디려고 술을 계속 마시다가 암까지 걸려 자연인처럼 살던 50대 후반의 남자가 있다. 중소기업을 경영하던 그는 20년 가까이 밤낮으로 고생해서 번 돈을 하루아침에 날려버렸다.

친한 친구의 부탁으로 보증을 섰다가 친구가 도망가는 바람에 날벼락을 맞은 것이다. 게다가 불경기를 맞아 회사 운영이 점점 더 어려워져 파산 직전이었다.

어느 날, 밥을 먹다가 턱이 아프면서 딱딱 하는 소리가 났다. 심하게 아팠다. 진통제를 먹었지만 소용없었다. 관자놀이부터 볼 쪽이 찌릿하고 아팠다. 한동안 참고 견디다가 치과에 갔다. 턱관절 장애가 왔었는데, 그냥 놔둔 바람에 삼차신경통까지 겹쳤다는 진단을 받았다. 의사는 신경을 차단하는 게 좋겠다고 했지만 그냥 진통제 처방만 받았다. 하지만 진통제로는 턱도 없었다.

술을 마셨다. 통증을 잊으려고 계속 마셨다. 소변에서 피가 잔뜩 나왔다. 깜짝 놀라서 찾아간 병원에서는 신장암 말기라는 진단과 함께 수술이나 치료가 불가능하다고 했다.

3개월 시한부 인생이라는 판정을 받고 나니, 죽을 일만 남았다는 생각밖에 들지 않았다. 빚 독촉에 시달리던 아내는 일 년 전에 가출했고 평소 속만 썩이던 자식들 또한 뿔뿔이 흩어져 연락도 되지 않았다. 경매 절차에 들어간 집에는 빚쟁이들이 매일 떼로 몰려들었다. 아무리 생각해도 빠져나갈 구멍이 없었다.

그의 마지막 소원은 술을 계속 먹다가 죽는 것이었다. 친구가 사는 강원도 산골로 내려갔다. 이곳에서도 매일 마시다 보니, 마당에는 소주병들이 산더미처럼 쌓였다.

하루는 혼자 마을 뒷산을 오르다가 칡넝쿨이 나무를 뒤덮고 있는 게 눈에 띄었다. 가까이 다가가자, 붉은빛이 도는 자주색의 칡꽃 향기가 찐하고 그윽했다. 순간, 숙취 해소에 칡꽃과 칡뿌리가 좋다는 말을 들은 기억이 떠올랐다. 숙취 해소에 좋으면 간에 좋다는 이야기고 간에 좋으면 신장이 좋아지는 데 분명 도움이 될 것이라고 생각했다.

그의 생각은 옳았다. 『동의보감』에 나오는 갈화해성탕葛花解醒湯은 술을 너무 많이 마셔서 간이 망가진 사람들에게 내리는 처방이다. 칡꽃을 주성분으로 하여 청피, 목향, 백두구, 사인, 인삼, 저령, 진피, 택사, 신곡 등이 들어간다. 서양 의학에서도 1950년대부터 칡뿌리에서 추출한 성분을 심혈관질환, 뇌혈관질환, 당뇨병 치료에 이용했다. 혈액을 깨끗하게 만드는 데 쓴 것이다.

칡과 개똥쑥, 물옥잠 잎 넣은 북엇국

그는 이튿날부터 자루를 짊어진 채 종일 산을 돌아다니며 칡꽃을 땄다. 뜨거운 물로 우려내서 차로 만들어 마시다가 끓여 먹고 즙을 내서 먹고 남은 것은 그늘진 곳에서 말렸다. 칡뿌리도 캤다. 잘 걷지도 못하는데 칡뿌리를 캐려고 산기슭을 오르내리려니 이만저만 힘든 게 아니었다. 하지만 보름쯤 지나자 오래 다녀도 힘들지 않았다.

칡꽃과 칡뿌리가 주식이었다. 칡뿌리는 이웃 할머니의 도움을 받아 갈분떡을 만들어 먹거나 삶아 먹었다.

이웃집 할머니는 개똥쑥도 간에 좋다고 했다. 개똥쑥은 국화과의 한해살이풀이다. 하지만 막상 캐려고 하니 어떤 게 일반 쑥이고 개똥쑥인지를 구별하기 어려웠다. 개똥쑥은 쑥 냄새가 나지 않고 박하 냄새 비슷한 허브 향이 난다는 구별법을 알고부터는 칡뿌리를 캐면서 눈에 띄는 대로 개똥쑥도 뜯었다. 잘 말려서 차로 달여 먹고 즙을 내서 먹었다.

하루는 이웃 할머니가 집 근처에 있는 작은 연못에서 수초 잎을 따는 모습이 보였다. 물옥잠 잎이었다.

"할머니, 그 잎으로 뭐 하시게요?"

"이걸 넣고 고기를 삶으면 고기 맛이 아주 좋아. 연해지고 잡내가 없어져."

잡내가 없어진다는 말을 듣자, 퍼뜩 떠오르는 게 있었다. 더러운 것을 깨끗하게 만든다면 사람의 혈액도 깨끗하게 만들지 않을까. 할머니는 북엇국에 넣고 끓여 먹으면 좋을 거라고 했다. 한방에서는 물옥잠 잎과 줄기를 말린 것을 '우구'라고 하여 열을 내리고 독을 제거하고 천식, 부스럼 등에 쓴다. 그리고 북엇국은 알코올 해독에 도움을 준다. 예전에는 연탄가스에 중독되면 북엇국을 먹었다. 『방약합편』에는 북어가 각종 풍병風病(현기증, 경련, 졸도 따위의 병증)을 치료하고 몸이 허했을 때와 피로할 때 좋다고 적혀 있다.

그는 수시로 북엇국에 옥잠화 잎을 넣고 끓여 먹었다. 속이 뻥 뚫리며 시원했다. 전에는 오물로 꽉 찬 자루처럼 불편하던 뱃속이 편안해졌다. 음식을 먹으면 모래알 씹듯 했는데, 이제는 음식의 제맛을 느낄 수 있었다.

어느 날, 문득 생각해보니 칡꽃을 따고 칡뿌리를 캐고 개똥쑥을 뜯는 동안에 술 생각이 전혀 나지 않았다는 걸 알았다. 그렇게 마셔대던 술을 한 방울도 입에 대지 않은 것이다. 턱관절 통증이나 삼차신경통을 앓고 있었다는 사실도 까맣게 잊고 살았다.

팔자타령이나 일삼았으니……

계절이 바뀌면서 칡꽃 대신 칡뿌리를 캐고 시들해진 물옥잠 잎 대신 그 줄기와 뿌리를 캐서 먹었다. 반년이 지났다. 그동안 먹은 거라곤 칡꽃과 개똥쑥으로 만든 차, 갈분떡, 물옥잠 잎과 북엇국이 대부분이었다. 다소 질리긴 했지만 죽기 살기로 먹었다.

첫눈이 내리는 날, 소변을 보다가 소스라치게 놀랐다. 계곡물처럼 깨끗하고 폭포처럼 힘차게 뿜어져 나왔다. 건강을 되찾은 것이다.

'이젠 살았구나.'

뜨거운 눈물이 절로 흘러나왔다. 살아야겠다는 마음이 솟구쳤다. 새삼 험하게 살아온 지난 세월이 주마등처럼 스쳐 지나갔다. 초등학생 때 자궁암으로 돌아가신 엄마, 아내를 떠나보내고 불과 석 달 만에 새 여자와 살림을 차린 아버지가 미워서 외할머니와 함께 살았던 어린 시절이 떠올랐다. 학교보다는 길거리에서 못된 짓을 일삼으며 방황했던 청소년 시절, 그리고 별의별 직업을 거치면서 악착같이 돈을 벌었던 사회생활의 고달픔도 생각났다.

되돌아보니 정말 세상을 힘들고 고통스럽고 어렵게 살아왔는데, 암에 걸렸다고 팔자 타령이나 하면서 술 먹다가 무작정 죽기로 작정했던 자신이 더할 나위 없이 못나 보였다. 어쩌면 그동안 살면서 일삼았던 못된 짓이 자신의 몸에 암세포를 만든 것이 아닐까 하는 생각도 들었다. 이제부터라도 올바르게 마음먹고 악착같이 살아야겠다는 다짐을 하고 또 했다.

그렇다. 팔자는 하늘이 주는 것이 아니다. DNA에 있는 것도 아니다. 각자 자기의 갈라파고스에 적응하려고 열심히 노력하면서 사는 게 팔자다. 환경에 맞게 스스로 만드는 것이다. 삶 또한 어려움을 견디면서 살아내는 것이다. 아무리 죽을병에 걸려도 살아야겠다는 믿음과 이를 실천하는 용기, 그리고 바른 마음을 갖고 견디면서 살면 하늘이 두 쪽 나도 회복할 수 있다.

7 __
죽을 듯이 아파도 바쁘게 살아야 하는 이유

불구덩이에서 죽으려는 소방관

거의 일 년 만에 부산에 사는 소방관에게 연락이 왔다. 혹시 죽지 않았을까 하고 걱정하던 환자였다.

6년 전, 신장암 진단을 받은 그는 수술을 받고 항암치료, 방사선치료를 받았다. 일 년이 지나자, 암세포가 뼈로 전이되었다는 이야기를 들었다. 처음 치료받을 당시에 겪은 고통을 떠올린 그는 더 이상의 치료를 거부했다. 진통제도 먹지 않았다. 그냥 죽을 때가 되면 죽겠다고 마음먹었다.

고통스러웠지만 죽기를 각오해서인지 견딜 수 있었다. 그러나 자신의 몸 상태를 직장 동료들에게도 말하지 않았다. 전신암으로 몇 달밖에 못 산다는 판정을 받은 사람이 5년을 더 살고 있다면서 TV에 나와 자랑했다가 얼마 지나지 않아 죽었다는 이야기를 들은 적이 있기 때문이다. 독실한 기독교 신자인 그는 교회 목사의 권유로 간증을 하고 TV에 나와 우쭐대더니, 몇 달 못 살고 저세상으로 갔다. 죽을 목숨이 살아 있으면 얌전하게 감사하면서 살아야 한다. 너무 절망해서도 안 되지만 너무 설쳐서도 안 된다.

그는 소방관 일을 계속했다. 죽을 듯이 아파도 불 속에 뛰어들어 일하다 보면 통증을 잊을 수 있었다. 정신없이 힘들게 일하다 보니 암에 걸렸다는 사실조차 잊을 때가 많았다.

틈틈이 진급시험 공부도 했다. 암에 걸렸다는 것을 아는 친구들은 죽을 판에 뭔 공부냐고 빈정거렸다. 아내조차 말렸다. 하지만 뜻을 굽히지 않았다. 진급하면 봉급이 오르고 퇴직금이 오른다. 순직한다고 해도 남은 가족에게 큰 도움이 될 거라고 생각했다. 그래서 그는 더욱 화재 현장에서 일하다가 죽기를 희망했다.

어느덧 4년이 지났다. 그동안 그냥 죽지도 않았고 불 속에서 죽지도 않았다. 다만 치아에 문제가 생겼다. 대부분 이가 상하거나 약해졌고 턱관절 통증이 심했다. 불 속으로 들어갈 때마다 이를 악물고 일했기 때문이다.

신장과 뼈는 한배를 탄 사이다. 신장이 튼튼하면 뼈가 튼튼하고 신장이 나쁘면 뼈가 약해진다. 신장에 문제가 생기자, 이와 턱뼈가 더 약해진 것이다. 나는 하루 두 시간 이상 천천히 걸으면서 신장 약을 먹고 공진단에서 추출한 가열순환제 연고를 턱에 바르도록 했다.

정말 비장한 마음을 먹고 실천한 지 5년이 지났다. 비장한 마음은 누구나 먹을 수 있지만 실천은 아무나 할 수 있는 게 아니다. 그는 날마다 두 시간 이상 걷고 공부하면서도 화재 현장을 열심히 뛰어다녔다.

소방관들은 심한 업무 스트레스 때문에 퇴근 후 폭탄주를 많이 마신다. 또 화재 현장에서 발생하는 불가항력적 상황 때문에 늘 긴장의 끈을 놓지 못한다. 그는 불구덩이에 뛰어드는 것은 겁나지 않았지만 회식 자리는 무서웠다. 20여 년간 마셔온 '싫은 폭탄주'가 스트레스가 되고 신장암으로 이어졌다고 생각했기 때문이다.

그는 병이 재발했다는 진단을 받은 날부터 직장의 술자리를 피하고 불 속으로 들어가 죽을 궁리만 했다. 그러자 직장생활이 낙원이 되고 화재 현장이 천국으로 보였다. 그동안 상도 여러 번 받았다. 진급시험에도 합격했다.

지루한 것도 만병의 근원

이 소방관과 반대로, 지루하고 지겨운 일상을 보내다가 건강을 잃을 뻔한 80대 중반의 노인이 있었다.

노인은 5년 전에 전립선암 진단을 받았다. 수술해야 한다는 의사의 말을 무시하고 그냥 지냈다. 나이 팔십에 암은 질병이 아니라 노환이라는 게 노인의 지론이었다.

일 년 후, 아랫배가 뻐근하고 혈뇨가 나왔다. 자식들이 등 떠밀어 병원을 찾았다. 검사 결과, 전립선암이 커지고 림프절로 전이되었다. 이번에도 의사의 처방을 무시했다. 수술도 항암치료도 방사선치료도 받지 않겠다고 했다. 그러면서 나를 찾아와 혈뇨가 나오지 않고 통증이 덜하면 좋겠다고 했다. 나는 통증과 혈뇨를 잡아주는 약을 처방하면서 일을 다시 시작하는 게 어떠냐고 조언했다.

젊은 시절부터 중소기업을 꾸려온 그는 휴일에도 쉬지 않고 일한 덕에 꽤 큰 회사로 성장시켰다. 동료들은 외국 여행을 많이 다녔지만 그는 제주도 구경조차 하지 않았다.

78세 되던 해에 회사를 큰아들에게 물려주고 은퇴했다. 아내와 처음으로 호주 시드니로 해외여행을 갔다. 항공회사 중역인 사위는 노인 부부에게 일등석 표와 일류 호텔을 제공했다. 시드니에서 가이드를 따라 며칠간 구경했으나 전혀 재미가 없었다. 부인도 늙은 남편과 둘이 다니는 여행이 지루하고 따분했다. 친구들과 국내 온천에 가는 것보다 훨씬 재미가 없었다.

사위는 장인에게 세계 일주를 권했지만 그는 더는 여행을 하지 않았다. 남들은 버킷 리스트 1호로 세계 일주를 꼽지만 그는 전혀 흥미를 느끼지 못했다. 관심도 없었다. 한마디로 하루하루 사는 게 지루하고 지겨웠다. 바로 이 지루함과 지겨움이 암의 근본 원인이었다.

2017년 『네이처』에 실린 한 논문은 "높은 이상이 있으면 그 이상이 실현될 때까지 병도 걸리지 않고 늙지도 않는다"고 지적했다. 미국의 뉴스 전문채널 CNN을 설립한 테드 터너의 부친은 일찍이 성공하자, 우울증과 알코올중독증에 시달리다가 자살하고 말았다. 헤밍웨이는 소설가로 성공하고 노벨상까지 받았지만 자살을 선택했다. 이 두 사람은 성공에 뒤이어 오는 우울증과 무의미함 때문에 죽었다고 볼 수 있다. '유명한 사람이 되지 말고 유용한 사람이 되라'는 가르침이 가치 있게 느껴지는 사례다.

노인은 다시 회사에 복귀했다. 그러나 회사 경영에는 일절 관여하지 않았다. 종일 사무실 안팎을 청소하고 나무를 가꾸고 풀을 뽑았다. 경비원, 청소부 아주머니들과 어울리고 함께 점심 식사를 했다. 한시도 쉴 틈 없는 생활을 보내자, 다시 활기를 되찾을 수 있었다. 권태와 나태도 사라졌다. 가끔 내게 찾아와서 통증을 줄이고 혈뇨를 방지하는 처방을 받아 갔을 뿐이었다.

3년이 지났지만 그동안 한 번도 병원을 찾지 않았다. 혈뇨가 없고 통증이 없고 매일 일할 수 있다면 그것만으로도 충분히 행복한 인생이라고 생각한 결과였다.

늙어도 열심히 일하는 사람들

1916년생인데도 현역으로 일하는 일본의 정신과 의사 다카하시 사치에는 이렇게 조언한다.

"조금 무리하는 게 오히려 건강에 좋아요. 몸은 쓰지 않으면 금방 녹슬어요. 저는 무리하지 말라는 말을 좋아하지 않아요."

이 할머니는 의사가 된 33세부터 지금까지 70여 년간 환자들을 만나고 있다.

내 친지 중에도 이 할머니와 비슷한 70대 후반의 노인이 있다. 어려서 하반신이 마비된 노인은 너무 가난해서 병원에 갈 엄두를 내지 못했다. 엄마 등에 업혀서 중학교까지 마친 뒤 한약방에 취직했다. 그 뒤 독립해서 한약방을 차린 다음부터 하루도 쉬지 않고 일했다. 조부 때부터 자기 집 없이 남의 집에서 살아온 노인은 자기 집을 갖는 게 꿈이었다. 다행히 환자가 줄을 설 정도로 돈을 벌었고 반년에 한 채씩 집을 샀다. 노인은 셀 수 없이 많은 집을 샀다. 어느 해인가, 집의 절반을 팔아 학교를 세웠는데, 학교를 운영해보니 생각보다 많은 돈이 필요했다. 그때마다 집을 팔았다. 20여 년이 지나자 그 많던 집들이 다 사라졌다.

노인은 50여 년간 한약방 외에는 거의 나들이를 하지 않았다. 비행기를 타본 적도 없었다. 지금도 하루 10시간 동안 환자들을 돌보며 지낸다.

"일할 힘이 없으면 살 가치가 없다."

주위에서 연세도 있으니 편안히 여생을 보내라고 할 때마다 답하는 노인의 말이다. 노인에게 일은 단순한 밥벌이가 아니라 생활이다. 할 일이 없거나 일할 수 없으면 죽은 목숨이라고 여긴다. 평생 운동을 하지 않았지만 죽을 때까지 환자를 돌볼 힘이 있다. 이렇게 바른 마음을 먹고 열심히 일해야 건강하게 오래 산다.

2018년 노벨 물리학상을 받은 미국의 물리학자 아서 애슈킨Arthur Ashkin 박사는 노벨상의 전 분야를 통틀어 최고령인 96세에 수상했다. 그는 눈에 보이지 않을 만큼 작은 입자, 즉 원자나 분자, 바이러스, 살아 있는 세포 등을 손상 없이 잡을 수 있는 광학 족집게를 만들었다. 처음 수상 소식이 알려졌을 때, 그는 논문을 써야 하므로 인터뷰를 오래 하기 어렵다는 말부터 했다고 한다. 그만큼 열심히 일한다는 이야기다.

일할 생각도 없고 일할 의지도 없이 TV나 인터넷, 스마트폰만 들여다보며 "지겨워 죽겠다. 일할 곳이 마땅치 않다"고 지껄이는 백수들은 이 노인들의 이야기를 귀담아들어야 한다.

삶은 닥치는 대로 일하며 그냥 사는 거다. 일하는 자체가 삶의 목적이고 기쁨이다. 열심히 일하면서 즐거움을 얻는 지금이 제일 행복하다. 알 수도 없는, 아무도 모르는 미래에 대해 생각할 틈을 갖지 말자.

8 —
신부전증 환자는 뭘 먹어야 할까?

잘못된 만남

총각 시절 여자들에게 인기 많던 남자가 있었다. 행정고시에 합격하고 사무관으로 공무원 생활을 시작한 남자는 술을 마시다가 마음이 맞는 여자가 있으면 함께 밤을 즐기곤 했다. 한번 즐긴 여자와는 다시 만나지 않는다는 나름대로 원칙을 지키면서 많은 여자를 만났다.

어느 날, 남자가 근무하는 정부종합청사로 한 여자가 찾아왔다. 누군지는 잘 기억나지 않았다.

여자가 말했다.

"당신 애를 임신했는데, 4개월이나 됐어요."

남자는 곰곰이 여자를 뜯어봤다. 몇 달 전, 술 먹고 잠자리를 같이한 기억이 떠올랐다. 여자가 앙칼스럽게 말했다.

"같이 살든가, 아니면 여기서 내가 칼 물고 죽든가……."

그날부터 남자는 여자와 동거를 시작했다. 내키지 않았지만 어쩔 도리가 없었다. 거절하면 사무실로 들이닥칠 게 뻔해, 달리 뾰족한 방도가 없었다.

반년쯤 지나고 여자가 아이를 낳았다. 머리통이 큰 사내아이였다. 남자를 많이 닮았다. 주위에서는 다들 장군감이라고 했다. 남자는 아이 생각에 여자와 정식으로 결혼식을 올리고 혼인신고를 했다. 이때부터 고분고분하던 여자가 표독스럽게 변했다. 툭하면 남편에게 대들고 꼬집고 할퀴었다. 남자가 조금만 손을 대도 경찰에 신고하고 폭행을 당했다고 우겼다.

지옥 같은 세월을 보내면서 남자는 사무관에서 서기관으로 승진했다. 그사이에 딸 쌍둥이가 태어났다. 아빠의 큰 머리통을 닮고 엄마의 못생긴 얼굴을 닮았다. 그렇게 원수같이 지내면서도 애를 만들다니……. 남녀 사이란 참으로 불가사의한 일이었다.

세월이 갈수록 여자는 더 악랄하고 독종으로 변했다. 도박하고 술에 취하고 밤에는 남편을 할퀴고……. 남자가 큰소리로 야단쳐도 파출소에 폭행을 당했다고 신고했다.

결국 남자는 스트레스로 쓰러졌다. 심부전증(심장 기능이 저하되는 현상)이 생겼다. 부정맥이 심하게 왔다. 맥박이 7~9회 뛰다가 한번 멈추는 부정맥이 온 것이다. 신부전증도 같이 왔다. 온몸이 붓고 얼굴은 검은빛이 되었다. 고성능 핵무기였던 그의 하체는 고장 난 물총처럼 되고 말았다. 여자는 수놈 구실을 못한다고 더욱 업신여겼다.

여자는 대놓고 바람을 피웠다. 집을 은행, 제2금융권, 사채업자에게 잡히더니, 아예 가출해버렸다. 몇 달이 지난 뒤, 여자가 연락을 해왔고 두 사람은 이혼했다.

인체의 뿌리는 신장이다

어느 날, 남자는 퇴근하다가 길에서 졸도했다. 마침 지나가던 여인이 병원으로 데려갔다. 그와 비슷한 연배의 여자였다. 남자는 거의 한 달 만에 의식을 되찾았다. 그동안 그 여인이 곁에서 하루도 쉬지 않고 간병해왔다는 사실을 알았다.

여인의 남편은 알코올중독자였다. 날마다 술 취해 부인에게 주먹을 휘두르다가 가출해 버린 상태였다. 남자가 의식을 회복한 날, 여인은 전화 한 통을 받았는데, 가출한 남편이 교통사고로 죽었다는 소식이었다.

두 사람은 자연스럽게 같이 살았다. 하지만 신부전증은 호전되지 않았다. 몇 년간 병원을 들락거리며 치료했지만 병세는 점점 악화되었다. 우연히 내 책을 본 남자가 나를 찾아왔다. 그동안 살아온 이야기부터 담담하게 들려주는 그의 눈가가 촉촉이 젖었다.

모든 생명체의 기본은 뿌리다. 1945년 8월 6일 일본 히로시마에 원자폭탄이 떨어졌다. 그 주위의 동식물이 모두 전멸했다. 하지만 다음 해에 땅을 비집고 올라오는 싹이 있었다. 싹은 잎이 되고 꽃을 피웠다. 뿌리가 튼튼한 식물은 이렇듯 생명력이 질기다.

인체의 뿌리는 신장이다. 신장이 튼튼하면 깨끗한 혈액이 온몸을 돌고 독소가 빠져나간다. 신장이 약하면 독소가 몸속에 가득 차서 피가 탁해지고 온몸이 붓는다. 신장 기능을 살리려면 먼저 몸속의 독소부터 없애야 한다.

그는 내 처방대로 식단을 새롭게 꾸렸다.

먼저 숭늉을 수시로 먹었다. 통귀리, 통밀, 현미, 통보리 따위의 곡물로 밥을 지은 다음에 80%쯤 태워 누룽지를 만들었다. 그러곤 누룽지를 부수어 뜨거운 물로 커피 내리듯 검은색 숭늉을 만들어 마셨다. 다음으로 산사, 백모근, 백출, 옥촉서, 금앵자, 백복령, 택사, 저령, 생강, 계피, 마치현 따위를 같이 넣고 진하게 끓여 수시로 마셨다. 소변이 시원치 않게 나오면 백모근, 저령, 택사, 백복령 따위를 많이 넣었다.

염분과 당분 섭취를 줄이고 담백한 식단을 꾸렸다. 속청(속이 파란 콩)과 황태콩을 물에 불려 싹이 1cm쯤 자라면 삶아 먹었다. 납두와 대두황권 역시 많이 먹었다. 누런 콩을 1cm쯤 발아시킨 대두황권은 우황청심환에도 들어가는데, 해독 기능이 좋고 면역력을 높여주는 식품이다. 일본인들은 콩을 발효시켜 실이 많이 생긴 납두(낫토)를 최고의 면역 식품으로 여긴다.

일 년쯤 지나자, 얼굴에서 부기가 빠지고 검은색이 걷혔다. 다시 일 년이 지나자 신장이 건강해졌다. 신장지수가 정상이 되고 부정맥이 사라졌다. 곡식이나 약초 따위의 음식으로 병을 이겨낸 것이다.

허준은 『동의보감』에서 음식과 약의 근원, 즉 뿌리는 같다는 뜻으로 "약식동원藥食同源"이라고 했다. 히포크라테스 또한 "음식으로 고칠 수 없는 병은 약으로도 고칠 수 없다. 음식이 약이 되게 하고 약이 음식이 되게 하라"고 했다.

건강 장수의 첫걸음은 올바른 음식의 선택이고 불치병 치료의 첫걸음도 똑같다고 믿는 선배가 있다. 쓰라리고 고된 세상살이를 겪으면서 85년의 세월을 보낸 선배다. 함께 여행을 다니지만 존경하는 선배이기도 하다. 아등바등 살았던 선배의 친구들은 오래전에 세상을 떠났거나 요양병원에서 죽을 날만 기다리고 있다. 하지만 선배는 아직도 튼튼한 자연산 치아를 갖고 있다. 상한 이도 없다. 히말라야 트레킹을 다녀도 힘이 남아도는 노익장을 과시한다. 음식에 대한 선배의 지론을 보자.

동물성 식품을 멀리하라

이 선배의 지론은 간명하다. 먼저 동물성 음식은 생선이건 뭐건 다 몸에 해롭다는 것이다. 인간은 간혹 사냥을 해서 고기를 먹었지만 주로 채소와 과일, 곡식을 먹으면서 50만 년을 살아왔으니 이런 음식이야말로 바로 인간이 먹어야 할 식품이란 이야기다.

현대인은 오래 살긴 하지만 고통스럽게 오래 산다. 왜 그럴까. 나쁜 음식이 혈관을 망가뜨리기 때문이다. 인간은 25%가 심장병, 27%가 암, 10%가 심장마비, 5%가 당뇨로 죽는데, 모두 동물성 식품이 혈관을 망가뜨려 생긴 병이다. 알츠하이머병 역시 혈관이 망가져 생기는 질환이다.

따라서 동물성 식품을 멀리하고 채소, 과일, 곡물 위주로 식단을 짜는 게 좋다. 생선도 마찬가지다. 유제품도 동물에서 왔다. 달걀이나 우유, 버터, 치즈도 다 동물의 몸에서 나왔다. 식물성기름 역시 해롭다. 되도록 기름은 적게 먹는 게 좋다.

제2차 세계대전 당시 히틀러에 점령당한 노르웨이가 그 좋은 사례다. 히틀러 치하에서 노르웨이 사람들은 엄청나게 고생했다. 노르웨이에서 생산되는 모든 고기를 독일로 가져가는 바람에 고기는 물론, 우유나 버터, 치즈, 햄, 달걀 따위도 먹기 힘들었다.

그런데 아이러니하게도 4년간 계속된 이 고난의 세월에 노르웨이의 병원, 약국들은 심한 불경기를 겪었다. 사람들이 동물성 단백질을 먹지 않고 음식을 적게 먹자 심혈관질환이 사라졌기 때문이다. 소화불량, 우울증, 당뇨, 고혈압, 디스크, 두통 등도 사라졌다. 한마디로 사람들이 몰라보게 건강해진 것이다.

산속에서 식물성 위주의 자연식을 하는 사람들이 건강하게 장수하는 이유도 마찬가지다. 바로 밥과 채소, 산나물, 그리고 전통 발효된 고추장, 된장, 간장을 먹는 데 있다. 물론 이런 식생활은 시장에서 노점상을 하면서 살아도 가능하다.

선배는 말한다.

"불치병 환자가 죽기는커녕 멀쩡한 사람으로 환골탈태한 모습을 종종 볼 수 있는데, 다 식물성 음식을 먹고 죽음을 겁내지 않은 덕분이다."

음식도 중요하지만 죽음을 두려워하지 않는 정신력 또한 건강 장수의 비결이란 이야기다. 맞는 말이다. 선배의 튼튼한 몸과 치아가 이를 방증한다. 선배는 독립투사의 고명딸로 어렸을 때부터 감옥에 있는 부친을 따라 여기저기 다녔다. 그때 부친께 자주 들은 가르침이 있단다.

"죽음을 두려워하면 삶도 두려워진다."

"조금 무리하다 싶게 몸을 움직이며 살아라. 몸이 고달파야 마음이 편안하다."

9 —
신장질환 치료에 대한 근본적 이해

현대의학이 못 잡는 혈뇨

소변에서 피가 많이 나오는 걸 보니 이젠 수명이 다 된 것 같다는 황 회장이 딸과 함께 병원을 찾았다. 3년 전에 신장, 방광, 뼈에 암세포가 있다고 진단한 병원이다.

진찰을 마친 의사가 말했다.

"수술하시는 게 좋겠습니다."

"수술하면 낫나요?"

"아닙니다. 이 수술은 치료용이 아닙니다. 암세포가 커지면 통증이 엄청 심합니다. 아프지 않고 죽는 것을 목표로 하는 수술입니다."

이어, 꽤 진지한 말투로 조용히 말했다.

"수명 연장을 위한 수술은 아무런 의미가 없습니다. 다만 통증 완화에는 도움이 되지요. 전체적으로 보면 그냥 놔두는 게 더 현명할 듯싶습니다."

의사는 동행한 딸을 따로 불렀다.

"내가 아까 한 말의 뜻을 알겠습니까? 부친은 몇 달밖에 사시지 못할 테니 마음의 준비를 하시는 게 좋겠습니다."

황 회장의 형님도 같은 병이 있었다. 동생보다 큰 회사를 운영하던 형님은 세계에서 제일 유명하고 비싼 미국 텍사스의 병원으로 갔다. 국내 의료진이 만류했지만 마이동풍이었다. 그는 미국에서 수술을 받고 귀국하기도 전에 죽었다. 당시 나이 78세였다.

주위에서 수군거렸다.

"돈이 없었으면 그렇게 허망하게 죽지는 않았을 텐데……."

형님과 마찬가지로 황 회장도 큰 회사를 갖고 있고 세계 곳곳에 지사가 있다. 그는 식이요법, 단식 등 여러 가지 대체의학부터 찾아다녔다. 모스크바 지사에서는 웅담을 잔뜩 보내왔고, 중국 지사에서는 비방 약과 진사향을 보내왔다. 세상에서 제일 좋다는 약을 다 구해 먹었다. 하지만 계속 혈뇨가 나왔다. 미국 최고의 병원을 찾아가 검사하고 처방한 약을 먹어도 혈뇨는 잡히지 않았다.

나와 오랫동안 친구로 지내던 그가 마지막이란 심정으로 나를 찾아왔다.

"내가 무슨 패전 처리 전문 투수냐? 전 세계를 다 돌아다니고 마지막에 찾아오다니……. 감기 치료제도 없는 게 현대의학의 현주소야. 현대의학을 너무 탓하지 말게."

나는 그에게 혈뇨가 나오지 않게 하는 약을 처방해주었다. 마침내 혈뇨가 멈췄다. 그때부터 내 말을 좇아 양생에 힘쓰자, 다시 젊은이 못지않은 노익장을 과시할 수 있었다.

한의학과 오행론

『서유기』를 보면, 삼장법사, 저팔계, 손오공, 사오정 등 넷은 서로 아옹다옹하는 관계다. 저팔계는 여자와 음식을 탐하고 애교와 질투가 많다. 손오공은 천상과 지상을 오가는 도술 실력이 뛰어나고 성질이 불같다. 그런데 구도자인 삼장법사는 늘 저팔계 편을 들고 손오공을 구박한다.

구도자의 판단력이 왜 이리 엉망진창일까? 많은 학자들이 이해할 수 없는 이 구도를 연구했다. 그 결과, 오행의 관점에서 해답이 나왔다. 삼장법사와 저팔계는 오행상 서로 상생의 관계이고 삼장법사와 손오공은 오행상 서로 상극의 관계인 것이다.

한의학은 음양오행에 토대를 두고 있다. 오행은 '목, 화, 토, 금, 수' 다섯 개의 영역이다. '수' 영역에는 신장, 방광, 전립선, 난소, 자궁, 요추, 좌골 따위가 포함된다. 바꿔 말하면 이 모두가 '수' 집합에 들어가는 것이다. 여기서 집합이란 같은 성질의 성분을 하나의 체계로 모은 것을 말한다.

한의학은 인체의 특정 장기가 자동차 부품처럼 혼자 존재한다고 보지 않는다. 오행의 요소들이 서로 돕고 서로 견제한다는 입장에서 인체를 살핀다. 사람의 몸이 유기체라는 말은, 어느 부위에 문제가 있을 때 그 부위만 들여다보는 것이 아니라 그 부위와 관련된 모든 부위를 살펴봐야 한다는 것을 의미한다.

내가 황 회장의 혈뇨를 멈추게 한 것은 단지 신장 기능의 이상만 치료한 게 아니다. 상생상극의 원리에 입각해서 '수' 집합뿐만 아니라 그것과 상생인 '금' 집합도 살피고 상극인 '토' 집합도 배려했다. 상생과 상극, 그리고 음양허실을 살펴 인체의 균형을 맞춰 치료하는 게 한의학이다.

요즘 강장제와 강정제가 건강보조제품으로 인기다. 강장강정제도 마찬가지다. 강장强壯은 간 기능을 강하게 하는 것이고 강정强精은 신장의 기능을 강화하는 것이다. 이런 보조제품을 선택하는 일은 각자가 알아서 할 일이지만, 그에 앞서 신장과 간의 상관관계를 먼저 이해해야 한다.

사람은 피로 살아간다. 신장에서 피를 잘 걸러주면 건강한 신장이 되고, 건강한 신장이 깨끗한 피를 간에 공급하면 건강한 간이 되는 것이다. 핵심은 피를 깨끗하게 하는 것이고, 우리 몸에서 이 역할을 하는 것은 신장이다. 간염이나 신장염을 강장제나 강정제로 고칠 수 있을지 의문이다. 신장 기능을 살리면 우리 몸의 근간이 되는 혈액이 깨끗해지니, 신장 기능을 살리는 음식이 강정제다. 그럼 신장을 살리려면 어떤 음식을 먹어야 할까? 이미 여러 차례 반복해서 설명했듯이 누룽지와 숭늉으로 혈액 속에 있는 불순물을 잡으면서 식이섬유가 듬뿍 들어간 채소와 과일, 현미 등 통곡식을 먹으면 된다.

소변이 힘차게 나오고 색이 생수와 비슷하면 건강을 걱정할 필요가 없다. 황 회장은 혈뇨가 멈추고 2년 동안 에베레스트와 안나푸르나 베이스캠프를 방문했다. 국내에서는 설악산, 지리산, 한라산을 등반하고 백두대간을 오르내렸다.

얼마 전에는 19시간 비행하는 해외여행을 떠났다. 대규모 사업 프로젝트와 관련된 여행이었다. 가기 전날, 다시 혈뇨가 나왔다. 긴장한 탓이었다. 나는 새롭게 약을 처방하고, 그는 보름치 약을 갖고 떠났다. 다행히 현지에 있는 보름 동안 혈뇨가 전혀 없었다.

그런데 귀국한 다음 날부터 혈뇨가 다시 심하게 나왔다. 병원에서는 수술 날짜부터 잡자고 했지만 나를 다시 찾아왔다.

"외국에서 보름간 멀쩡하던 신장이 국내에 오자마자 말썽을 부린다면 구조적 결함이 아니라 정신적인 면에 원인이 있는 거야. 곰곰이 생각해봐라."

다시 약을 처방했다. 화학공학을 전공한 그는 약을 먹은 뒤 4시간마다 소변을 비커에 받아 비교했다. 처음에는 아예 빨간색이었고 4시간 지나 약을 먹은 뒤 받은 소변 색깔은 빨간색이 조금 옅어졌지만 여전히 불그스름했다. 다시 4시간 후에는 노란색이었다. 또다시 4시간이 지나자 정상적인 소변 색깔이 나왔다. 약을 네 번 먹고 16시간이 지나자 정상이 된 것이다. 그는 다시 희망을 품었다. 소변 색깔이 건강의 지표였다. 소변을 볼 때마다 피가 콸콸 쏟아진다면 어느 누가 담담할 수 있겠는가.

혈액투석 두려운 신장병 환자

고혈압, 당뇨가 있다는 진단을 받고 체중을 줄이라는 의사 말대로 몸 관리를 해오다가 혈액투석 이야기까지 들었다는 50대 초반의 김 상무가 찾아왔다. 대기업의 임원으로 있는 그는 체중을 줄이려고 사무실이 있는 25층까지 걸어서 오르내렸다. 식이요법도 충실히 지켰다. 그런데 일주일에 서너 번씩 있는 회식 자리는 피할 수 없었다. 회식은 업무의 연장이었다.

어느 날, 술을 많이 마시고 의식을 잃었다. 응급실에서 의사는 더 무리하면 신장이 나빠져 혈액투석이 필요할지 모른다고 했다. 고위 공무원이었던 그의 부친은 50대 때 혈액투석을 받고는 삶의 질이 엉망진창이 되자 퇴직하고 말았다. 그 뒤 불과 7년 만에 세상을 떴다.

　요즘 고혈압과 당뇨병이 늘어나면서 만성 신장병 환자가 많아졌다. 이들은 대부분 혈액투석 환자가 된다. 최근 몇 년간 건강보험에서 단일 치료 행위 중 가장 많은 돈이 나간 항목이 혈액투석일 정도로 혈액투석 환자가 급증하고 있다.

　고혈압과 당뇨는 혈관 내 압력을 높여 혈관을 망가뜨린다. 그리고 혈액 속 노폐물을 걸러내서 소변으로 배출하는 신장이 고장 나면 혈액투석을 해야 한다. 혈액을 몸 밖으로 뽑아내 노폐물을 거른 뒤에 다시 넣어야 한다.

　그가 말했다.

　"제 나이 쉰셋입니다. 한창 일할 나이가 아닙니까? 지금 혈액투석을 하면 죽은 목숨이 됩니다. 미국 병원에서 전문의로 있는 딸도 이식이나 투석 외에 신장을 살리는 방법이 없다고 하더군요. 그런데 미국에서 의사로 일하는 친구가 선생님을 소개했습니다."

　한 해 전, 나는 의사들과 함께 일본을 여행한 적이 있었다. 일행 중에 미국에서 온 한국인 의사가 있었는데, 그 의사가 바로 그의 친구였다.

　"한약은 보약이라던데, 신장병도 고칠 수 있나요?"

　일본 여행 당시, 그 한국인 의사가 내게 한 질문이었다. 그런데 똑같은 질문을 김 상무 역시 내게 했다. 김 상무 또한 자신의 친구와 마찬가지로 피토테라피phytotherapy(식물 성분으로 만든 약)에 대해 편견을 갖고 있었다. 나는 다시 한 번 한약에 대해 설명했다.

　"한약은 몸의 균형을 잡아주는 면역력에 초점을 맞춥니다. 음과 양의 조화가 핵심이지요. 면역력이 뭡니까? 고약한 역병을 면하게 하는 힘이 아니겠어요. 피를 걸러주는 신장을 싱싱하게 만들려면 우선 피가 깨끗해야 합니다. 인체의 70~80%가 물이고 혈액의 80%가 물입니다. 얼마나 좋은 물을 얼마나 많이 마시느냐가 피를 깨끗하게 하는 첫 번째 관건이 됩니다. 물을 많이 마실수록 좋다고 하지만 신장이 거르지 못하면 몸이 붓습니다. 그래서 숭늉을 먹는 게 좋습니다. 숭늉은 몸속의 독소를 없애고 이뇨 작용이 가장 뛰어난 최고의 물입니다. 신장 기능을 도와 배설을 시원하게 하지요. 졸졸거리는 오줌발이 분수처럼 뿜어져 나옵니다. 숭늉을 먹으면서 이뇨 작용이 활발한 오령산이나 좌귀음, 우귀음, 육미지황탕 등을 알맞게 쓰면 더 좋은 결과가 나옵니다. 이 처방들은 약이라기보다 음식에 가깝습니다. 식약동원이란 말도 있지 않습니까?"

환자라는 사실을 잊고 사는 용기

나는 김 상무에게 10여 년 전부터 소변에서 피가 폭포처럼 쏟아져 나오던 신장병 환자가 지금까지 건강하게 지내고 있는 임상 사례를 들려줬다. 또 전립선암 말기로 3개월 시한부 인생 판정을 받았지만 4년이 넘은 지금까지 살아 있는 의사 이야기도 했다.

중요한 것은 두 사람 모두 자신이 환자라는 사실을 애써 잊고 살아간다는 점이다. 소변에서 혈뇨나 단백뇨가 나오지 않고 소변을 시원하게 볼 수 있고 통증이 심하지만 않다면 환자가 아니라고 생각한다는 것이다. 암세포가 온몸에 퍼져 있더라도 밥 잘 먹고 잠을 잘 자면 그것으로 족하다는 믿음과 용기를 가졌기 때문이다.

김 상무가 첫 번째로 가져야 할 것 역시 용기다.

우리 주위를 보면, 어려움이 닥쳤을 때 잘 헤쳐 나가는 사람이 있는가 하면 좌절하는 사람이 있다. 온갖 세파를 겪으면서 풍찬노숙으로 단련된 사람은 잘 견딘다. 반대로 온실 같은 환경에서 평탄하게 살아온 사람, 특히 똑똑하다는 말을 듣는 사람은 의외로 허약하다.

김 상무는 꼭 나을 거라는 신념과 용기, 그리고 바른 음식과 피토테라피, 너그러운 생활을 생활 덕목으로 삼았다. 특히 너그러운 생활에서는 소통에 중점을 두었다. 예전 같으면 상대가 잘못했을 때 화부터 냈지만 이제부터는 상대의 말에 귀 기울이고 웬만한 비판도 겸허하게 받아들이려고 애썼다. 회사 일도 종전처럼 일일이 챙기기보다는 아랫사람에게 맡기고 격려하는 데 충실했다. 집에서도 마찬가지였다. 아이들을 야단치기보다는 대화를 나누고 아이들이 말하는 것을 경청하려는 노력을 기울였다.

반년이 지났다. 병원에 갔더니, 검사 결과를 보던 의사가 고개를 갸웃거렸다. 아무 말도 하지 않았다. 밖으로 나온 김 상무는 하늘을 봤다. 유난히 아름다웠다.

'오래 살아야겠다. 이 멋진 하늘을 보려면……..'

10 __
전립선, 방광, 난소, 신장은 한지붕 한가족이다

몇 년 전, 80대 노인이 나를 찾아왔다. 학자인 그분은 그동안 엄청나게 많은 책을 읽었고, 병을 고치기 위해 수많은 치료를 받아왔다.

나는 노인에게 숭늉 마시기, 발바닥에 공진단 추출액을 바르고 때리기, 한약 처방을 했다. 보름쯤 지나 연락이 왔다.

"30여 년간 퉁퉁 부어 있던 다리의 부기가 빠졌어요. 그리고 40여 년 만에 소변을 시원하게 봤습니다."

노인은 30여 년간 소변 문제로 애를 먹었다. 세계적인 생명공학자인 그는 신장 전문 병원, 비뇨기과를 수십 군데 방문하고 그가 지내던 미국의 신장 병원과 비뇨기과 병원을 찾아가 치료도 많이 받았다. 전립선에 좋다는 식품도 엄청나게 많이 먹었다. 신장에 좋은 식품도 먹었다. 그러나 다 허사였다.

소변 질환은 단순히 전립선만의 문제가 아니다. 전립선, 방광, 난소, 신장은 한지붕 한가족이다. 이 한가족이 다 건강해야 전립선이 제 역할을 하고 소변을 시원하게 볼 수 있다.

당뇨약, 고지혈증약, 혈압약도 다 신장에 해롭다. 전립선에 좋은 식품이나 약도 신장에 해로운 경우가 많다. 그래서 소변에 문제가 있다면 전립선, 신장, 방관에 골고루 도움이 되는 약이나 식품, 운동을 찾아야 한다.

신장 기능이 떨어진 사람은 바나나, 토마토, 옥수수수염처럼 칼륨이 많은 식품은 피해야 한다. 칼륨이 많은 산수유나 감초도 마찬가지다. '약방의 감초'라고 하지만 감초가 누구에게나 좋은 건 아니다. 칼륨은 보통 신장에 좋지만, 신장 기능이 나빠서 칼륨을 배설하지 못하는 사람에게는 오히려 독이 된다.

간 치료도 마찬가지다. 간장약에 뭐가 있지? 대답하기 어렵다. 누구나 다 아는 것 같은데 누구도 딱 잘라 말할 수 없는 게 간장약이다.

신장에서 깨끗한 피를 간에 보내야 간세포가 제 기능을 하면서 간세포를 복제한다.

건강의 중심에는 신장이 있고 건강한 신장의 토대는 숭늉 마시기와 걷기, 발바닥 때리기에 있다.

중증 환자는 발바닥만 때려서는 별 효과가 없다. 공진단 추출액을 바르고 마사지를 한 후 때려야 한다. 발바닥 때리기는 물리적 기능이 있고 공진단 추출액은 생화학 기능이 있다. 물리적 기능과 생화학 기능이 만나면 서로 상승작용을 하여 건강한 신장을 만든다.

> "설명할 수 있는 걸 설명하는 게 과학이고 설명할 수 없는 걸 설명하는 게 예술이다. 그리고 설명해서는 안 되는 걸 설명하는 것이 종교다."
>
> _이마누엘 칸트

사람의 앞날은 아무도 모른다. 인간은 과학과 예술과 종교가 복합된 신비한 생명체이기 때문이다.

물옥잠

Monochoria korsakowii
외떡잎식물 분질배유목 물옥잠과의
한해살이풀

한방에서는 뿌리를 제외한 전체를 '우구'라는
약재로 쓰는데, 고열과 함께 오는 해수와
천식에 효과가 있다. 외용약으로 쓸 때는
짓찧어 붙이거나 가루 내서 기초(약)제에 개어
바른다. 민간에서는 조현증에 달여 먹는다.
약으로 쓸 때에는 가을에 채취해서 햇볕에 말려
사용하는데, 소량을 달여 복용하면 각종 해독에
효과가 있고 눈을 맑게 해준다고 한다.

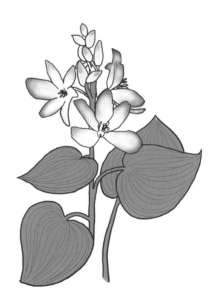

3장

비만, 혈압, 당뇨

도스토옙스키의 '마지막 5분'과 슈퍼모델

1849년 12월 22일, 러시아의 대문호 도스토옙스키가 사형대에 올라갔다. 세묘노프 광장에 세워진 기둥에 묶인 그에게 마지막 5분의 시간이 주어졌다. 그는 인생의 마지막 5분을 어떻게 쓸까 하고 생각해봤다.

'사랑하는 가족들과 친구들, 나를 알고 있는 이들에게 작별 기도를 하는 데 2분, 그리고 오늘까지 살게 해준 하느님에게 감사하고 곁에 있는 다른 사형수들에게 작별 인사를 하는 데 2분, 나머지 1분은 눈에 보이는 자연의 아름다움과 지금 최후의 순간까지 서 있게 해준 땅을 둘러보는 데 쓰자.'

이렇게 마음먹고 작별 기도와 인사를 하는 데 2분이 지났다. 그리고 자기 자신의 삶을 돌이켜 보려는 순간, '아, 이제 3분 후면 내 인생이 끝이구나' 하는 생각에 갑자기 눈앞이 캄캄하고 아찔했다. 지난 세월을 순간순간 아껴 쓰지 못하고 헛되게 살아온 게 정말 후회됐다. 다시 한 번 삶이 주어진다면 매 순간 참으로 값지게 쓸 수 있을 것 같았다. '아, 다시 한 번 인생을 살 수 있다면……' 하고 회한의 눈물을 흘리는 순간, "사형 집행 정지!" 하는 소리가 들렸다. 구사일생으로 목숨을 건진 도스토옙스키는 사형 집행 직전에 주어졌던 그 5분을 생각하며 평생 하루하루, 순간순간을 마지막 순간처럼 소중히 여기며 살았다.

당시 도스토옙스키는 스물여덟 살이었다. 이 도스토옙스키의 '마지막 5분'을 마음속 깊이 새기면서 반년 만에 늘어난 27kg의 체중을 석 달 만에 다시 정상으로 되돌려놓은 사람이 있다. 슈퍼모델 한 양으로 그녀 역시 스물여덟 살이었다.

그녀의 첫인상은 함께 온 50대 초반의 엄마보다 더 늙고 더 뚱뚱해 보였다. 반년 만에 몸무게가 27kg이나 늘어났고 우울증에 시달린 탓이었다. 게다가 맹장 수술을 한 자리에서 물이 쉬지 않고 흘렀고 복부 또한 많이 부어올랐다. 임산부나 다름없었다. 몸매로 밥벌이를 하는 모델로서는 사형선고를 받은 거나 다름없었다.

그녀는 키 178cm, 몸무게 58kg으로 브라질 출신의 세계적인 슈퍼모델 지젤 번천과 비슷한 체격이었다. 여섯 살 때부터 아역 배우로 이름을 날린 그녀는 중학교에 들어갈 때 이미 키가 165cm가 넘었다. 일 년이 지나자 170cm가 돼 성인 역을 맡기도 했다. 중학교 3학년이 되자 키가 178cm로 너무 커서 배우 활동을 하기에는 어려움이 많았다. 모델로 직업을 바꿨다. 얼굴도 예쁘고 몸매도 뛰어난 데다가 연기 경험과 지명도 덕분에 단숨에 국제무대에서도 인기 있는 모델이 되었다.

6개월 전, 아랫배가 몹시 아파서 병원에 갔더니 맹장염이라고 했다. 수술을 받았는데 수술한 자리에서 진물이 계속 흘렀다. 마치 몸속에 샘이 생긴 듯했다. 병원 치료를 계속했지만 샘에서는 물이 쉬지 않고 나왔다. 할 수 없이 배에 붕대를 칭칭 감고 다녔다. 그러자 복부가 부어올라 점점 모델로서는 치명적인 상황으로 몰렸다.

임산부 모델이 제격인 몸매가 되자 주위에서는 '임신했나 봐'라고 수군거렸다. 점점 더 무대에 서는 일이 불가능해졌다. 20대의 젊은 여자가, 그것도 몸매로 먹고사는 모델이 이런 체형이 된 것은 골프 황제 타이거 우즈가 골프채 없이 골프장에 서 있는 격이었다.

물을 마시지 않으면 배에서 물이 거의 나오지 않았다. 그렇다고 물을 마시지 않고 살 수는 없는 노릇이다. 거의 물만 마셨는데도 체중은 엄청나게 늘었다. 마치 몸이 부풀어 오른 듯, 고무풍선에 바람을 넣은 모습이 되었다. 체중이 6개월 만에 27kg이나 늘어났다. 이제는 모델 일을 하느냐 마느냐의 문제가 아니었다.

정신신경과에 갔더니 스트레스가 원인이라고 했다. 처방받은 약을 다 먹어도 샘에서는 물이 그치지 않았다. 다급해진 그녀는 국내에서 최고로 권위 있는 병원을 찾았으나 결과는 차이가 없었다. 여러 곳을 찾아다니고 미국의 병원에도 가봤지만 마찬가지였다. 맹장염 수술 자리에서는 계속 물이 나오는데도 모든 종합검진 결과는 항상 '이상 없음'이었다.

그녀는 모친과 같이 여러 곳을 다녔다. 점치는 곳에 가서 비싼 부적도 사고 무당의 말을 따라 굿을 하기도 했다. 명상 센터에도 다니고 기도원에도 갔다. 참선방에도 가고 최면요법도 받았다.

그러나 여전히 배에서는 물이 나왔다. 그 바람에 심한 우울증까지 왔다. 이대로 치료도 못하고 죽는 꿈까지 자주 꾸었다. 모든 영광은 사라지고 이제는 죽은 목숨이 된 것 같았다.

소화도 안되고 생리 불순도 심했다. 잠도 못 자고 운동도 못하고 아프지 않은 데가 없었다. 평소 잘 먹고 잘 자고 아픈 곳 없고 운동도 많이 하고 남들과 잘 지냈는데……. 수술을 하고 나서 수술 자리에 생긴 샘이 그녀를 지옥에 빠트린 것이었다.

더 큰 충격은 아무도 그녀를 반기지 않고 관심을 두지 않는다는 사실이었다. 6개월 전에는 길을 가거나 식당에 가도 많은 사람이 자기에게 시선을 집중하는 것을 느낄 수 있었는데 이제는 남자들도, 여자들도 그녀에게 다가오지 않았다. 오히려 뚱뚱하고 늙어 보이는 그녀를 업신여기고 우습게 봤다.

"잘난 체하더니 벌 받았지."

"이제 세상맛을 알겠네."

"죽을병에 걸렸대."

별의별 소리가 다 들렸다. 그녀로서는 딱 반년 만에 세상의 비정함과 냉정함을 뼈저리게 체험하게 된 것이다.

"얘가 수술한 뒤로는 거의 오줌을 누질 않아요."

나와 이야기를 나누는 딸을 안쓰러운 눈초리로 쳐다보던 그녀의 엄마가 말했다.

사람은 누구나 2~3일간 소변을 보지 못하면 방광에 문제가 생긴다. 그런데 아프리카를 종단하는 마라톤 선수들은 물을 많이 마시지만 거의 소변을 보지 않는다. 달리면서 흘리는 땀으로 수분이 증발하는 바람에 방광을 통해 나갈 소변이 없어지기 때문이다. 그러고 보면 한 양과 마라톤 선수는 닮은 데가 있었다. 그녀는 물이 맹장 수술 자리로 나갔고 마라토너는 물이 피부로 나갔다.

나는 그녀에게 소변이 잘 나오지 않을 때 쓰는 팔정산八正散을 처방했다. 팔정산은 구맥, 대황, 목통, 편축, 활석, 치자, 차전자, 감초 등 청열이습淸熱利濕시키는 허브 8가지에 등심燈心(골풀이라고도 불리는 등심초의 속)을 넣어 인체 기능을 정상적으로 가동시키는 처방이다.

여기서 '청열'이란 열熱을 맑게 하는 것을 말한다. 열도 인체에 좋은 열, 나쁜 열이 있다. 추운 날 몸을 따뜻하게 하는 열은 좋은 것이고, 뜨겁고 무더운 날 몸을 더 뜨겁게 하는 열은 나쁜 열이다. 체온과 조화를 이뤄 기운 순환을 시키는 것을 '청열'이라 한다. 그리고 '이습'은 방광이 제대로 작동해 수분 배설을 하도록 돕는 것이다. 소변이 막혀 나오지 않거나 방울방울, 찔끔찔끔 나올 때 청열이습을 하면 소변이 폭포처럼 시원하게 쏟아진다.

팔정산은 불교의 팔정도八正道에서 '팔정'을 따온 것이다. 석가모니가 보리수나무 아래에서 깨닫고 처음 설법한 것이 팔정도다. 팔정도는 해탈에 이르는 8가지 수행법을 말한다.

한 달쯤 지나자 그녀의 배에서 더는 물이 나오지 않았다. 다시 한 달이 지나자 상처가 깨끗이 아물고 부어 있던 배가 홀쭉해졌다. 평소 살을 빼려고 이뇨제를 자주 먹던 그녀는 신장 기능이 약한 데다가 수술을 하면서 항생제를 쓰는 바람에 방광 기능에 이상이 왔다.

방광이 막히자 소변이 맹장 자리로 나온 것이다. 그동안 방광이 아닌 맹장 수술을 한 자리로 소변을 본 셈이었다.

나는 신장 기능을 좋게 하는 허브를 처방해주었다. 불과 석 달 만에 정상적인 몸이 되었다. 그동안 숱한 일을 겪으면서 그녀는 자신이 살아온 날을 곱씹어봤다.

어릴 적부터 미모와 인기, 재력을 다 거머쥔 그녀는 교만의 늪에 빠졌었다. 키 작은 사람을 보면 '난쟁이 똥자루만 한 게'라고 했고, 못생긴 여자를 보면 '저런 얼굴로 왜 살지?'라고 했다. 뚱뚱한 사람, 특히 뚱보 여자를 보면 '저런 게으른 인간, 자기 몸 하나 관리 못하는 게 세상을 어떻게 살아'라고 비웃었고, 가난한 사람을 보면 '머리가 나쁘면 게으를 수밖에'라고 조롱했다.

그런데 6개월간 지옥 같은 생활을 경험하자 세상을 보는 눈이 달라졌다. 하늘에서 찬란히 빛나는 별도 한순간 별똥별이 되어 지상으로 떨어진다는 사실, 그리고 그 별은 보잘것없는 돌멩이일 뿐이라는 사실을 깨달았다.

사람들이 좋아한 것은 자신의 껍질일 뿐 아무도 그녀의 영혼에는 관심이 없었다는 것도 알게 되었다. 아무리 노력해도 가난하게 사는 사람들, 아무리 노력해도 뚱뚱한 여자들, 지능이 모자라게 태어난 사람들, 외모가 못나게 태어난 사람들 등 다양한 사람이 모여 세상을 이루고 있음도 알았다. 이제는 뚱뚱한 사람도, 못생긴 사람도, 가난한 사람도 이해하고 배려하고 사려 깊게 생각하는 마음을 갖겠다고 말했다. 그러면서 내가 이야기해 준 도스토옙스키의 '마지막 5분'을 가슴 깊이 새기겠다고 했다.

2 —
현대병 낫게 만든 약초꾼 생활

한약방이 있던 강원도 인제군 상남면은 설악산과 오대산 중간에 있는 아주 깊은 오지마을이다. 1983년 처음 한약방을 차릴 때만 해도 이곳은 면 소재지인데도 승용차가 한 대도 없었고 화물차가 몇 대 있었지만 전국을 돌아다니며 장사하느라고 마을에서는 보기 힘들었다. 또 점봉산-구룡령-오대산 비로봉-계방산으로 이어지는 백두대간의 서편 산중이어서 방태산(1,435m)을 중심으로 구룡덕봉(1,338m), 개인산(1,444m), 점봉산(1,424m), 가칠봉(1,165m) 등 1,000m가 넘는 고봉만 20여 개에 달하는 산골 중의 산골이다.

『정감록』에는 이곳의 삼둔오가리를 피장터(난을 피해 숨을 만한 곳)라 적고 있다. 즉 물(홍수와 흉년), 불(전염병), 바람(전쟁)의 세 가지 재난이 들어오지 않는 곳(三災不入之處)이란 뜻이다. 삼둔오가리는 살둔, 월둔, 달둔과 아침가리, 적가리, 곁가리, 명가리, 연가리이다. '둔遁'이란 산골 안의 너른 땅을, '가리'란 깊은 계곡에서 밭을 일굴 만한 터를 가리킨다. 이처럼 오지 중의 오지마을이지만 깨끗한 물과 맑은 공기, 그리고 개인약수, 방동약수, 삼봉약수 등 약수가 곳곳에 자리 잡고 있다 보니 도시에서 불치병 환자들이 많이 찾아왔다.

'연대장급 여인'들에게 공인받은 허리 힘

개인산 중턱에서 약초를 캐며 화전을 일구며 살아가는 50대의 박 상사도 그런 유의 사람이다. 상사로 제대한 그는 대전에서 큰 사업을 하다가 고혈압, 당뇨, 알코올성 지방간 등으로 고생하던 중 이곳을 찾아왔다가 아예 눌러살았다.

박 상사가 이곳에 온 것은 1984년 11월의 어느 날이었다. 그날도 어김없이 눈이 내렸고 몹시 추웠다. 이곳 산골마을은 11월이면 겨울이다. 마치 사계절 가운데 여름과 겨울 두 계절만 있는 것처럼 느껴진다. 도회지 사람들이 단풍놀이를 한다고 법석 떨 때 이곳의 아낙네들은 김장을 서두른다. 또 경기도 양평이 전국 최하 기온을 기록할 때 이곳은 그보다 5~6도 낮은 기온을 보이기 일쑤다.

한약방 앞에 쌓인 눈을 치우고 점심을 무엇으로 요기할 것인지를 궁리하고 있는데 등산객 차림의 한 남녀가 한약방 안으로 들어섰다. 행색을 보니 아파서 찾아온 사람 같지 않았고 등산객은 더욱 아니었다. 남자는 도망다니는 사람처럼 무척 경직된 얼굴이었고 여자 또한 극도로 긴장한 표정이었다. 남자는 50대 초반, 여자는 30대 중반으로 보였다. 누가 보기에도 말 못할 사연이 있는 사람들 같았다.

두 사람은 미산으로 가는 길을 물었다. 한약방에서 미산까지는 약 13km로 완행버스가 하루 한 차례 운행했다. 오후 6시 20분 미산 종점에 도착해서 다음 날 새벽 7시에 출발하는 버스가 유일한 교통수단이었다. 나는 버스가 오려면 한참 기다려야 하니 한약방에서 몸을 녹이라고 했다. 잠시 후 말없이 앉아서 몸을 녹이던 두 사람은 그냥 걸어가겠다면서 자리에서 일어났다.

훗날 들어서 안 사연이지만 두 사람은 한약방을 나서서 가게에 들러 쌀 두 말과 소금 한 되를 샀다. 갖고 있던 돈을 모두 털었으나 그것밖에 살 수 없었다고 한다. '쌀 두 말과 소금 한 되'는 두 사람이 그해 겨울을 나야 할 양식의 전부였다. 돈도 없으면서 왜 쌀을 샀을까 의아해하는 사람도 있겠지만 쌀은 지구상에 있는 식품 중 가장 완벽한 음식으로 쌀만 먹어도 영양실조 없이 여러 날 건강하게 살 수 있음을 박 상사는 군대 생활에서 터득한 것이다.

그는 화천, 양구, 인제 등 최전방의 특수 부대에서 직업군인 생활을 했다. 부모에게 물려받은 땅이 개발되는 바람에 큰돈을 만지게 되자 제대하고 사업가로 변신했으나 그 역시 졸부들의 필수 코스를 거치면서 건강이 극도로 나빠졌다. 골프를 치고 저녁마다 룸살롱에서 술자리를 갖다 보니 체중이 불어났고 고혈압, 당뇨, 알코올성 지방간으로 고생하기 시작했다.

몇 년이 지나자 유산으로 하는 사업 대부분이 그러하듯 그의 사업도 힘들어지더니 부도가 나고 말았다. 설상가상으로 결혼 생활에도 금이 가기 시작했다. 발기불능이 찾아온 것이다. 간 기능이나 신장 기능이 약해지면 발기불능이 찾아온다. 만약 발기불능이 오지 않는다면 더 무서운 질병이 닥친다. 발기불능은 몸에 더 큰 이상이 오기 전에 정신 차리라는 하늘의 경고인 것이다.

군에 있을 때만 해도 그의 부부 생활은 늘 신혼생활 같았다. 무엇보다도 그는 허리 힘이 가공할 정도로 좋았다. 며칠씩 산악 훈련을 받다가 집에 돌아오면 아내는 말없이 이부자리부터 폈다. 남편과의 잠자리가 '죽음' 그 자체였지만 아내는 남편이 돌아오는 시간에 맞춰 목욕하고 미장원 가고 제일 좋은 옷으로 맵시를 냈다.

박 상사는 전방 지역의 '연대장급 여인'들에게 고수로 공인받은 남자였다. 여기서 '연대장급 여인'이란 연대 병력에 달하는 많은 남자들과 깊은 정을 나눈 여인을 말하는데, 대체로 천 명 이상의 남자를 겪은 여인에게 이 칭호를 수여했다. 사회적, 윤리적으로 비난받을지 모르지만 적어도 그 사회에서는 미국 대통령이나 노벨상 수상자에 못지않은 찬사로 평가받았다.

물론 박 상사의 아내도 남편의 바람기에 속을 끓인 일이 한두 번이 아니었다. 허리 힘이 좋다는 소문에 '연대장급 여인'들은 물론 '중대장급 여인'들조차 박 상사를 탐낸 것이다. 이 여인들은 박 상사와의 잠자리에서 '작은 죽음'을 겪지만 그래도 그런 기회를 늘 탐내곤 했다.

그러던 박 상사가 발기불능으로 예쁜 여자를 봐도 아무런 느낌이 없을 정도이니 부인과의 잠자리가 뜸해질 것은 뻔했다. 그러자 남편을 대하는 아내의 태도가 달라지면서 잔

소리가 늘기 시작했다. 허리 힘이 좋던 시절에는 감히 상상도 할 수 없는 일이었으나 그로서는 어찌할 방도가 없었다. 양약이든 한약이든 건강보조식품이든 발기불능에 좋다는 것은 모두 구해서 물 마시듯 먹었지만 소용이 없었다. 결국 사업은 거덜 나고 빚에 쪼들리면서 몸은 몸대로 지치고 가정은 엉망진창이 되고 말았다. 행운은 항상 악마와 함께 온다는 사실을 그는 파산한 뒤에야 깨달은 것이다.

무인도에 혼자 떨어진 사람처럼 오갈 데 없는 신세가 된 그의 곁에는 오직 한 사람만이 남았다. 한약방을 함께 찾은 여인이었다. 그녀는 박 상사의 부인과 '언니, 동생' 하며 지내면서 박 상사를 '형부'라 부르던 여인이었다. 박 상사가 모두 홀홀 털어버리고 야반도주하다시피 집을 나섰을 때 기꺼이 동행했다.

박 상사는 군대 시절을 보낸 강원도로 그녀와 함께 발걸음을 옮겼다. 그러다가 인제 시외버스 터미널에서 우연히 군대 시절 동료를 만났는데 그의 딱한 사정을 들은 동료가 개인산에 문중 땅이 있다면서 거기서 살도록 해주어 찾아오게 된 것이다.

인체의 놀라운 환경 적응력

한약방에서 미산까지 걸어서 가려면 두 시간은 족히 걸린다. 지금은 도로가 넓어지고 포장되어 있지만 그때는 비포장 산길이었다. 칼바람 불고 눈 덮인 내린천 계곡을 따라 그 길을 걸어서 가는 것은 이곳 사람들에게도 쉽지 않은 일이었다. 하지만 두 사람은 선택의 여지가 없었다. 오직 동료가 말해준 개인산 문중 땅을 찾아가야만 했다.

미산의 버스 종점에 있는 가게에 도착하여 동료가 말한 문중 땅이 어디에 있는지를 물었다. 가게 주인에게서 "그 땅은 5년만 잘 가꾸면 큰 부자가 되는 땅이야"라는 말을 듣자 두 사람은 다소 마음이 놓였다. 가게에서 잠시 몸을 녹인 뒤 다시 길을 나섰다. 개인산 쪽 길로 5km쯤 걸었더니 가게 주인이 말한 귀틀집이 보였다. 다 쓰러져가는 집이었지만 두 사람에게는 천당처럼 반가웠다.

주위는 벌써 어두워졌다. 한약방을 나선 것이 오전 11시쯤이었으니 반나절을 꼬박 걸은 셈이다. 두 사람은 촛불을 켜고 솔가지를 주워 아궁이에 불을 지폈다. 불을 때자 연기가 방 안에 자욱했다. 오랫동안 사람이 살지 않았는지라 들쥐가 드나들면서 여기저기 구멍을 뚫어놓아, 그 틈으로 연기가 들어온 것이다. 박 상사는 졸음이 오는 것을 참으며 연기가 빠지기를 기다렸다. 군대 생활을 통해 빈집에 불을 지피고 잘 때 조심해야 한다는 것을 알기 때문이었다.

장작 연기가 방 안에 스며들 때 잠들면 연기에서 나오는 독가스 때문에 대단히 위험하다. 만일 장작 나무가 밤나무라면 죽을 수도 있다. 밤나무에서 나오는 연기는 연탄가스만큼 무섭다. 한국전쟁 때 인민군이 민가에 내려와 산골의 순박한 여인들에게 총부리를 들이대면 여인들은 연기가 스미는 방으로 그들을 안내했고 밤나무 장작을 때워 구들장을 따뜻하게 했다. 다음 날 아침 인민군들은 전부 시체가 되어 있었다.

연기가 빠지고 난 뒤 두 사람은 옷을 잔뜩 껴입고 부둥켜안은 채 잠을 청했다. 다음 날 잠에서 깬 것은 오전 10시경이었다. 잠을 더 자고 싶었지만 지붕 틈새로 파고드는 강한 햇빛에 눈이 부셔 그만 일어나야 했다. 겨울철 깊은 산속에서는 오전 10시경에 해가 들고 오후 3시경이면 해가 진다. 그래서 산골에서는 하루에 두 끼만 먹는다.

서둘러 아침밥을 지었다. 밥상에는 고소한 냄새를 풍기며 기름이 잘잘 흐르는 하얀 쌀밥과 소금이 놓였다. 다른 반찬은 하나도 없었지만 어느 산해진미나 진수성찬도 대신할 수 없는 꿈의 식사였다. '시장이 반찬'이란 말처럼 어제 점심과 저녁을 거른 두 사람은 아주 편안한 마음으로 식사를 했다.

참으로 오랜만에 맛보는 편안함이었다. 그동안 박 상사는 뭇 사람들에게 시달리면서 머릿속에는 온갖 잡념이 개미 떼와 진딧물처럼 우글거렸다. 돈을 줄 사람, 받을 사람, 은행 대부계 직원, 돈 떼먹고 도망간 부하 직원, 망했다고 펄펄 뛰는 처갓집 식구들, 목숨을 나눈 전우라며 간도 빼줄 듯하다가 부도가 나자 코빼기도 비치지 않는 친구들, 평생 동지라며 살갑게 굴다가 아예 전화조차 받지 않던 골프 친구 등이 머릿속을 꽉 채우고 있었다. 머릿속이 온통 미운 사람들뿐이었다. 그가 최근 살아온 세월은 증오의 바다에 빠져 허우적거린 시간이었다. 물론 그 바다는 자신이 만든 것이었다.

식사를 마치자 머릿속에 있던 그 많던 개미 떼, 진딧물들이 빠져나가고 부챗살처럼 펼쳐진 눈 덮인 산의 절경이 한눈에 들어왔다. 개인산의 장대한 능선과 침석봉(1,320m), 숫돌봉(1,104m)의 절경이 아름답게 느껴졌다.

두 사람은 산으로 올라갔다. 깊은 산속이니 더덕이라도 있지 않을까 싶었다. 두 사람이 아는 산나물이라고는 더덕이 전부였다. 다른 산나물은 먹을 수 있는 것인지 독초인지 몰랐기에 캘 엄두도 내지 못했다. 산은 이미 꽁꽁 얼어붙어 있었고 눈이 무릎 높이만큼 쌓여 있었다. 두 사람은 양지쪽을 골라 다니며 더덕을 찾았다. 한참을 헤맨 끝에 말라비틀어진 더덕 줄기를 찾아 그 뿌리를 캤다. 캤다기보다는 보물을 발굴하듯 파헤쳤다는 표현이 더 적절할 것이다.

그날 이후 두 사람은 아침을 먹고 나면 산에 올라가 더덕을 찾았다. 종일 돌아다녀도 몇 뿌리를 캐는 게 고작이었다. 쌀은 봄볕에 눈 녹듯 금방 줄어들었다. 박 상사는 밥을 적게 먹기로 했다. 여인은 소화가 안된다는 핑계를 대며 누룽지만 긁어먹었다. 결국 허기진 채 산속을 돌아다니다가 쓰러진 것이 한두 번이 아니었다. 하지만 어느 정도 시간이 지나자 박 상사는 기운을 내는 데 많은 음식이 필요한 게 아니라는 것을 깨달았다. 적게 먹고도 기운을 잃지 않았다. 환경에 적응하기 시작한 것이다. 하루에 세끼를 꼬박 찾아 먹던 사람은 한 끼만 걸러도 배가 고프지만 하루 한 끼나 두 끼 먹기를 오랫동안 하다 보면 그에 적응하는 게 인체이다. 박 상사는 먹고 싶은 양의 절반쯤 먹고 평소보다 두 배 일했다.

한 달이 지나자 쌀 소비량은 절반 이상 줄어들고 그 대신 더덕은 수십 뿌리가 쌓였다. 그러면서 몸에서는 상상할 수 없는 변화가 일어났다. 새벽에 잠에서 깰 때마다 하반신이 묵직해진 것이다. 정말 놀라운 일이었다. 지난 몇 년간 그런 감각이나 느낌이 전혀 없었기에 더욱 놀라웠다. 단지 한 달 정도 산속에서 살았을 뿐인데, 전성기의 박 상사로 부활하다니……. 그날 이후 오누이로만 지내던 박 상사와 여인은 하늘 아래 가장 만족한 남녀로 거듭났다.

산속 생활 4개월 만에 모든 병이 낫다니

두 사람은 더욱 열심히 산을 다니며 더덕을 캤다. 쌀이 바닥날 무렵에는 그동안 캔 더덕이 10kg을 훨씬 넘겼다. 두 사람은 더덕을 장에 가서 팔고는 쌀 서 말과 자반고등어 다섯 손, 그리고 비누, 치약 등 일용품을 구입했다. 자연산 더덕은 밭에서 재배하는 더덕보다 훨씬 고가로 쳤는데, 특히 겨울철에 캔 더덕은 높은 가격을 받았다.

여러분은 두 사람이 왜 자반고등어를 열 마리씩이나 구입했는지 의아할 것이다. 산중에서 생활하다 보면 자반고등어가 제일 그리워진다. 동물성 단백질이 부족해지면 고기가 먹고 싶어지는 소증素症이 생기면서 신경질, 짜증 등을 부리게 된다. 선방에서 조용히 지내는 스님들은 예외이지만 겨울철에 땀 흘리며 일하는 사람들은 동물성 단백질, 특히 자반고등어가 필수 음식이다. 실제로 이때 먹는 자반고등어는 산삼보다 훨씬 귀중한 식품이 된다. 동물성 단백질 부족으로 소증이 생길 때는 식물성 단백질을 아무리 많이 먹어도 소용없다. 인체에 아미노산이나 비타민이 필요하듯 동물성 단백질이 꼭 필요하다.

그날 저녁 두 사람은 군불을 때고 남은 숯불을 화로에 담고 그 위에 석쇠를 올려놓고는 자반고등어를 구웠다. 기름이 잘잘 흐르는 하얀 쌀밥에 소금 반찬만 먹어도 세상에 부러울 게 없었는데 자반고등어를 곁들이니 온 세상이 내 것 같았다. 특히 소나무 장작 숯불에 구운 고등어는 맛도 특별할뿐더러 '송염 고등어'라 하여 죽염 고등어보다 한 수 높은 건강식품이기도 했다.

100일이 지나자 박 상사는 비로소 마음의 여유가 생겨 주위에 사는 마을 사람들과 인사를 나누었다. 주위 사람이라야 가까운 곳이 1km이고 먼 곳은 십 리가 넘었다. 가장 가깝게 지내면서 큰 스승으로 모신 사람은 '인간 택배'라 불리는 75세의 김 노인과 '다람쥐 영감'이라 불리는 70세의 박 노인이었다. 그는 두 노인에게 깊은 산속에서 생존하는 기술을 배웠다. 특히 토끼 잡는 법을 가르쳐준 김 노인 덕택에 하루 두세 마리의 토끼를 잡을 수 있었다.

김 노인은 젊었을 때 콩이나 팥, 수수와 같은 곡식이나 고추, 약초 등을 지게에 짊어지고 양양, 주문진의 장터에 내다 파는 일을 했다. 돌아올 때는 마을 사람들이 부탁한 소금이나 혼숫감, 생필품, 가마솥, 연장 등을 운반했고 생선이나 미역 등 해산물을 가져와 팔기도 했다. 하지만 단순한 등짐장사가 아니었다. 예컨대 이곳에서 주문진까지는 180리 길인데, 김 노인은 지게에 콩, 팥 등 잡곡을 한 가마(80kg) 지고 험한 산길로 이틀 만에 갔다. 평지에서는 보통 두세 가마를 지는 힘센 장사였다. 그러다가 1960년대에 들어와 트럭이 등장하면서 여느 노인들처럼 화전민 생활로 돌아왔다.

몸이 작고 마른, 원숭이 같은 체형의 박 노인은 일흔의 나이에도 얼마나 빠른지 토끼나 노루를 맨몸으로 달려가 잡았고 높은 잣나무에 올라가 잣을 따는 데는 청설모보다 한 수 위였다. 그래서 마을 사람들은 그를 '다람쥐 영감'이라 불렀다. 힘도 장사였다. 언젠가 방태산의 깃대봉과 배다른석 사이의 넓은 갈밭 평원에서 거의 100근이나 되는 당귀를 캐서 혼자 짊어지고 내려와 사람들을 놀라게 했다.

박 노인은 산속의 오래된 너와집에 살았다. 방 안에 호랑이를 막는 보호대가 가로놓여 있을 정도로 깊은 산중이었다. 집 앞에는 수십 년 묵은 돌배나무가 있었다. 마을 사람들이 산속에 혼자 사는 노인이 안쓰러워 마을로 내려와 살기를 청해도 그는 며칠을 넘기지 못하고 산속 너와집으로 되돌아가곤 했다.

틈날 때마다 두 노인에게 산속에서 살아가는 요령을 배운 박 상사는 더욱 열심히 일했다. PVC 절연체가 덮혀 있어서 그렇게 불렀는지는 잘 모르겠지만, '삐삐선'이라고 불리던 군용 전화선을 이용하여 산속 여기저기에 올가미를 설치하고 또 그 올가미를 살피면서 종일 더덕을 찾아다녔다. 대체로 하루에 토끼 한두 마리와 더덕 대여섯 뿌리를 캤는데, 토끼 잡는 요령이 늘자 이젠 토끼 수입이 더덕 수입을 앞질렀다. 개인산에 온 지 4개월이 채 안 되었건만 두 사람은 밥을 실컷 먹을 수 있었고 장날에는 자반고등어를 한두 손씩 사다가 먹었다. 저축은 꿈도 못 꾸지만 끼니 걱정은 하지 않았다.

어느 날 마을 이장으로부터 오지마을을 도는 무료 진료반이 온다는 연락이 왔다. 검사 결과는 놀라웠다. 지방간, 고혈압, 당뇨 등이 전부 없어졌다고 했다. 정말 믿기지 않았다. 수년 동안 그렇게 고생하면서 많은 돈을 들여 치료해도 낫지 않았는데, 단 4개월 만에 낫다니……. 병이 없어지자 피로와 짜증도 사라졌다. 몸의 기운이 막히면 피로를 느끼고 마음의 기운이 막히면 짜증이 난다. 피로와 짜증은 막힘을 열라는 신호이다.

약보다 원인부터 제거하라

그럼 지방간, 고혈압, 당뇨 등을 고치려면 박 상사처럼 쌀밥과 소금, 자반고등어를 먹어야 할까? 사실 박 상사의 고혈압, 당뇨, 지방간, 발기부전 등은 술을 많이 마시고 두뇌만을 쓰는 도시 생활자에게 전형적으로 나타나는 질병이다.

박 상사는 거액을 들여 비아그라 같은 양약과 해구신 따위의 식품을 사 먹었지만 하반신은 계속 시베리아의 동토 지대나 다름없었다. 원인을 그대로 놔둔 채 약으로 해결하려는 것은 격화소양隔靴搔癢이나 다름없다. 구두를 신은 채 아무리 가려운 발을 긁어도 시원해지지 않는 법이다. 그런데도 도시 사람들은 굴뚝을 막은 채 장작불을 때우면서 연기가 난다고 장작만을 나무라고 있다.

현대병은 글자 그대로 현대라는 시대가 만든 병이다. 지구에 인류가 출현한 것은 지금으로부터 300만 년 전이다. 그때부터 인류는 진화해오면서 외부의 독이 몸에 들어오면 스스로 해독하도록 정교한 면역체계를 갖췄다. 콜레라, 페스트 등 급성 전염병 때문에 엄청나게 많은 사람이 죽은 몇몇 경우를 제외하고는 대체로 병을 극복하면서 진화해왔다. 즉 자연에 적응하면서 살아온 것이다.

그런데 지난 100년간 문명이 급속도로 발달하면서 인간은 거꾸로 자연을 문명에 적응시키려고 애썼다. 그러자 우리 몸속의 유전인자는 이 새로운 변화에 대응하지 못하고 혼란을 겪기 시작했다. 고혈압, 당뇨, 간경변, 신부전증, 암 등은 우리 몸에 있는 유전인자 속의 면역체계가 별안간 닥친 '현대'라는 돌발상황에 적응하지 못해서 생긴 질병이다. 따라서 이 병을 치료하려면 '현대'라는 원인부터 제거해야 한다. 박 상사의 병이 나은 것은 그것을 매미가 허물 벗듯 훌훌 털어버린 덕분이었다.

봄이 되자 영원히 남아 있을 것 같던 침석봉, 숫돌봉의 눈이 녹으면서 방태산, 개인산의 눈들도 사라졌다. 겨우내 앙상하던 나뭇가지에도 새싹이 움트기 시작했다. 이때부터 박 상사와 여인의 손길은 더욱 분주해졌다. 눈밭을 헤치고 가장 일찍 나오는 얼레지를 시작으로 곰취, 나물취, 미역취, 보금취, 머늘취, 돌미나리, 두릅, 고비, 참나물 등 이루 헤아릴 수 없이 많은 산나물을 뜯으러 온종일 산속을 헤집고 다녔다.

산이 높고 골이 깊으면 산나물이 많다. 특히 방태산과 개인산, 점봉산 산자락에는 값비싼 산나물이 지천으로 널려 있어 한 마대를 꽉 채우는 데 한두 시간이면 족했다. 두 사람은 생나물을 장에 내다 팔고 조금 시기가 지난 것들은 삶아서 묵나물(뜯어서 말렸다가 이듬해 봄에 먹는 산나물)을 만들었다.

산에 올라가서 종일 나물을 캐다가 집에 오면 여한 없는 잠자리를 하고 깊은 잠에 빠져들었다. 두 사람은 다툴 일도 없었고 그럴 시간도 없었다. 또 남의 말을 할 틈도 없었다. 신문이나 라디오, 텔레비전이 없으니 세상이 어떻게 돌아가는지 알 수도 없었고 알 필요도 없었다. 이웃 사람들 역시 하나같이 바빠서 만나 이야기를 나눌 틈도 없었다.

나물철에 이어 약초철이 되자 두 사람은 약초 채집에 열중했다. 처음에는 어느 것이 약초이고 독초인지를 구별하기 힘들었다. 또 어느 부위를 어떻게 캐야 하는지도 몰랐다. 그래서 두 사람은 처음에는 약초 캐는 노인들을 따라다녔고 저녁을 먹고 나서 다시 노인들을 찾아가 약초에 대해 귀동냥을 했다. 약초인지 독초인지 잘 분간이 가지 않을 때는 그 액즙을 내서 목이나 허벅지에 발라보면 독초는 가렵거나 따끔한 통증 반응이 온다는 것도 알았다. 그래도 의심스러우면 혀끝에 발라봐서 톡 쏘거나 화끈거림, 고약한 냄새가 나면 독초가 틀림없다고 했다.

그가 방태산을 오르내리면서 캔 약초는 당귀, 황기, 작약, 백지, 길경, 자초, 만삼 등이었다. 캔 약초 중에서 큰 것은 장에 내다 팔고 어린 것들은 마을 노인의 가르침대로 밭에다가 심었다.

방태산, 특히 그 1,000m 능선은 그야말로 당귀밭이다. 당귀는 기린면의 당귀를 '기린당귀'라 하여 제일 상품으로 치지만 이 당귀는 방태산에 있던 것을 옮겨 심은 것이다. 작약은 산에서 자란 것을 산작약, 밭에서 재배한 것을 백작약이라 한다. 특히 강원도에서 자라는 자연산 작약을 '강작약'이라 하여 으뜸가는 작약으로 손꼽았다. 백작약의 뿌리는 쌍화탕의 주재료인데, 옛날 왕들이 복용하던 궁중쌍화탕에 쓰인 작약이 바로 강작약이다.

해가 바뀌고 박 상사의 산중 생활이 2년을 넘겼다. 어느 날 잠자리에서 일어나던 박 상사는 그만 다리에 힘을 줄 수 없어 주저앉고 말았다. 왼쪽 다리를 살펴봤더니 다리가 가늘고 차가웠다. 그리고 몹시 아팠다. 서둘러 홍천에 있는 종합병원을 찾아갔다. 진단 결과는 소아마비였다. 의사는 한 달간 입원해서 물리치료를 받아야 한다고 했다. 그래도 완치되는 것은 아니고 경과가 좋으면 절뚝거리고 다닐 수 있다고 했다. 순간 눈앞이 감감했다. 하루하루 산속에서 약초를 캐며 밭을 일구며 오직 몸뚱이 하나만으로 살아가는 처지인데 한 달씩이나 입원해 있어야 한다는 것도 그렇지만 영원히 불구가 된다는 말이 더욱 충격이었다.

그는 그냥 집으로 돌아와버렸다. 병원에 누워 물리치료를 받을 처지도 아니었지만 어쩐지 의사의 말이 미덥지 않았기 때문이다. 고혈압, 당뇨, 알코올성 지방간, 발기부전으로 고생할 때에도 의사의 말대로 수없이 많은 약을 먹었지만 조금도 달라지지 않았던 일이 떠올랐다. 하지만 다리는 점점 더 심하게 아팠다. 걸음조차 걷기 힘들었다.

도시의 정신노동자들이 불쌍하다

"아니, 이 나이에도 소아마비에 걸립니까?"

이튿날 나를 찾아온 그가 처음 내뱉은 말이었다. 그는 성인에게도 간혹 과로로 중풍 증세의 소아마비가 온다는 것을 모르고 있었다.

"이런 병도 고칠 수 있나요? 병원에선 불구로 살아야 한다는데……."

나는 감기 치료보다 쉽다고 했다. 그러자 다소 황당한 듯 혼잣말로 중얼거렸다.

"큰 병원에서도 고치기 어렵다고 하던데요."

물론 그럴 만도 했다. 큰 건물의 현대식 의료기관이 잘해봐야 불구가 된다는데 산골의 조그만 한약방에서 자신 있게 고친다니 믿지 못할 것은 당연했다.

나는 그에게 제2차 세계대전을 승리로 이끈 미국의 루스벨트 대통령 이야기를 해주었다. 잘 알려진 대로 루스벨트는 39세에 갑작스레 소아마비에 걸려 다리에 쇠붙이를 대고 고정시킨 채 휠체어를 타고 다녀야만 했다. 한창 왕성하게 활동하던 그로서는 너무나 큰 시련이 아닐 수 없었다. 깊은 절망감에 빠진 그는 외출하지 않은 채 방에만 갇혀 지냈다. 어느 날 며칠 동안 내리던 비가 그치고 하늘이 맑게 개었다. 그는 아내(엘리너)의 권유로 휠체어를 타고 정원으로 산책을 나갔다. 그때 아내가 말했다.

"비가 오거나 흐린 날 뒤엔 꼭 이렇게 맑은 날이 와요. 당신도 마찬가지예요. 당신은 뜻하지 않은 사고로 다리가 불편해졌지만 그렇다고 당신 자신이 달라진 건 아무것도 없어요. 지금 이 시련은 더 겸손하게 맡은 일을 열심히 하라는 하느님의 뜻일 거예요. 그러니 우리 조금만 더 힘을 내요."

"하지만 난 불구가 아니오. 당신을 더 많이 힘들게 할 텐데 그래도 당신은 날 사랑한단 말이오?"

"무슨 그런 섭섭한 말을 해요? 그럼 그동안 내가 당신 다리만 사랑했단 말인가요?"

아내의 말은 열등의식과 패배감에 사로잡혀 있던 루스벨트에게 새로운 용기를 주었다. 그 뒤 그는 예전보다 더 왕성한 활동으로 대통령에 연속해서 네 번이나 당선되었다. 한참 동안 내 말에 귀를 기울이던 박 상사가 돌연 중얼거렸다.

"그렇지, 입으로만 살던 루스벨트도 소아마비를 이겨냈는데 몸으로 사는 내가 못 고친다면 말이 안 되지."

거칠고 힘든 일을 열심히 하는 사람들은 누구나 마음속으로 큰 자부심을 품고 있다. 그들은 입이나 머리로 살아가는 누구에게도 못지않다는 자신감이 있다. 도시에서 정신노동에 종사하는 사람들 눈에는 그들의 생활이 하찮게 보일지라도 그들 눈에는 오히려 정신노동자들이 불쌍하게 보인다. 그리고 자신감이 생기면 어떤 병이든 절반 이상 치료된 것이나 다름없다. 그의 표정은 처음 들어올 때와는 전연 딴판이 되었다. 자신의 병을 고칠 수 있다는 자신감이 넘쳤고 표정도 밝았다.

나는 그의 위중委中과 장딴지를 사혈해주고 태충, 임읍, 삼음교, 현종, 족삼리, 음릉천에 뜸을 떴다. 그리고 허리에 부항을 붙였다. 위중이란 무릎 관절 안쪽의 가로금 가운데 맥이 뛰는 곳이며, 태충과 임읍은 발가락, 삼음교와 현종, 족삼리, 음릉천은 종아리 복사뼈와 정강이뼈 근처에 있다. 이 치료법은 소아마비뿐만 아니라 다리를 잘라내야 하는 버거씨병에도 효과가 있는 처방이다. 버거씨병은 다리를 지나가는 동맥이 막혀 생기는데, 불치병의 하나로 여겨 다리를 잘라내는 경우가 많다. 이에 비하면 소아마비는 고치기 힘든 병이 아니다.

나는 오래전 국내 최대의 단추공장을 하는 유 사장 등 버거씨병 환자를 고쳤는데 아직까지 재발했다는 이야기를 듣지 못했다.

부항과 사혈은 19세기까지 유럽에서 많이 쓰던 민간 치료법이다. 프랑스 영화 〈마농의 샘〉에는 죽어가는 이브 몽탕에게 부항을 붙이는 장면이 나오고, 미국 영화 〈대부 3〉에는 알 파치노의 조카가 폐렴으로 열이 오르자 부항을 붙이는 장면이 나온다. 특히 사혈은 혈액순환을 도와 병을 낫게 하는 효과가 있다. 기운이 뻗쳐 못된 짓을 하던 불량배가 칼침을 맞고 사경을 헤매다가 정상인으로 돌아오는 경우가 있는데, 바로 칼침이 사혈의 역할을 하는 경우이다. 남미 칠레의 남단에 있는 파타고니아 지방의 원주민들은 두통이 나면 머리에 구멍을 뚫어 해결했다고 하는데, 이야말로 가장 강력한 사혈법일 것이다.

나는 박 상사에게 쌍화탕에 해동피海桐皮를 넣은 한약을 처방해주었다. 쌍화탕의 '쌍雙'은 기와 혈, 음과 양을 말하며 '화和'는 조화를 말한다. 따라서 이 처방은 기와 혈이 다 같이 상했거나 성관계를 한 뒤 심하게 일했을 때나 큰 병이 난 후 기가 소진되어 땀이 저절로 흐를 때 쓴다. 처방은 백작약 9.37그램, 숙지황·황기·천궁 각 3.75그램, 계피와 감초 각 2.8그램, 생강 3쪽, 대추 2톨이다. 이때 주약인 백작약은 강원도에서 나는 강작약을 써야 제 약효가 난다.

해동피는 엄나무 껍질이다. 엄나무는 오갈피과의 낙엽교목으로 오동나무 잎을 닮았다고 해서 '해동'이라 불린다. 검은 회색을 띠는 껍질은 주로 다리 마비 등 통풍을 치료하는 데 쓰인다.

중풍 환자는 지팡이 짚지 마라

나는 박 상사에게 한약을 처방해주면서 영화 〈슈퍼맨〉의 주연 배우 크리스토퍼 리브의 사례를 들려주었다.

그는 1995년 경마대회에 참가했다가 말에서 떨어져 치명적인 척추 손상을 입었다. 다친 부위는 목과 두뇌를 지탱해주는 부위로 의사들 사이에서는 '교수형 죄수의 부상'이라 불리는 곳이었다. 그곳을 다치면 전신 마비 환자가 되고 '회복 불능'이란 판정을 내릴 수밖에 없기에 붙여진 이름이다. 하지만 일 년 뒤 그는 텔레비전 영화에 출연했고 「타임」 지 표지 모델로 등장했다. 회복 불능이라는 의료진의 판정에 굴하지 않고 열심히 운동한 결과였다. 정신은 멀쩡했기에 두뇌를 열심히 움직여 다리에 기운을 보냈다. 늘 다리를 움직일 수 있다고 생각하고 자신은 정상인이 될 수 있다는 신념을 가졌다. 그리하여 2002년에는 드디어 마비된 다리에 기운이 통해 다리가 움직이기 시작했고 최근에는 손가락과 발가락 일부도 움직일 수 있다고 한다. 그의 두뇌가 미국 의료진의 판단을 뭉갠 셈이다.

나는 박 상사에게 아무리 힘들더라도 지팡이를 짚고 다니지 말라고 했다. 중풍 환자들이 지팡이를 짚고 다니는 한 절대로 낫지 않는다. 지팡이에 의존하다 보면 불편한 다리에 기운을 보내지 않기 때문이다. 아무리 힘들더라도 지팡이 없이 걸어 다리에 기운을 보내야만 기가 통해 마비가 풀린다. 리브처럼 전신이 마비된 몸도 마음먹기에 따라 풀리는데, 걸어 다닐 수 있는 반신불수 환자는 이미 환자가 아니다.

박 상사는 여인의 도움 없이 지팡이를 짚지 않고 산을 다녔다. 수없이 넘어지고 굴렀다. 그런 모습이 안쓰러워 여인이 부축해주려고 할 때마다 그는 단호하게 뿌리쳤다. 얼굴과 몸에는 크고 작은 상처가 아물 날이 없었다. 그래도 그는 "입으로 사는 사람도 고쳤는데 몸으로 사는 내가 못 고치면 죽어야지" 하며 이를 악물고 산을 오르내렸다. 그는 자신이 먹을 쌍화탕에 넣을 해동피, 작약, 당귀, 천궁도 직접 캤다.

6개월이 지나자 다리에 오동통하게 살이 오르고 따뜻한 기운이 돌았다. 불구자로서 방 안에 처박혀 있을 줄 알았다가 완쾌되어 계속 산을 다닐 수 있게 된 그는 모든 것이 내 덕분이라며 고마워했다. 그러면서 한약방에 들릴 때마다 먹을 것을 가지고 왔다. 토끼, 바람표고버섯, 물찬 더덕, 산작약, 산나물 따위였다. 그 덕분에 나는 그해 겨우내 토끼 고기를 실컷 먹었다.

박 상사가 이곳에 온 지 5년 정도 지나자 그의 밭은 여러 가지 약초들로 꽉 들어찼다. 5년 전, 미산 종점 가게의 주인이 길을 가르쳐주면서 한 "5년만 잘 가꾸면 큰 부자가 되는 땅"이라는 말이 현실이 된 것이다.

3 —
저체중, 저혈압, 당뇨, 대장암을 한꺼번에 없애다

내 병든 채 가을을 보내려다

문득 일어나 붓을 놀리니

마치 오랫동안 틀어박혀 있던 용이

푸른 하늘에서 벼락을 내리치듯 하네

중국 송나라의 유명한 시인 육유陸游가 지은 『검남시고劍南詩稿』에 수록된 시의 한 구절이다. '청천벽력靑天霹靂'이란 사자성어의 어원이기도 하다.

저혈압, 저체중을 이겨내려면

정말 마른하늘에 날벼락을 맞은 여성 환자가 나를 찾아온 적이 있다. 서울에 있는 모 대학 학장으로 있는 60세의 최 교수였다.

어느 날, 배가 몹시 아파서 밤새 앓다가 119구급차에 실려 병원에 갔다. 차 안에서 정신을 잃었는데 의식이 돌아왔을 때에는 이미 수술이 끝난 상태였고, 30분만 늦었어도 저세상으로 갔다는 게 의사의 소견이었다. 대장암이 터져 복막염이 되고 패혈증이 온 것이다. 병원에서는 복막염, 패혈증을 치료하면서 대장암 수술까지 모두 끝냈다고 했다.

그녀는 두 달 전에 정밀검사를 받았을 때에는 키가 165cm, 체중 45kg로 모두 정상이었다. 암세포도 발견되지 않았다. 그런데 수술을 마치고 나서는 당뇨, 저혈압, 저체중으로 음식을 먹기조차 어려웠다. 몸무게도 39kg밖에 안 되었다. 항암치료를 받아야 하는데 체력이 워낙 약한 탓에 권하기 어렵다는 게 담당 의사의 진단이었다.

텍사스대학 교수로 있는 동생이 미국에 와서 치료를 받을 것을 권했다. 그런데 체력이 약한 게 가장 큰 문제였다. 우선 39kg으로 내려간 체중을 최소한 43kg으로 만들어야만 암 치료를 시도해볼 수 있는 상황이었다.

저혈압 치료는 서양 의학이 손 놓고 구경하는 분야 중 하나다. 고혈압보다 훨씬 치료가 어렵다. 저체중도 마찬가지다. 항생제 의학인 현대의학이 맥을 못 추는 분야이기도 하다. 당뇨병도 당뇨약만으로는 근본 치료가 안 된다. 그러니 세계 최고의 암 병원이라도 용·빼는 재주가 없겠다는 게 그녀의 생각이었다.

내가 그녀에게 해준 처방은 다음과 같다.

우선 대장암 환자라는 점을 고려하여 당분을 멀리하고 많이 걷도록 했다. 대장암의 먹이가 당분이므로 당분을 가까이하지 말아야 한다. 걸어야 하는 이유는 잡념을 없애고 근육을 키워야 하기 때문이다.

두뇌를 쓰는 일은 다 피하라고 했다. 글을 쓰거나 책을 읽는 것, 심지어 공상이나 잡생각조차 하지 않도록 애써야 한다. 두뇌를 쓰면 뇌가 포도당을 써야 해서 근육의 포도당을 소모시킨다. 그 대신, 인기 있는 TV 드라마를 보는 게 좋다. 뇌의 에너지를 적게 소모하면서 여러 사람과 소통하는 효과를 볼 수 있기 때문이다.

다음으로 당뇨에 도움이 되는 차와 식사를 권했다. 먼저 계피생강차를 마시고 좋아하는 커피를 끊게 했다. 암 환자는 녹차는 물론 커피도 몸에 좋지 않다.

유배지에서 스트레스와 운동 부족으로 악성 소화불량인 체증滯症을 달고 산 다산 정약용은 친한 스님에게 차를 보내달라는 서신을 보내면서 "차가 해로움이 많은 것은 알지만 체증이 심해 어쩔 수 없이 먹어야 한다"고 했다. 막힌 체증을 뚫고 속이 시원한 것을 찾아 차를 마시다가는 정기精氣가 삭고 장기가 망가지기 십상이다. 카페인은 체온이 낮은 사람, 암 환자에게는 해롭다. 커피가 암 예방에 좋다는 임상 결과가 있지만, 이는 출산 직후 얼음물을 먹는 서구인들에게나 해당하는 이야기이다.

육지 고기보다 해산물이 입맛을 돋운다

식사는 오트밀 80%, 현미 20% 비율로 지은 밥을 먹게 했다. 그리고 세 걸음 내쉬고 두 걸음 들이마시는 출장식 호흡을 하게 했다.

특히 대장 내 미생물을 활성화하는 음식을 골랐다. 흰 강낭콩, 현미, 통밀, 통귀리, 마, 연근, 매생이, 미역, 파래, 다시마로 밥을 지어 백 번씩 씹어 먹었다. 밥을 먹기 전에는 익힌 채소, 사과 반쪽, 바나나 1/10개 따위의 비율로 단 과일의 섭취를 제한해 먹고 양파를 전자레인지에 2분간 익힌 후 반의 반을 먹었다. 이러한 식사는 당뇨, 저혈압, 저체중을 개선하고 대장암이 퍼지는 걸 억제하는 효과가 있다.

이 중에서 매생이나 파래, 미역, 다시마는 저항성 탄수화물로 인체의 미생물에 중요한 먹이가 되고 식이섬유가 풍부하다. 이들은 대장 미생물을 활성화해 인체의 면역력을 높이고 암을 예방하고 치료하는 데 커다란 역할을 한다. 2,200년 전 중국의 진시황이 영생불사를 위해 구한 불로초 명단에도 다시마가 들어 있었다. 당시 중국 내륙지역인 서안에서 바다풀인 다시마를 구했다는 것은 정말 놀라운 일이다. 다시마는 지구상에 나타난 최초의 풀이다. 또 방사선의 독성이나 농산물의 농약을 해독하는 기능도 있다. 그래서 1986년 우크라이나 북부에 있는 체르노빌에서 원자력발전소가 폭발한 뒤, 유럽에서는 다시마 품귀 현상이 빚어졌다고 한다.

한편 최 학장은 수시로 장딴지, 발을 마사지하고 공진단 추출물인 가열순환액을 하루 서너 차례씩 발랐다. 그러자 혈액순환이 좋아지며 몸의 기능이 살아났다. 한마디로 복막염, 패혈증, 대장암 수술을 순식간에 해치운 그녀가 천국 문을 들어서기 한 걸음 앞에서 멈춘 것이었다.

어느 날 지인들이 흑염소즙, 개소주를 보냈다면서 먹어도 괜찮느냐고 물었다.

"그 속에 감초가 들지 않았고 오직 염소, 개만 끓인 것이고 식성에 맞으면 조금씩 드세요. 감초는 설탕보다 단맛이 수십 배나 더 나니까 조심해야 합니다. 산성인 육지 고기는 되도록 덜 먹고 바닷고기를 드세요. 낙지를 10여 마리 삶으면 그 물이 멍게 맛이 나는데 이게 더 입맛을 돋워줍니다."

3개월이 지나자 그녀는 혈당, 혈압, 체중이 거의 정상이 되었다. 대장암은 더 커지지도 않고 더 작아지지도 않았다. 담당 의사가 말했다.

"이젠 항암치료를 해도 되겠네요."

그러나 그녀는 그냥 그대로 살기로 했다.

4 —
저혈압 환자를 위한 명처방

그저 노화 현상의 하나일 뿐인데

"요즘, 늘 얻어맞은 것 같고 머리가 아프고 힘이 빠져서 뒤뚱거리는 게……. 곧 죽을 것 같아요."

70대 부인이 오자마자 하소연을 늘어놓았다. 우리나라 최상위층 0.1%에 속하면서 누구보다 활발하게 사회활동을 하고 있는 유명한 부인이다. 알 만한 사람은 다 아는 유명 화가이기도 하다. 만성 두통으로 고생하는데, 유명한 병원에서 정밀검사를 해도 이상이 없는 것으로 나온다며 하소연했다.

이른바 VIP 건강검진은 엄청나게 비싼 만큼 철저하게 검사한다. 부인은 심한 저혈압에 신장 기능이 약간 떨어져 있었고, 선천성 B형간염이 있지만 간염 검사에서는 음성으로 나왔다. 간에 약간의 기포가 있으나 치료할 정도는 아니었다. 산후 하혈을 많이 해서 수혈받을 때 온 C형간염은 새로운 치료제를 처방받은 덕분에 항체가 생겼다. 당뇨가 약간 있지만 음식만 조심하면 될 정도였다.

그런데 무거운 물건을 들면 허리가 아프고 오래 서 있으면 엉치뼈, 고관절이 아팠다. 오래 앉아 있어도 아팠다. 사실 70대 중에서 이런 증세가 없는 노인은 별로 없다. 정밀검사를 해도 알 수 없다. 그저 시골 할머니처럼 밭두렁에 엎어지고 메치다 보면 사라지는 노인 현상이다. 병이라면 병이고 아니라면 아니다. 정밀기계는 이런 것을 병이 아니라고 진단한다.

30여 년 전 강원도 산골에서 한약방을 할 때였다. 70대 초반의 할머니가 캄캄한 새벽에 침을 맞으러 왔다. 단중혈을 쓰다듬으며 앓는 소리를 내던 할머니는 침을 맞으며 넋두리를 했다.

"아들은 죽고 며느리는 집 나가고 어린 손주들 때문에 죽을 수도 없고……. 눈도 잘 안 보여."

마음이 심하게 아프면 심포경락心包經絡에 영향을 미치고 가슴 한가운데 위치한 단혈이 아프다. 흔히 '심보가 고약하다'고 말하는데, 심보는 심포를 말한다.

이 할머니의 남편은 40대에 당뇨병으로 죽었다. 큰아들도 40세를 못 넘기고 당뇨로 죽었다. 큰아들이 죽자, 과부가 된 맏며느리는 반년도 안 돼 시집을 갔다. 그것도 아랫마을에 사는 아들 친구에게 가버렸다. 어린 아들 셋, 딸 넷을 할머니에게 맡기고 떠난 것이다. 울화통이 터져 속을 끓이던 할머니는 풍을 맞고 쓰러졌다가 침을 맞으려고 나를 찾아온 것이다.

나는 할머니에게 처방을 해주면서 다시 밭일을 계속하도록 권했다. 바쁘게 움직이다 보면 낫는 병이기 때문이다. 이튿날부터 할머니는 해가 뜨면 "아이구! 아이구!" 하면서 아픈 몸을 이끌고 밭으로 갔다. 눈도 침침해서 밭두렁에 걸려 수없이 넘어졌다. 그러다가 햇살이 뜨겁게 비추면 언제 아팠냐는 듯이 몸이 가뿐해졌다. 종일 일하고 집에 돌아와 손주들에게 저녁밥을 차려주고 밥을 먹는 둥 마는 둥하고는 그냥 쓰러져 깊은 잠에 빠졌다. 이렇듯 매일 파김치가 되어 바쁘게 움직이다 보니, 며느리 문제로 속상할 틈이 없었다. 자연히 병이 사라졌다.

면역의 보물 창고

70대라면 생로병사 4단계의 3.5 지점에 와 있는 셈이다. 죽음의 입구에서 그리 멀지 않은 곳에 서 있는 만큼 몸 곳곳이 아프다. 하지만 위에서 말한 산골 할머니처럼 움직이다 보면 아픈 것을 잊고 새로운 하루를 살 수 있다.

사실 죽음은 누구에게나 공평하게 찾아오는 것이므로 생각할 필요가 없다. 아픈 건 누구나 아픈 거니까 그러려니 하고 살면 된다. 아무리 힘들어도 시간이 지나면 견딜 만해진다. 원래 세상살이는 아프고 힘든 거다. 아파도 참고 괴로워도 참고 힘들어도 참으면서 그냥 사는 거다. 행복에 겨워 보이는 사람들도 조금만 속을 들여다보면 다 크고 작은 고통과 괴로움이 있다.

아마존 정글에는 총알개미가 서식한다. 일반 개미보다 50배 이상 강한 독침을 지닌 이 개미한테 물리면 마치 총알에 맞은 것처럼 엄청 아프다. 엄청난 고통이 24시간 지속되고 호흡 곤란까지 생길 정도다. 그래서 이곳 원주민들은 총알개미를 '24시간 개미'라고도 부른다.

원주민 마을에서는 독특한 성인식을 치른다. 총알개미 수십 마리가 들어 있는 장갑을 끼고 한나절을 버텨야 하는 풍습이다. 개미에 물려도 소리를 내서는 안 된다. 한나절 버티고 난 뒤에 비로소 약초에 손을 담그고 해독을 한다. 이런 고통스러운 성인식을 겪은 아이들은 다른 부족 아이들보다 훨씬 용감하고 오래 산다. 웬만한 어려움도 가볍게 여기고 질병에도 강한 면역력을 갖게 된다. 대부분 80세 이상 장수하는 것으로 알려져 있다.

이렇듯 사람은 아프고 괴롭고 힘든 고통을 통해 면역을 담금질한다. 힘든 세월을 겪은 사람들이 편하게 살아가는 사람들보다 훨씬 건강하고 70, 80대에도 당당하고 의연한 모습으로 지내는 것은 바로 이 고통이 면역의 보물 창고인 줄 알고 즐겁게 받아들이면서 살아온 덕분이다.

아무튼 나를 찾아온 상류층 부인을 살펴보니, 모든 병이 저혈압에서 시작되었음을 알 수 있었다. 저혈압은 병원도 속수무책이다. 자다가 조용히 죽는 사람도 많다. 고혈압은 혈관을 묽게 하는 약으로 치료하지만 심장이 펌프질을 약하게 해서 생기는 저혈압은 멀뚱멀뚱 쳐다볼 수밖에 없다. 병원에서는 영양 섭취를 잘하고 스트레스를 피하고 알맞은 운동을 하고 잠을 잘 자면 된다는 식의 처방을 내린다. 한마디로 돈 많이 벌면 부자가 되고 수명이 길면 오래 산다는 말과 같은 처방이다.

중완을 잘 다스려라

부인은 소음인 체질이었다. 이제마 선생이 쓴 『동의수세보원』에는 저혈압 노인을 위한 명처방이 있다. 바로 소음인 보중익기탕補中益氣湯이다. 보중익기탕은 원래 '잘 먹고 힘내면 만병통치'라는 중국 금원 시대의 명의 이동원의 처방이다. 그는 전쟁 등 혼란한 상황으로 인해 수많은 사람이 배고픔, 추위, 정신적 충격으로 인체의 원기가 쉽게 손상되는 것을 알고는 "사람의 몸은 위장의 기운을 근본으로 삼는다"고 하여 '의왕탕醫王蕩'이라 불리는 보중익기탕을 창안했다. 황기, 구감초, 인삼, 백출, 당귀, 진피, 승마, 시호로 구성된 처방인데, 훗날 구한말의 명의 이제마 선생이 우리 체질에 맞게 인삼, 황기의 양은 늘리고 승마, 시호는 빼고 곽향, 소엽을 추가하여 소음인 보중익기탕으로 만들었다.

한의학 경락이론에서는 위장을 중완中脘이라 부른다. 오장육부의 모든 기능인 12경락이 모이는 곳이다. 따라서 중완을 잘 다스린 사람이 건강을 유지한다. 만일 위가 불편하거나 배에 가스가 차고 뭔가 시원치 않고 고구마를 먹다 얹힌 느낌이 들면 중완을 잘 다스리지 못하고 있는 것이다. 이런 상태에서는 아무리 소화제를 먹어도 소용없다. 또 간이 약해도, 위가 약해도, 감기에 걸려도, 로또 복권이 꽝이 돼도, 사촌이 땅을 사도 배 속이 불편할 때가 있다. 이 역시 중완을 잘 다스리지 못한 탓이다.

부인은 소음인 보중익기탕을 복용하면서 아침에 눈 뜨자마자 똑바로 누워 발끝 치기를 10분, 목 돌리기 운동을 10분씩 했다. 웬만한 곳은 걸어 다녔고 걷거나 앉아 있을 때나 항상 출장식 호흡을 했다.

"통즉불통 불통즉통通卽不痛 不通卽痛"이란 말이 있다. 통하면 아프지 않고 통하지 못하면 아프다는 뜻이다. 혈액순환이 잘 안되는 게, 기운 순환이 막힌 게 불통이자 통증이다. 발끝 치기와 목 돌리기, 걷기로 막힌 혈관과 막힌 기운을 뚫어주면 저절로 통하게 된다. 전신의 혈관이 활성화되면서 통증이 사라진다. 통증이 사라지면서 머리가 맑아지고 가슴 답답한 것도 사라진다.

몇 달이 지나자, 부인은 기운이 나서 그림도 그리고 여행도 하고 운동도 어느 정도 할 수 있었다. 일단 움직이면 물레방아 돌듯 몸에 활력이 생긴다. 여기저기 아픈 것조차 무시하면서 지낼 수 있다.

70대 여인이 잘 먹고 잘 다니고 운동을 잘하면 더 바랄 게 없다. 문제가 많을수록 해결책은 단순한 데 있는 법이다.

천
궁
川芎

Cnidium officinale
쌍떡잎식물 이판화군 산형화목 미나리과의
여러해살이풀

한방에서 많이 쓰이는 약의 하나다. 어린순은
나물로 먹고 뿌리줄기는 말려서 약재로
이용한다. 중추신경계통에 작용하여 진정
효과가 있다고 알려져 있으며, 약하지만
지속적인 혈압강하작용도 있다. 살균 작용이
있어서 대장균·이질균·녹농균·피부진균의
발육을 억제한다. 약성이 온화하고 맛이 시며,
몸속에 들어가면 혈액순환을 왕성하게 해주고
통증을 가라앉히는 진통 효과가 있다. 다만
오래 복용하면 원기가 손상될 수 있다.

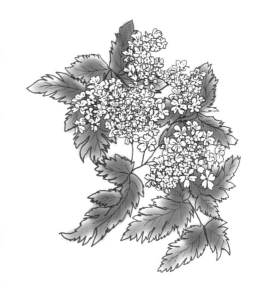

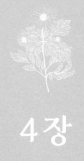

4장

폐
질
환

1 ——
돼지고기 먹고 폐암 고친 '노새 영감'

나물 캐면 '치사한 남자'인 곳

70세를 넘긴 노인이 종일 노름을 하고 돼지고기를 먹어 간암과 폐암 합병증을 치료했다면 여러분들은 믿을 것인가. 이 황당무계한 이야기의 주인공인 '노새 영감'을 만나보자.

이 노인의 본명을 아는 사람은 별로 없다. 나 또한 모른다. 자그마한 체구에 벙어리처럼 말이 없고 일만 한다고 하여 사람들은 이 노인을 '노새 영감'이라고 부른다. 술과 담배는 입에 대어본 적이 없고 남들이 노는 자리에도 눈길 한 번 주지 않는 노인이다. 그 흔한 단체 관광도 가본 적이 없다. 종일 돌아다녀봤자 집에서 밭, 집에서 약초 캐는 산이 전부이다. 남과 다툴 일이 없으니 화내는 것을 본 사람도 없다. 희로애락과는 담을 쌓고 지낸다. 그야말로 진짜 노새처럼 오직 일이 취미이고 삶이다. 이 노인은 남들이 힘들어 쉬는 무더운 삼복에도 종일 밭고랑에 엎드려 일하거나 틈만 나면 산에 가서 약초나 나물을 캔다. 산골에서는 나물 캐는 일은 바느질처럼 여자들의 몫으로 여겨 나물 캐는 남자는 '치사한 남자'로 취급하는데, 이 노인은 전혀 개의치 않는다.

열두 살 때 데릴사위로 장가갔는데, 젊은 시절 그의 부인이 동네 건달과 어울리면서 바람을 피워 아이를 낳았다. 그러나 이 노인은 화를 내기는커녕 오히려 부인한테 자기를 버리지만 말아달라고 사정했다. 이웃 사람들이 '바보 노새'라고 놀려대도 눈썹 하나 까딱하지 않고 일에만 매달렸다.

옛날 이곳 산골 마을의 정조 개념은 도시 사람들이 생각하는 것과 사뭇 달랐다. 원래 정조라는 것 자체가 사회와 환경의 산물이므로 특이한 것이 오히려 당연하다고 하겠다. 산골에서는 여자가 워낙 귀하다. 그렇다 보니 그 여자가 얼마나 교양이 있는지, 몸 관리를 어떻게 하는지에는 별로 관심이 없고 또 의미 부여도 하지 않는다. 그보다는 시집와서 얼마나 일을 잘하느냐를 더 중요하게 여겨왔다. 지금도 이 같은 관습이 이어져, 술집에 있으면서 마을의 뭇 사내들과 관계를 맺다가 같은 마을 남자한테 시집와서 사는 여자도 간혹 있다.

산골에서는 볼거리나 들을 거리가 부족하여 남의 험담을 늘어놓거나 이웃집 일에 관심이 많은 법이다. 그렇다면 여자의 과거는 마땅히 '험담 1호'의 대상이 될 수밖에 없을 텐데, 이곳에서는 여자의 과거에 얽힌 뒷말에 전혀 관심을 기울이지 않는다. 당사자나 그 가족과 입씨름할 때에도 '정조 문제'는 언급하지 않는 게 불문율이다. 전력 시비가 붙으면 온 마을이 시끄러워질 여지가 있어서 그럴지도 모른다. 씨족사회 같은 마을인지라 문중마다 '정조 문제'를 가진 며느리가 있을 수 있기 때문이다. 또 공급이 워낙 부족하며 수요를 감당하지 못하는 상황에서 총각으로 늙어가는 사람들이 많다 보니 그렇게 되었는지도 모른다.

> "그들이 가장 지키기 어려운 십계명은 '간음하지 말라'이다. 정조와 정숙은 그들에게는 거의 무시되고 있다. 미혼의 처녀가 애를 낳아도 사람들은 그것을 커다란 수치로 생각하지 않는다. 우리가 거기에 머물고 있을 때 그곳의 두 처녀가 임신하고 있었지만 그 여자들은 임신한 사실을 조금도 부끄러워하지 않았다. 오히려 남자에게 사랑을 받는다는 훌륭한 증거, 그리고 매우 크나큰 자랑거리로 여기는 것처럼 보였다."

이 글은 북극을 탐험한 프리티오프 난센Fridtjof Nansen이 그린란드인들의 생활에 관해 기록한 내용의 일부이다. 사생아를 임신하고도 뭇 남성들의 사랑을 많이 받은 징표로 여기는 이 그린란드 여성을 향해 순결을 최고의 덕목이라고 주장하는 사람이 있다면 그는 '미친놈' 취급을 받을 게 틀림없다. 여성의 순결은 남성이 재산을 독점하면서 여성에게 강제한 도덕에 불과하다.

일을 화두로 삼는 노인

'노새 영감'은 칠십 평생을 한결같이 일에 매달리고 '일에 의한, 일을 위한' 인생을 살았다. 말하자면 이 노인의 화두는 일이다. 따라서 웬만큼 몸이 아파도 병으로 여기지 않고 일하는 것으로 버텼다. 감기에 걸려도 그 흔한 오미자를 끓여 먹지 않고 장에다가 내다 팔았다. 여름철에 동네 사람들이 몸을 보신한다고 황기닭을 해 먹어도 이 노인은 산에서 캔 황기를 몽땅 장사꾼에게 팔았다. 물론 평생 소화제나 아스피린 한 알 먹지 않았다.

이렇듯 오직 일에만 매달려온 이 노인이 10년 전에 몹시 아픈 적이 있었다. 참을 수 없는 고통을 몇 달간 견디다 못해 마침내 병원에 갔더니 이미 손쓸 수 없는 간암과 폐암 합병증이라고 진단이 내려졌다. 가족들은 미심쩍어 다른 병원을 몇 군데 찾아가 정밀 진단을 받았으나 결과는 마찬가지였다.

이 노인은 암이 얼마나 무서운 병인지를 몰랐다. 죽을병인지 어떤지에 대해 별로 관심도 없었는데, 가족들이 설쳐대는 것을 보고는 자신이 곧 죽게 되었다는 것을 눈치로 짐작했다.

자신이 곧 죽을지도 모른다는 것을 알게 된 '노새 영감'은 사람이 달라져도 저렇게 달라질 수 있을까 의아할 정도로 인생관이 바뀌었다. 마치 그동안 놀지 못하고 먹지 못했던 한을 풀기라도 하듯 실컷 먹고 놀았다. 분신처럼 몸에 배어 있던 일을 걷어버리고 종일 화투판에 매달렸는가 하면, 값비싼 음식을 마음껏 먹어댔다. 평소 마음속으로 하고 싶었지만 돈과 시간이 아까워 엄두를 못 내던 것들이다.

산골에서 화투판의 판돈이라야 점당 100원이다. 종일 해봤자 몇천 원 정도의 돈이 오가지만 수천만 원씩 걸고 하는 도시의 도박판보다 더 심혈을 쏟는다. 또 이 노인이 먹고 싶었던 값비싼 음식은 바로 돼지고기이다. 내가 이곳에 온 1980년대 초에는 소고기를 구경할 수 없었다. 소고기 한 근에 6천 원이었는데 하루 품삯은 3천 원이었다. 이틀간을 뼈 빠지게 일한 품삯을 받아서 한 주먹밖에 안 되는 소고기 한 근을 사 먹을 수는 없는 노릇이었다. 따라서 산골 마을의 최고급 영양식은 돼지고기와 자반고등어였다.

어쨌든 현대의학으로 보아 곧 돌아가셔야 할 이 노인은 그 뒤 8년 동안 아무 탈 없이 살았다. 오히려 더 건강하고 즐겁게 지냈다. 이 노인은 자신의 병이 낫는지 나빠지는지에 관심을 두지 않았다. 물론 병원에 가서 검사도 하지 않았다.

평소 이 노인의 투병 생활을 주의 깊게 지켜본 나는 간암과 폐암 합병증의 특효약이 '노름과 돼지고기'라는 전무후무한 결론을 내리고 나서 스스로 어이가 없었다. 현대의학으로 설명할 수 없는, 이런 황당무계(?)한 사실 앞에 한의로서 부끄러움을 느끼며 이 노인의 투병 생활을 철저하게 분석해보았다.

돼지고기와 노름으로 암을 고쳤다?

나는 이 노인이 기운이 없고 가슴과 배가 아프다고 하여 가열진통제와 가열소염제를 처방해주었는데 2년 후에는 그 증상마저 없어져 약을 주지 않았다. 그렇다면 이 노인은 내가 처방한 약으로 나은 것인가, 아니면 돼지고기를 먹고 나은 것인가.

물론 2년간 내가 처방한 약이 이 노인이 회복하는 데 도움이 된 것은 사실일 것이다. 그러나 그것보다는 평소 열심히 일하여 뼛속에 에너지가 쌓여 있는 데다가 푹 쉬고 즐거운 놀이를 하며 음식물을 잘 섭취한 덕분이 아닌가 한다. 역설적인 이야기이지만 평소에 힘든 일을 하지 않던 사람에게는 푹 쉬는 것이 독약이 되지만 일을 많이 하던 사람에게는 휴식이 보약이다. 평소에 고단위 영양식을 취하는 사람이 잘 먹는 것은 건강에 해롭지만 돈이 없어 잘 먹지 못하던 사람에게 돼지고기는 진시황제의 진수성찬보다 더 값진 것이다.

뼈가 빠지도록 힘들게 일하면 뼛속에 에너지가 축적된다. 뼈가 빠지는 것이 아니라 오히려 뼛속이 알차고 단단해진다. 단전에 진기가 모여 강한 생명력을 갖게 되는 것이다. 노인의 체질이 바로 이러했다. 60년 가까이 비가 오나 눈이 오나 일밖에 몰랐기에 노인의 뼛속에는 엄청난 에너지가 축적되어 있었다. 이런 체질을 바탕으로 즐겁게 지내고 100% 에너지로 전환되는 식이요법, 즉 평소 먹고 싶었던 돼지고기를 포식한 것과 죽으면 죽고 살면 산다는 대선사 같은 초연한 정신력이 불치병을 극복하게 한 원동력이었다. 더욱 힘을 발휘한 것은 죽음의 공포, 암의 공포에서 벗어난 달관한 인생관이었다.

이렇게 보면 아파도 개의치 않고 기진맥진하게 일을 한다든지, 미국의 어느 골프 선수처럼 쓰러질 때까지 줄넘기를 하여 죽음의 공포가 생길 여지를 주지 말든지, 아니면 노새 영감처럼 아예 병을 완전히 무시해버리든지 하는 것은 각자가 취향대로 선택할 사항이다.

영국의 극작가 버나드 쇼Bernard Shaw는 "비참한 사람이란 자신이 행복한지 불행한지를 생각할 여유가 있는 사람"이라고 했다. 불치병에 걸린 환자가 자기 병이 나을 것인지, 아니면 낫지 않을 것인지 생각할 여유가 있는 한, 그는 결코 불치병을 이겨낼 수 없다. '노새 영감'이 불치병인 간암과 폐암 합병증을 치유한 결론은 이렇다.

첫째, 암도 별것이 아니라는 신념

둘째, 죽음을 두려워하지 않는 달관된 인생관

셋째, 오랜 세월 힘든 일을 하며 생긴 단전의 기

넷째, 섭취한 음식을 100% 에너지로 전환시키는 적절한 운동

이 책을 읽는 대부분 사람은 분명 암 진단을 받고 아무 탈 없이 8년을 살았다면 병원을 쫓아가서 정말 다 나았는지 확인받고 싶어 할 것이다. 그러나 이 노인은 그런 일에 신경을 쓰지 않았다. 어쩌면 팔십을 바라보는 노인에게 암이 치료됐는지 아닌지는 별 가치가 없었을지 모른다. 사는 날까지 즐겁고 건강하게 지내다가 때가 되어 길을 떠나면 그뿐이라는 생각이었을 것이다. 바로 이 같은 삶의 자세가 40, 50대라고 해도 본받을 만한 점이다.

2 —
올바른 결핵 치료법

삶은 소설이나 영화보다 더 치열하다. 우리가 이 세상을 더 많이 알려고 하면 할수록 이 세상은 더욱더 멀리 우리의 이해 범위를 벗어나기 십상이다. 우리는 현실이 무엇인지 제대로 모르면서 현실을 살고 있다. 우리는 노망난 정치 지도자나 사이비종교인처럼 모든 해결책을 갖고 있다는 듯이 말해서는 안 된다. 터무니없는 황당과 자만 속에 빠져 있는 한 어떤 중요하고 진지하고 의미 있는 이야기도 나오기 어렵다.

"나도 돈을 많이 벌어보고 인기도 얻어보고 여자도 많이 알았지만 인생은 별거 아니야" 하고 말하는 게 제일 유치하고 너절한 수작이다. 그래서 예수나 석가나 소크라테스는 한 줄의 글도 남기지 않았다.

인도의 바라나시에 가면 인생이 무엇인지, 삶이 뭔지 다시 한 번 생각하게 된다. 시체가 둥둥 떠다니는 갠지스강에 목욕하고 그 물을 마시면서 즐거워하는 수많은 사람들을 보면 영화로 봐서는 상상할 수 없는 큰 충격을 받는다.

영화 〈서편제〉와 한방 이야기

청산도에서 도락리 바닷가를 돌아 30분쯤 걸어가면 임권택 감독의 영화 〈서편제〉의 무대가 나온다. 돌담길과 다랑이논, 밭, 초가집, 그리고 유봉 일가가 〈진도아리랑〉을 부르며 구불구불한 황톳길을 걷던 장소가 있다.

작품에서 유봉은 한약에 두 돈(8그램)쯤 되는 부자를 넣고 끓인 약물을 송화에게 먹인다. 그 바람에 소화는 장님이 되고 만다. 예전에 부자는 사람을 죽이는 사약賜藥에 들어가는 독약인데 정말 이 정도의 부자로 맹인이 될 수 있을까. 솔제니친의 소설『암병동』을 보면 암 환자들이 소화가 먹은 양의 다섯 배 분량인 40그램 상당의 부자, 즉 바꽃 덩어리를 보드카에 담아 마시면서 암을 치료하는데 아무도 눈이 멀지 않는다. 말기 암에 걸린 러시아인들은 간혹 민간 처방으로 부자를 넣은 보드카를 마셨다. 우리가 뱀술이나 솔술을 신경통약으로 마시는 것과 비슷하다. 이런 처방은 불상사가 많이 생겨 권할 게 못 된다. 간혹 몸이 몹시 아픈 사람이 자살하려고 부자탕을 먹었다가 죽기는커녕 몸이 나았다는 이야기가 떠돌곤 한다. 이런 검증되지 않은 이야기들이 소문으로 돌아다니는데, 매우 위험한 짓이나 절대 따라 해서는 안 된다.

작품에서 소리꾼 유봉이 만난 친구는 "한약에 해구신을 넣어 먹었더니 정력이 넘쳐 곤란해" 하면서 자신의 힘을 자랑한다.『동의보감』에는 "해구신은 올눌제腽肭臍라 하는데 원양元陽을 돕는 뜨거운 약이다. 해구신이 없으면 수캐의 생식기 세 개를 쓰면 물개의 그것과 맞먹는다"고 기록되어 있다. 한번에 개 생식기 세 개를 먹어보면 유봉의 친구의 말이 허풍인지 아닌지를 알 수 있다.

폐결핵의 한약 처방

이 지역 출신인 어느 목사님이 몇 년 전 당뇨로 고생한 일이 있다. 내게 와서 치료를 받은 지 일 년쯤 지나자 건강한 몸이 되었다. 튼튼해진 목사님은 미국으로 건너가 공부를 하면서 활발히 목회 활동을 했다. 몇 년간 무리한 생활을 하자 결핵에 걸렸다. 그곳 요양병원에서 일 년간 치료했으나 상태가 호전되지 않았다. 그는 미국 병원으로 한약을 보내달라고 했다.

세계보건기구WHO의 2016년 발표에 따르면, 우리나라의 결핵 발생과 결핵으로 인한 사망은 감소하는 추세이나, 2015년 결핵 발생률과 사망률은 각각 인구 10만 명당 80

명 및 5.1명으로 OECD 국가 중에서 가장 높은 수준이다.

폐결핵은 병원 치료만으로는 완치하기 어렵다. 또한 한방 치료만으로도 고치기 어렵다. 영화 〈바람과 함께 사라지다〉의 여배우 비비안 리는 폐결핵으로 죽었다. 돈 많고 유명한 그녀는 세계적으로 우수한 의료기관을 다녔지만 죽고 말았다.

『동의보감』에 "결핵 치료에는 찬 음식이나 찬 약이 금기"라고 기술되어 있다. 서양 약인 항생제는 전부 찬 약이니 몸이 차가운 사람이 이 병에 걸리면 죽기 알맞다. 비비안 리는 소음 체질이다. 그녀가 생맥산이나 독삼탕 같은 한약을 먹으면서 병원 치료를 했다면 목숨을 건졌을 것이다.

나는 목사님에게 생맥산과 독삼탕을 처방했다. 『동의보감』의 독삼탕은 큰 인삼 80그램을 대가리 부분을 잘라내고 대추 5톨을 넣어 끓인다. 큰 인삼으로 6년근 10편짜리를 썼다. 보통 쓰는 4년근 30편짜리나 50편짜리 인삼보다는 값이 몇 배 비싸지만 약효가 크다.

미국 병원에서 한약을 병용한 목사님은 6개월 후 건강한 모습으로 나를 찾아왔다. 목사님에게 내린 당뇨 처방에도 인삼을 주된 약재로 한 뜨거운 약인 궁귀총소이중탕芎歸葱蘇理中湯을 썼다.

3 —
폐암, 간암을 극복하고 부활한 사나이

대부분 사람은 암을 불치병, 난치병이라 생각한다. 이런 인식 때문에 암 환자들은 암이란 진단을 받는 순간부터 큰 충격을 받는다. 불안, 우울, 강박 증세, 외상 후 스트레스 증후군에 시달린다.

일반적으로 암 환자가 겪는 포괄적 정신 고통을 디스트레스distress라 하는데, 미국의 국립종합암네트워크는 이를 가리켜 '암 환자들의 정신적 고통, 암에 걸린 충격, 현실 부정, 분노, 공포, 불안, 우울, 자책, 고독 따위의 다양한 감정 반응이 투병에 나쁜 영향을 미치는 고약한 상태'라고 정의하고 있다.

암 진단을 받고도 딱 하루만 고민

누구나 불치병을 만나면 허둥대고 시한부 선고를 받으면 반년에서 일 년 정도는 공포와 번민에 휩싸인다. 그런데 단 하루, 24시간을 고민하고 디스트레스에서 탈출한 오 씨는 내가 보기에도 존경스럽다. 성인군자도 아닌 보통 사람, 그것도 평범한 목수인 그가 어떻게 그럴 수 있었을까. 유명한 고승이나 목회자도 항암치료, 수술, 방사선치료로 전기고문, 물고문 같은 지옥을 겪다가 죽는데…….

나를 찾아왔을 당시 56세이던 오 씨는 그 2년 전에 폐암 진단을 받았다. 수술 후, 항암치료, 방사선치료를 했는데 몇 달 전에 간과 척추로 암세포가 전이되었고 폐암 말기라는 말을 들었다. 남은 시한은 6개월이지만 방사선치료를 더 받으면 몇 달은 수명이 연장된다고 했다.

죽음이 코앞에 다가오자, 그는 딱 하루, 하룻낮과 하룻밤을 고민했다. 하루 동안 입맛이 없고 머릿속이 혼란하고 잠을 잘 수 없었다. 그러나 다음 날에는 식욕이 정상으로 돌아오고 잠도 제대로 잤다. 정상적인 생활로 돌아온 것이다. 그는 '밥 잘 먹고 잘 움직이고 잠을 잘 자는데 뭘 걱정하겠는가'라는 생각이 들었다고 했다.

열여섯 살부터 목수 일을 해온 그는 40년 가까이 관棺을 만들었다. 수십 년간 독한 옻칠 작업을 하는 바람에 간암, 폐암에 걸렸는데 옻의 독성은 간보다 폐에 먼저 영향을 미친다. 그러나 조각가가 조각에 애착을 느끼듯 관에 남모를 정이 들었다. 관이 내 가족이고 나 자신이고 내 집이라는 생각이 들었다. 많은 사람이 그가 만든 관을 사 가면서 언제부터인가 '그냥 살다 죽으면 좋을 것을 쓸데없이 치료한답시고 돈 버리고 고생만 하다 죽었네'라고 중얼거리는 소리를 들었다. 자주 듣다 보니, 자신은 암에 걸리면 절대로 병원 치료를 받지 말아야겠다는 마음이 들었다. 오랫동안 죽은 사람을 위한 물건을 만들다 보니 삶과 죽음이 하나가 되었다고나 할까.

그는 종일 구부정한 상태로 관을 만들었다. 자연히 허리와 무릎이 많이 아팠다. 그런데 술을 마시면 통증이 가시고 기운이 생겼다. 일하면서 몸이 아프면 저녁에 마실 술을 떠올렸다. 그러면 아픈 데가 사라지고 기운이 났다. 스무 살에 손가락을 다쳐 불구가 되는 바람에 입대를 면제받고 일하면서 계속 술을 마셨으니 지금까지 36년간 매일 술을 마신 셈이었다. 물론 암 진단을 받은 후에는 술을 끊었다.

동종요법과 이종요법

오 목수는 죽는 날까지 일하다가 죽는 게 소망이었다. 그런데 무릎이 아파서 일하기가 어려웠다. 말기 암이 문제가 아니라 무릎이 더 문제였다. 무릎이 아플 때마다 글루코사민 등 많은 약을 복용했지만 어느 것 하나 도움이 안 되었다. 여러 차례 주사도 맞았지만 오히려 상태만 더 나빠졌다. 결국 술만 더 마시게 되었다. 그가 내게 부탁한 것도 암을 치료해달라는 것이 아니라 무릎을 낫게 해달라는 것이었다.

나는 닭발 처방을 해주었다. 닭발에 우슬과 백하수오를 넣어 그 추출물을 마시도록 했다. 닭발을 무릎 치료에 쓰는 처방은 단군 시대 이래 우리 조상들이 써온 것으로 닭발에 소주를 넣고 끓여서 그 추출물을 만들어 사용했다. 그러나 닭발만 쓰는 것보다는 우슬과 백하수오를 같이 배합하면 약리 효과가 훨씬 커진다.

우슬은 비듬과의 식물인 쇠무릎의 뿌리로 그 모양이 소의 무릎과 닮았다. 무릎관절이나 허리 통증에 많이 쓰는 약초다.

백하수오는 박주가리과의 식물로 진시황이 먹었다는 불로초 가운데 하나다. 중국에서는 산삼처럼 귀하게 여긴다. 진시황 덕분에 그 약효가 과장된 백하수오는 무릎, 허리 아픈 데 도움이 되고 최근에는 자궁 근종에 좋다는 임상 결과도 있다. 닭발에 소주, 우슬, 백하수오를 넣고 6~10시간을 달인 뒤 그 즙을 우려 식히면 묵처럼 된다.

하버드 의대에서는 동상에 걸렸을 때 얼음물에 발을 담가 치료하는 이른바 '동종요법同種療法'에 관심을 가지고 있다. 동종요법이란 쉽게 말하면 이독제독으로, 비슷한 것이나 유사한 것을 이용한 치료법이다. 간이 나쁘면 동물의 간을, 특히 곰의 쓸개인 웅담을, 정력이 떨어지면 물개의 성기인 해구신海狗腎을 쓰는 게 대표적이다. 하버드 의대에서는 콜라겐이 연골 형성에 도움이 되는 점 등을 감안해서 무릎 치료에 닭발을 사용한다. 우리나라에서는 닭발에 약초 우슬牛膝을 섞어 더 효과적인 무릎 치료제를 만들어 쓴다.

그런데 미국에서 처방하는 닭발 연골 농축액은 상상하기 어려울 정도로 고가이다. 국내에서 심장 혈관에 삽입하는 스턴트 시술은 수백만 원이지만, 미국의 유명 병원에서 이런 시술을 받으려면 수억 원이 들어간다. 우리나라 의료진의 기술이 미국의 그 병원보다 낫다는 게 중론이지만 우리 주변에는 굳이 미국에 가서 수억 원을 쓰는 사람들이 적지 않다.

동종요법과 이종요법異種療法은 어떻게 다를까. 예를 들어 사람들은 감기에 걸려 열이 나면 해열제를 먹든가, 뜨거운 닭고기 수프를 먹든가, 그냥 무시하든가 한다. 이때 해열제를 먹는 것을 이종요법이라 하고, 뜨거운 수프를 먹는 것을 동종요법이라고 한다.

나는 오 씨에게 허약한 간에 도움이 되는 식품 겸 약품인 민들레과의 포공영과 대계, 대계근을 생맥산과 같이 끓여 차나 물 대신 마시도록 했다. 이 허브들은 간과 폐에 도움을 주고 맥脈을 살게 한다. 우리는 비실비실할 때 '매가리가 없다'고 말하는데 이 매가리가 바로 맥이다. 매가리가 있어야 기운이 나고 기분이 산다.

죽은 사람도 살아나는데 산 내가 죽을 수 있나요

역시 힘들게 세상을 살아온 사람은 숨이 끊어지는 날까지 일할 수 있는 저력이 있다. 오 목수는 무릎 상태가 좋아지자 내게 말했다.

"죽었던 사람도 다시 사는데 저처럼 밥 잘 먹고 일 잘하고 잠 잘 자는 사람이 죽기가 그리 쉬운가요?"

죽은 사람이 살다……. 누가 예수님처럼 부활한 것인가. 자초지종을 듣고 보니 놀라지 않을 수 없었다.

그의 친지 중에 최씨 성을 가진 사람이 있었다. 3대 독자인 그는 노부모를 모시면서 농사를 지었다. 친구들이 다 도시에 나가 취직을 하거나 장사를 해도 그는 별로 이득이 없는 농사에 매달렸다. 부친이 돌아가신 뒤에는 노모를 모시고 혼자 농사를 지었다.

어느 날, 개발 바람이 그가 사는 마을에 불어닥쳤다. 그는 토지 보상금으로 100억 원 이상을 받았는데 대대로 자영 경작을 해온 터라 세금을 한 푼도 내지 않고 고스란히 전액을 통장에 넣었다. 3대 독자라 분쟁을 일으킬 형제자매도 없었다. '땅에서 나온 돈은 땅에 투자해야 한다'는 게 그의 소신이었고 '논밭으로 받은 보상금은 모두 논과 밭을 사서 농사를 지어야 한다'는 게 평소 마음이었다.

그러나 사기꾼들이 벌떼처럼 달려들고 미녀들이 구름처럼 몰려들면서 보상금을 다 날리는 데는 반년도 채 걸리지 않았다. 빈털터리가 된 그는 실성한 사람이 되었다. 농사일은 내팽개친 채 술만 마셨다.

석 달 동안 오로지 술만 마셨다. 술에 취해 잠들었다가 잠에서 깨면 다시 술을 마셨다. 안주 없이 마셨다. 정신을 잃고 기억을 잃고 호흡을 잃을 정도로 마셨다.

어느 날, 의식을 잃고 쓰러졌다. 병원에 실려 갔다. 의사가 청진기를 들이대고 눈을 뒤집어보고 여기저기 만져보더니 호흡이 완전히 끊어졌다면서 사망진단서를 발급했다.

시신이 냉동실에 들어가자 조문객들이 몰려왔다. 먼 친척뻘인 아저씨가 제일 슬퍼하며 병원 측에 시신을 보자고 했다. 멀쩡하던 조카가 갑자기 죽었다는 게 믿기지 않는다고 우겼다.

병원 규정상으로 보면 시신은 24시간이 지나 입관할 때 보는 게 관례이다. 그러나 조폭 생활로 잔뼈가 굵은 아저씨는 당장 봐야 한다면서 병원 측에 공갈 협박을 했다.

병원 관계자의 입회하에 최 씨의 아저씨와 친지들이 냉동실 문을 열었다. 순간 놀라운 일이 일어났다. 누워 있던 시신이 벌떡 일어난 것이다. 그러면서 다짜고짜 아저씨에게 달려들고는 이렇게 소리치는 것이었다.

"내 돈 내놔! 이 도둑놈아!"

그 자리에 있던 친지들은 너무 놀라 아무 말도 못했다. 모두 넋이 나간 상태였다. 잠시 후 최 씨가 말했다.

"나, 멀쩡하게 살아 있으니 이만 집에 돌아가세요." 사연인즉 이러했다. 최 씨가 죽어 고향에 갔는데 고향의 묘지에서 돌아가신 부친을 만났다. 부친은 그를 보자마자 "너는 여기에 오기에는 아직 일러. 빨리 집으로 돌아가서 돈을 찾아라"라고 했다. 부친의 말씀을 듣고 집으로 오는 길이었는데 바로 그때 냉동실 문이 열린 것이다.

아저씨가 제일 많이 그의 돈을 떼먹고 친구들이 작당해서 사기를 쳤다. 가장 큰돈을 먹은 아저씨는 조카의 죽음을 하루빨리 제 눈으로 확인하고 싶었는데 그의 검은 마음이 거꾸로 조카를 살린 것이다. 결국 겁에 질린 아저씨는 가져간 돈을 몽땅 다 가져오고 사기를 친 친구들도 다 먹은 돈을 토해냈다고 한다. 죽었다 살아난 사람 앞에 못된 놈들이 모두 순한 어린 양이 된 것이다.

조선왕조 때, 왕이 죽으면 내시가 왕이 평소 잘 입던 속옷을 가지고 지붕에 올라가 "상위복上位復, 상위복, 상위복"이라고 삼창을 한다. 죽은 왕의 혼이 간 북쪽을 향해 외쳐 그 혼이 돌아오기를 바라는 의식이다. 그런데 혼을 불렀으니 그 혼이 돌아오는 시간이 필요하다. 천자는 7일, 제후는 5일, 일반인은 3일을 기다렸다. 왕이 임종하면 5일간 혼이 돌아오기를 기다렸다. 5일이 지나도 왕이 살아나지 않으면, 즉 혼이 돌아오지 않으면 그때 비로소 사망을 확인하고 장례식을 했다. 최 씨의 혼은 하루 만에 다시 몸으로 돌아온 것이다.

오 씨에 따르면 부활한 친지는 되찾은 돈으로 논과 밭을 사서 10년째 농사를 짓고 있다고 한다. 물론 술은 한 모금도 마시지 않는다고 했다. 감기 한 번 걸리지 않으면서 잘 살고 있다고 했다. 이 이야기를 마친 그는 죽었다가 살아난 최 씨를 생각하면서 하루하루를 열심히 살겠다고 다짐했다.

"죽었던 사람도 사는데 멀쩡하게 살아 있는 사람이 죽을 수는 없잖아요."

4 —
거친 음식과 거친 생활이 불로초

면역력은 고통의 산물

"걱정하지 말게. 자네같이 들개나 잡초처럼 살아온 사람은 잘 안 죽네. 우아하고 고상하게 살아온 사람들은 병원 치료를 받으며 구질구질하고 너덜너덜하게 죽지만 뼈 빠지게 고생한 사람은 호락호락 죽지 않는다네. 내공을 잔뜩 쌓은 도인과 같은 거지. 비바람과 눈보라를 겪으며 자라는 잡초를 보게. 난초를 온실에서 키우면 얼마나 허약한가. 조금만 추워도, 조금만 물을 많이 줘도 죽고 말지. 자네는 야생 잡초보다 더 큰 면역력이 있네. 전혀 걱정하지 말게. 천하게 자라며 힘들게 일한 사람은 그리 간단히 안 죽어. 하느님은 공평하게 세상을 다스린다네. 자네는 엄청난 면역력을 모아놓았네. 암은 면역력이 유일한 천적이네."

죽는 날까지 일하다가 죽게 해달라는 폐암 말기 환자인 친구에게 해준 말이었다.

그렇다. 병과 싸우는 힘을 자연의 힘 또는 면역력이라 부른다. 사람마다 갖고 있는 이 면역력은 고통의 산물이다. 비바람, 눈비를 맞으며 역경 속에서 생기는 게 면역력이다. 약이나 건강기능식품은 모조품이거나 유사품이다. 실제로 흙 속에서 뒹구는 아프리카 아이들은 좋은 환경에서 의료 혜택을 받으며 자란 유럽 아이들보다 면역력이 높다는 통계가 있다.

언젠가 아프리카 가나에서 광우병에 걸려 죽을 고비를 넘겼지만 그 후유증으로 불면증과 심한 부정맥을 앓던 선교사를 치료한 적이 있다. 광우병은 한때 전 세계를 공포로 몰아넣었다. 이 병에 유럽인들은 많이 걸리고 거의 다 죽고, 한국인들은 유럽인들보다 덜 걸리고 덜 죽는다. 반면에 가나 원주민들은 광우병에 거의 걸리지 않는다. 원주민들은 거친 음식을 먹고 거친 생활을 하고 거친 숙소에서 잔다. 음식은 주로 흰 강낭콩과 옥수수를 먹고 종일 일한다. 간혹 집 주위에 놓아 기르는 닭을 잡아먹는데, 이곳의 닭은 주로 벌레나 전갈, 뱀 따위를 잡아먹는다.

요즘 사람들은 조금만 아파도 참지 못한다. 병원에서는 진통제, 마취제를 써서 전혀 아프지 않게 치료하고 고급 건강검진 센터에서는 피를 뽑을 때도 마취 연고를 바른다. 미국 병원에서는 "당신은 아프지 않을 권리가 있다"는 문구를 곳곳에 붙여놓고 있다. 한마디로 면역력의 싹을 잘라 온실에서 자라는 난초처럼 인간을 만드는 것이다.

세계적인 암 전문치료 병원인 미국 텍사스 의대의 엠디앤더슨 암센터 원장은 다음과 같이 말했다.

"암세포는 정상 세포가 아니다. 그런데 우리 면역 시스템이 이를 인식하지 못한다. 자가면역세포를 배양하여 암세포를 파괴하면 암을 치료하고 재발을 막을 수 있다."

이 병원은 삼성그룹의 이건희 회장이 폐암 치료를 받은 곳으로도 유명하다. 우리나라의 재산가나 유명인 가운데 암에 걸리면 이곳에 가서 치료를 받는 사람이 많다. 그런데 국내에서 즉시 수술하면 좋을 텐데 힘들게 텍사스까지 가고 그곳에서 대기하고 검사하다가 때를 놓쳐 죽는 경우도 적지 않다.

자가면역세포를 가공해 암세포를 공격하는 게 앞으로 가장 획기적인 치료법이 될 것이라는 엠디앤더슨 암센터 원장의 이야기는 백번 옳은 말이다. 자가면역세포를 만드는 게 곧 면역력을 기르는 것이다. 그리고 나를 찾아온 친구처럼 거친 음식, 거친 생활, 소박한 꿈을 가지고 세상을 살아가면 면역세포가 많이 생긴다.

이 친구와 나는 야간 고등학교에서 만났다. 친구는 전쟁 중에 부모를 잃고 고아원에서 자랐다. 낮에는 구두닦이를 하고 밤에는 학교를 다녔다. 주경야독으로 중학교와 고등학교를 모두 마쳤다. 말이 주경야독이지, 낮에는 일하고 저녁에는 학교에서 졸거나 잠을 잤다. 학교에 간 날보다 가지 않은 날이 더 많았다.

학교에서는 공부보다 싸움을 더 많이 했다. 몸은 왜소했지만 야생동물처럼 사나웠다. 하지만 정직하게 살았다. 주위의 많은 친구들이 교도소를 제집 드나들 듯 살았던 것과는 전혀 딴판이었다. 공부할 틈이 없다 보니 고등학교 졸업장만 있을 뿐 중학교 1학년생의 학력도 갖추지 못했다. 평생 읽은 책이라곤 만화책을 제외하고는 거의 없었다. 한마디로 엄청나게 무식했다.

우리는 아주 가깝게 지냈으나 고등학교 졸업 후 각자 제 갈 길을 가느라 소식이 끊겼다. 그러다가 거의 반세기 만에 다시 만났는데 폐암 말기라는 진단을 받고 나를 찾아온 것이다. 그가 들려준 고달픈 인생사는 한마디로 눈물겨웠다.

친구는 여러 직업을 거쳐 고물상을 한 지 30년이 되었다. 중간에 사기를 몇 번 당해 모은 돈을 다 날렸다. 5년 전, 아내가 뇌경색으로 쓰러져 반신불수가 된 다음부터는 병원비, 간병비로 아파트를 날리고 전셋집으로 이사했다. 얼마 후에는 간병비를 감당하지 못해 다시 월셋집으로 옮겼다.

일 년 전부터 평생 안 걸리던 감기가 자주 왔다. 몸살과 고열로 애를 먹고 기침이 심하고 어깨가 유난히 아팠다. 아플 때마다 병원에 가서 주사를 맞았는데 주사를 한 대 맞으면 아픈 게 사라졌다. 매달 감기가 찾아오고 주사를 맞고, 다시 감기에 걸리고 주사를 맞기를 반년 이상 반복했다.

의사는 큰 병원에 가보라고 했다. 암센터에서 정밀검사를 한 결과, 폐암 말기였다. 병원에서는 수명이 6~7개월 남았는데 치료를 받으면 수명을 어느 정도 연장할 수 있다고 했다.

친구는 술을 마시지 않았다. 그러나 담배는 엄청나게 피웠다. 줄담배였다. 열세 살 때 길바닥에 버려진 꽁초를 피우면서 담배를 배웠다. 당시 양담배는 돈 있는 사람들이나 피웠고 가난한 사람들은 필터가 없는 독한 담배를 피웠는데 그는 주로 길바닥에서 주운 담배를 애용했다.

여러 사람의 침이 묻은 꽁초를 그렇게 많이 피워도 감기나 이상한 병에 감염된 적이 없었다. 하루에 꽁초를 30개 이상 주워 피웠으니 30명의 침을 먹은 것이다. 1년에 만 개, 최소 5년간은 그 짓을 했으니 15만 명의 침을 먹은 셈이다. 당연히 그 침들 중에는 별의별 균들이 있다.

서럽고 힘들지만 정직하게 살아온 친구는 평생을 '을'로만 살았기에 '갑'의 세계를 몰랐다. 모르면 부러울 것도, 탐날 것도 없다. 자기 신세가 서럽지도, 슬프지도 않다. 다 그렇게 살겠지 하고 만다.

위대한 삶도 없지만 시시한 삶도 없다. 시인 김장호는 「나는 을이다」라는 시에서 다음과 같이 읊고 있다.

나는 을이다. 항상 부탁하며 살아가는

……

당신은 넘볼 수 없는 성채의 성주

당신 앞에 서면 한없이 낮아진다네

날 사준다는 보장은 없지만

당신의 눈도장을 찍느라 하루해가 모자라네

당신은 갑 노릇만 하고 난 을 역할만 하는지……

친구는 자신의 폐가 아주 천천히 조금씩 좀먹고 있었지만 자신의 병을 치료하는 데

쓸 돈이 없었다. 아내의 간병 비용도 버거운 형편이었다. 더구나 병원에서 한가하게 누워 있을 시간도 없었다. 그래서 나를 찾아온 까닭도 죽는 날까지 일하다가 죽게 해달라는 것이었다.

즐겁게 일하면 힘든 노동도 보약

기운이 나야 일을 하고 일을 해야 신이 난다. 나는 친구에게 불로초를 처방했다. 계피, 인삼, 겨우살이 뿌리, 홀아지좆, 마치현, 생강, 오미자를 주전자에 넣고 20분 정도 끓인 다음, 하루 정도 우려낸 후 음료수처럼 마시게 했다.

보름 후에는 이 허브차에 느릅나무 껍질, 해당화 열매, 주엽나무 가시, 삽주 뿌리, 민들레, 겨우살이 꽃을 추가했다. 15년이나 된 낡은 봉고차를 끌고 다니는 친구가 일하면서 먹을 수 있도록 허브차를 보온병에 넣어 갖고 다니면서 마시도록 했다.

또 콩, 현미, 마, 연근을 분말로 한 식사를 하도록 했는데 바쁜 일과 중에 손쉽게 끼니를 때울 수 있게끔 이 분말을 허브차에 섞어 마시라고 했다. 이 허브는 몸을 따뜻하게 하고 폐를 활성화한다. 체온이 높아져야 면역력이 강해지기 때문이다.

이때 콩은 되도록 서리태를 쓰도록 했다. 속 푸른 검은콩인 서리태는 가을 늦게 서리가 내린 후 추수해서 서리태라고 한다. 여느 콩은 서리를 맞으면 표면이 쭈그러져 상품성이 떨어진다. 그런데 서리태는 서리를 맞아도 전혀 형태가 변하지 않는다. 추운 밤과 더운 낮을 겪어 날로 먹어도 비린내가 나지 않는다.

평생 몸에 좋은 약초를 먹어보지 않은 사람은 약효가 빨리 나타난다. 내가 산골에서 상대한 환자들은 치료가 빨랐다. 그런데 도시에서 비슷한 환자들을 대해 보니 열 배 이상 힘들고 백 배 이상 치료가 더뎠다. 쓸데없는 건강 지식과 약물 남용의 결과였다.

오랫동안 고물상 일을 해오던 그는 무거운 물건을 많이 들어 무릎이 아팠다. 나는 닭발에 우슬(쇠무릎지기)을 넣고 묵이 되도록 고아서 하루 서너 차례 간식으로 먹으라고 했다.

묵을 먹은 지 한 달이 지났다. 친구가 먹은 닭발은 효과가 아주 뛰어났다. 무릎이 덜 아파 일하는 게 전보다 수월해지고 수입도 늘었다.

즐겁게 일하면 노동도 보약이고, 악을 쓰며 하는 운동은 독약이 된다. 가난한 사람은 돈벌이가 잘되는 게 제일 즐겁다. 가난한 사람에게 최고의 힐링은 돈벌이다. 그동안 무릎 수술이나 뼈 주사를 수없이 권유받았지만 모두 거절한 친구의 판단이 옳았다. 무릎 때문에 병원 치료를 받은 고물상 동료들은 거의 무릎 불구가 되어 힘든 일을 하지 못했다. 그들은 글루코사민 따위의 약이나 기능성 식품을 복용했지만 모두 무용지물이었다.

바쁘게 사는 사이에 병원에서 친구에게 남아 있는 시간이라던 6~7개월이 훌쩍 지나갔다. 어느 날, 연락이 왔다.

"나, 아직 죽지 않고 더 튼튼하게 살아 있네."

"자네 암세포가 똑똑하군. 자네가 죽으면 저도 죽으니 어찌 됐건 자네가 오래 살았으면 할 거야. 암세포가 하느님, 부처님에게 열심히 기도할 거야."

건강의 상징은 맥

친구가 천연 항생제 차를 마시고 닭발을 먹으면서 즐겁게 일한 지 일 년이 지났다. 나는 병원에 가서 검사를 해봤느냐고 물었다. 그는 검사하면 좋아지고 검사하지 않으면 나빠지느냐고 되물었다. 그러면서 자신의 버킷리스트대로 살고 있는데 더 뭘 바라느냐고 했다.

프랑스의 철학자 몽테뉴는 "죽는 법을 배운 사람은 노예가 되지 않는 법을 배운 셈이다"라고 말했다. 또 로마의 철학자 세네카는 "잘 죽는 법을 알지 못하는 자는 잘 살지도 못한다"고 했다. 죽음을 공부하는 것은 자유를 공부하는 것이다. 죽음을 피하려 든다면 우리는 절대 자유롭지 못하다.

나는 친구가 죽음을 직시하고 죽음은 삶과 하나라는 지혜를 얻었다고 믿는다. 그가 스님이라면 해탈했거나 득도한 것이라고 말하고 싶었다. 물론 해탈했다는 고승들이 엄청난 돈을 미국 병원이나 한국 병원에 주며 너절하게 죽는 걸 봐왔기에 그런 말은 피했다. 한마디로 친구는 처절하게 고통스러운 생활을 통해 죽음을 알았고 자유를 얻었다.

말기 암 환자는 매가리가 없다. 매가리가 생겨야 기운이 나고 일할 수 있다. 내가 그에게 처음 준 허브는 인삼, 겨우살이 뿌리, 오미자였다. 이 세 가지 허브는 생맥산生脈散이란 처방으로 중국의 명의 이동원이 만든 처방이다. 맥이 살아야 병을 이길 수 있다는 것이 처방의 핵심이다.

다음으로 친구에게 강조한 음식 처방은 장의 기능을 살리는 음식이다. 장의 미생물이 활성화되어야 면역력이 강해진다. 닭발 처방은 무릎을 치료해 그가 일을 더 할 수 있게 했다. 즐겁게 일을 더 하자 면역력이 강해졌다. 면역력이 강해지자 그는 더욱더 일했다. 그가 즐겁게 일 할 수 있는 한 암세포는 그에게 백기를 들 것이다.

5 —
현대병의 주범은 '3백 IT'이다

유산소 걷기와 출장식 호흡

어느 날, 서울 강남의 한 교회에서 장로로 있는 친구가 찾아왔다. 듣기로는 이 교회의 장로직을 맡는 게 국회의원을 하는 것보다 더 어렵다고 한다.

이 친구는 5년 전에 교통사고 덕분에 폐암을 발견한 운 좋은 친구였다. 고속도로에서 운전하다 정신을 깜빡 잃고는 차선을 넘어 마주 오던 차와 정면충돌하는 대형 사고를 당했다. 병원 응급실에 실려 갔는데 그 바람에 종합 검진에서 폐암 3기임을 알게 된 것이다. 암이 바로 정신을 잃게 만든 원인이었다.

친구가 몰던 차는 오래된 국산 차였고 상대편 차는 고급 브랜드의 독일 차였다. 그런데 그의 차는 앞만 우그러들고 사람은 다치지 않은 반면, 상대편 차는 형편없이 망가지고 타고 있던 젊은 연인들은 큰 중상을 입었다. 그래서 사람들은 그가 하나님의 은혜를 입었느니, 재수 좋은 사람은 귀신도 별수 없다느니 하는 말들을 했다. 고급 차도 별거 아니고 다 '광고빨'이라고 하는 사람도 있었다.

아무튼 친구는 폐암 수술과 항암치료, 방사선치료를 모두 마치고 평창의 고급 리조트에서 골프를 치며 시간을 보냈다. 그러다가 2년 전부터 어깨가 아프고 불룩해졌다. 어깨에 큰 짐을 지고 일하는 사람처럼 어깨에 굳은살이 생겼다.

다시 폐암이 재발했고 항암제를 투약하고 방사선치료를 받자 평소 60kg이던 체중이 45kg으로 줄어들었다. 식욕도, 기운도 없고 불면증에 시달렸다. 우울증까지 겹쳤다. 아무리 기도를 해도 집중이 되지 않고 망상과 잡념이 괴롭혔다. 의사인 아들 내외와 의논한 결과, 체중이 회복되고 식욕이 돌아올 때까지 병원 치료를 잠정 중단하기로 했다. 그래서 나를 찾아온 것이었다.

나는 먼저 가열순환제의 하나인 오수유탕吳茱萸湯 추출물을 어깨와 등, 겨드랑이에 바르게 했다. 바로 폐와 대응하는 곳에다 바르자, 어깨 통증이 서서히 가라앉았다. 통증을 가라앉히려면 암세포의 호흡을 저지해야 한다. 오수유탕 추출물을 바르자 통증이 가라앉았다는 것은, 추출물이 젖산을 분해해 암세포의 호흡을 저지하는 능력이 있다는 방증인 것이다. 겨드랑이에는 림프선이 많다. 이 림프선에 추출물을 발라 활성화하자 면역 기능이 올라와서 통증 해소에 도움이 되었다.

친구는 하루에 서너 차례씩 용액을 가슴과 등, 겨드랑이에 바르고 천천히 두세 시간씩 출장식 호흡을 하면서 걸었다. 되도록 젖산이 생기지 않도록 유산소 걷기를 했다. 유산소 걷기란 힘들지 않게 노스님이 만행하듯 천천히 걷는 것을 말한다.

젖산은 인체가 에너지를 쓸 때 배출되는 쓰레기로 우리 몸에 여러 가지 질병을 일으키고 해를 끼친다. 암세포는 바로 이 젖산으로 호흡하고 살아간다.

자연식 식이요법의 요체

식이요법은 저염식, 저당식으로 했다. 먼저 저염식은 대단히 중요하다. 현대병의 주범이 바로 '3백三白'이고 그 중심에 소금이 있기 때문이다. 여기서 '3백'이란 흰 설탕, 흰 밀가루나 흰쌀, 그리고 흰 소금을 말한다.

물론 이 세 가지는 오랫동안 인류를 먹여 살리고 번성하게 했다. 그러나 이제는 현대인의 건강을 해치는 최대의 적이다. 특히 소금이 현대병의 주범이다. 소금의 나트륨이 문제인데, 표백한 모양 좋은 미국제 흰색 나트륨이 더 큰 문제다.

나는 친구에게 함초와 매생이, 파래, 미역 따위를 위주로 한 저염식을 하도록 했다. 천일염, 토판염, 죽염 따위는 모두 90%에 가까운 나트륨이 들어 있지만 함초에는 나트륨이 약 5% 정도밖에 없다.

나는 친구에게 당뇨가 있는 점을 고려하여 설탕 대신 스리랑카산産 양질의 육계로 단맛을 내게 했다. 육계肉桂는 매운맛이 나는 약초로 혈당이 혈액 속에 들어가게 하는 기능을 한다. 또 인슐린 분비를 원활하게 하여 당뇨 환자에게 도움이 된다. 당분 섭취가 해로운 암 환자에게도 도움이 된다. 암세포가 제일 좋아하는 먹이가 바로 당분이기 때문이다.

꿀이나 단 과일도 마찬가지다. 토종꿀, 양봉꿀, 뉴질랜드의 마누카 꿀, 히말라야의 석청, 올리고당 등도 똑같다. 흔히 사람들은 히말라야의 석청이 좋다고 하지만 그 석청에는 우리에게 익숙하지 않은 독초에서 나온 꽃가루, 꿀이 들어 있다. 우리는 이 독성에 해를 입는다. 히말라야의 계곡물을 마셔도 탈이 난다. 그러나 그 지역의 주민들은 우리가 생수 마시듯 해도 아무렇지 않다.

이렇게 자연식, 저염식, 저당식을 하면서 오수유탕을 복용하고 그 추출물을 꾸준히 발랐더니 일 년 후에는 평소의 체중을 회복할 수 있었다. 또 집 주위에 있는 남한산성, 청계산, 관악산에 올라다닐 수 있는 체력이 되었다. 병원을 찾아 검사했더니 담당 의사는 몸에서 암세포가 사라졌다고 했다.

결국 올바른 식사, 올바른 운동, 알맞은 수면이 체중을 정상화하고 몸에서 암을 사라지게 만든 것이다. 더 중요한 게 있다. 친구는 열심히 걸으면서 기도에 집중했다. 기도에 집중하면, 하느님과 내가 하나가 되는 기도를 하면 면역력이 한없이 강해진다. 이 기도로 얻은 면역력이 암을 물리친 일등 공신인 것이다.

6 ——
만성 폐쇄성 폐질환을 앓고 있다면

노인 건강의 첫걸음

'광산 속의 카나리아'라는 말이 있다. 보이지 않는 위험의 징후를 뜻하는 말이다. 카나리아라는 작은 새는 메탄과 일산화탄소 등에 매우 민감하여 이 가스에 노출되면 죽어버린다. 그래서 19세기경 광부들이 탄광에 들어갈 때, 먼저 카나리아를 안에 들여보내서 유해가스가 있는지를 확인했다. 또 일할 때도 카나리아를 곁에 두었다. 카나리아가 울음소리를 내다가 멈추면 유해가스가 생긴 것이라고 판단하여 곧바로 탄광을 빠져나왔다.

몇 해 전부터 미세먼지가 기승을 부리고 있다. 물론 탄광의 막장보다는 훨씬 덜하지만 폐 기능이 약한 노인들에게는 치명적일 수밖에 없는 환경이 해마다 되풀이되고 있다.

일반적으로 60세가 되면 폐는 정상 기능의 70%만 가동하고 80세가 되면 50% 이하로 떨어진다. 산소는 고도가 1,000m씩 높아질 때마다 10%씩 감소하므로 60세는 3,000m 고지에서, 80세는 5,000m 고지에서 사는 것과 같다. 따라서 70, 80대 노인들은 에베레스트 4,000~5,000m에서 겪는 고소 증세를 느낄 수 있다. 입맛이 없어지고 머리가 멍멍하고 팔다리에 힘이 빠진다. 산소 부족의 전형적인 현상이다. 죽을 수도 있다. 빨리 산소가 넉넉한 낮은 지대로 내려와야 한다.

청정한 공기를 마셔도 사는 게 힘든 노인들인데, 미세먼지로 꽉 찬 곳에서 살면 어찌될까. 2018년 한국인의 사망 원인은 암, 심장질환, 폐렴, 뇌혈관질환, 자살 순이었다. 폐렴은 2014년 사망 원인 10위에 진입한 뒤로 순위가 조금씩 상승하더니, 노인 인구가 증가하면서 이제는 세 번째 사망 원인이 되었다.

폐는 세균이나 바이러스가 침투하여 감염을 일으키기 쉬운 곳이다. 면역력이 약하면 만성폐쇄성 폐질환뿐만 아니라 감기, 독감, 비염, 폐렴, 기관지확장증 등에 모두 취약해진다. 감기에 걸렸다가 폐렴으로 전이되고 심하면 온몸에 염증이 생기는 패혈증까지 찾아온다. 패혈증은 죽음으로 가는 KTX나 다름없다.

폐를 잘 다스리고 면역력을 높이려면 어떻게 해야 할까.

'금장옥례金漿玉醴'라는 말이 있다. 금장과 옥례는 신선의 약인 불로장생약을 가리킨다. 허준은『동의보감』에서, 입 속의 침은 금장옥례라고 할 정도로 소중하다고 했다. 침을 땅에 뱉지 않는 습관을 길러야 하며, 종일 뱉지 않고 계속 삼키면 정기가 몸속에 보존된다고 했다. 또 어떤 사람이 침 뱉기를 좋아하는 바람에 진액이 말라 몸이 마르고 허약해졌는데, 침 뱉기를 멈추고 다시 삼키기 시작한 뒤로는 몸에 윤기가 흐르게 되었다고 했다.

아침에 잠자리에서 일어났을 때 입안에 고인 침을 옥천玉泉이라 하는데, 이를 세 번에 나눠 삼키는 것 또한 양생기공의 기본이기도 하다. 결국 입안의 세균이 질병의 원인 중 하나라는 게 현대의학계의 통설이지만 이 세균을 잘 다스리는 게 양생의 지혜라는 선조들의 가르침인 것이다.

입에 침이 없으면 이가 썩고 잇몸이 망가진다. 면역력도 약해진다. 치과 의사는 치료하면서 침이 잘 나오지 않은 환자에게 더 신경을 쓴다. 침샘암 환자나 목 근처에 생긴 암을 치료하는 환자는 침이 나오지 않아서 애를 먹는다. 특히 침샘암 환자는 항암치료를 받아 잇몸이 상하고 이가 상하는 경우가 많다. 때로는 임플란트까지 빠지는 사람도 있다.

어떻게 해야 할까.

누룽지를 새까맣게 태워 뜨거운 물로 커피 거르듯 내리면 검은색의 진한 숭늉이 만들어진다. 아침에 일어나 양치질을 하기 전에 이 진한 숭늉으로 입안을 헹구고 세 번에 나눠서 삼키면 침과 숭늉이 혼합되어 최고의 금장옥례가 된다. 식후에도 먼저 숭늉으로 입안을 헹구고 삼킨 다음에 양치질하는 게 좋다.

미세먼지에 대처하려면 물을 자주 마시는 게 좋다고 한다. 신장을 통해 독소를 내보내는 예방법의 하나다. 그런데 물은 생각처럼 많이 마실 수가 없다. 필터인 신장이 걸러주는 것보다 더 많은 양을 마실 수 없기 때문이다. 신장이 채 거르지 못하면 몸이 붓고 만다. 하지만 진한 숭늉은 해독 작용과 이뇨 작용이 뛰어나 물보다 많이 마실 수 있다.

이제라도 커피색의 진한 숭늉을 자주 마셔 나쁜 공기로 탁해진 혈액을 청소하자. 숭늉으로 혈액 속 독소를 소변으로 배출하는 게 미세먼지에 대처하는 가장 쉽고도 확실한 방법이다. 특히 항암치료를 받는 사람은 숭늉을 더 많이 마시는 게 좋다. 방광을 통해 항암치료로 생긴 독소를 배출해야만 부작용이 줄어들기 때문이다.

숭늉과 함께 오령산을 마시는 것도 좋다. 나를 찾아온 환자들 역시 항암치료를 받으면서 오령산을 마시고 빠른 회복세를 보였다. 오령산은 물보다 열 배 이상으로 항암제 독소를 배출하면서 신장 기능을 돕는다. 오령산에 옥촉서玉蜀黍, 산사, 백모근을 넣으면 훨씬 더 좋다. 항암제 부작용도 이겨내는데 나쁜 공기에 대처하는 것쯤은 별것 아니다.

그리고 약초도 되고 음식도 되는 신이, 백합, 유백피, 오미자, 맥문동, 천문동, 금은화, 포공영, 곤드레(고려엉겅퀴), 도라지나물 따위로 지은 나물밥이나 반찬을 먹거나 음료수로 만들어 마셔도 좋다. 출장식 호흡을 하면서 팔굽혀펴기를 하면 심장, 폐 기능도 강해진다. 공기 나쁜 날, 걸어 다니는 것보다는 팔굽혀펴기가 훨씬 낫다.

발끝 치기와 출장식 호흡

10여 년째 감기, 몸살, 기침, 가래로 고생하고 기관지천식으로 병원 응급실에 실려 간 적이 부지기수였다는 70대 초반의 김 화백이 찾아왔다. 어디를 가더라도 항상 119구급대가 와서 병원에 빨리 갈 수 있는 장소에서 지낸다는 김 화백이다.

그의 병명은 만성폐쇄성 폐질환COPD이다. 비가역성非可逆性 질병인 만성폐쇄성 폐질환은 아주 흔한 병이다. 비가역성이란 한번 망가지면 절대로 원상 복귀가 되지 않는다는 뜻이다. 폐는 한번 나빠지면 재생이 불가능하다. 결국 만성폐쇄성 폐질환은 불치병인 셈이다. 노인이 되면 폐 기능이 떨어져 기침과 가래가 잦아지고 호흡 곤란이 온다. 상태가 나빠지면 고통 속에 죽음에 이른다. 암이나 간경변, 신부전증 따위의 만성질환을 앓고 있는 사람들도 그 병으로 죽는 것보다 호흡 곤란으로 죽는 경우가 많다. 2017년 국민건강영양 조사에 따르면, 40세 이상 성인의 13.3%가 이 병을 앓고 있다. 인구의 고령화, 약물남용, 대기오염 등 유발 요인이 늘어남에 따라 만성폐쇄성 환자는 점점 늘어나고 있다.

김 화백은 만성폐쇄성 폐질환을 치료하러 전 세계에서 유명한 병원이나 중국의 명의를 찾아다니고 민간요법을 다 받아봤지만 모두 무용지물이었다.

과연 치료 방법은 없는 것일까.

먼저 아침에 잠자리에서 눈을 뜨자마자 똑바로 누워 발끝 치기를 천 번쯤 하면 코가 열리는 느낌을 받는다. 2천 번을 하면 코가 뻥 뚫린다.

다음으로 앉아서 출장식 호흡을 한다. 허리를 곧게 수직으로 세우고 편안히 앉는다. 반가부좌나 결가부좌를 하면 좋지만 그냥 편안히 앉아서 해도 된다. 위파사나 호흡을 위주로 한 출장식 호흡을 하되, 세 번 내쉬고 두 번 들이마신다. 들숨이나 날숨이나 코로 한다. 숙달되면 네 번 내쉬고 두 번 들이마신다. 처음에는 10분 정도 하다가 20~30분으로 점차 시간을 늘린다. 날숨이 원만하면 들숨은 자연스럽게 된다. 날숨을 통해 불순물인 이산화탄소를 내보내고 에너지원인 산소를 몸속으로 받아들인다.

"영감님, 혹시 돌아가셨나 해서요."

차는 몸을 따뜻하게 하는 계피생강차를 마신다.

계피 30g, 생강 15g에 물 2되(1.8리터 페트병 한 통 분량)를 붓고 한 시간가량 끓인다. 저녁에 끓여 하룻밤 지나서 다음 날 마시면 더 좋다. 아침에 일어나서 한 잔, 식사 전에 한 잔씩 따뜻하게 데워 마신다. 한 번 마시는 양은 100cc가 좋다. 양파를 추가해도 좋다. 계피, 생강에 껍질째로 양파 2개, 흰 부분을 포함한 파 뿌리 2개를 넣고 물 3,000cc를 부어 30분 정도 끓여서 수시로 마시면 된다. 귤이 있으면 2개를 반으로 잘라 통째로 넣는다. 양파는 4등분을 한다. 기관지가 약한 사람이라면 배나 배즙을 추가해도 좋다.

이렇게 만든 차는 면역세포의 집합소인 림프절을 강화해주는 아주 훌륭한 천연항생제가 된다. 피를 맑게 함으로써 중풍, 당뇨, 고혈압, 신장에도 큰 도움을 준다.

이상이 만성폐쇄성 폐질환에 대처하는 일반적인 처방이지만 김 화백은 이것만으로는 부족했다. 몇 가지를 더 보태야 했다.

먼저 누룽지를 까맣게 태운 뒤, 뜨거운 물로 커피 내리듯 내려서 나오는 검은색 숭늉을 끼니때마다 마셨다. 그리고 이 숭늉으로 자주 입안을 헹구고 마셨다. 손을 잘 씻듯이 입안도 자주 헹구는 게 건강에 좋다.

또 허브로 만든 가열순환제를 식사 전에 계피생강차와 함께 마시고 하루 두 차례, 즉 취침 전과 아침 운동 후에 가열순환제 추출액을 날갯죽지 사이의 척추 근처에 바르고 랩을 씌웠다. 폐유肺兪를 중심으로 발랐는데, 폐유는 폐의 등 쪽에 대응하는 경혈이다.

코가 답답하고 목이 아프고 기침이 나면 허브 추출액을 콧구멍에 바르거나 목 림프절 부근에 바르면 증세가 사라진다. 실제로 먹는 것보다 바르는 게 효율이 높다. 먹는 약은 위를 통과하고 대장, 소장을 지나면서 손실이 크기 때문이다.

김 화백은 햇볕을 쬐면서 한 시간씩 출장식 호흡을 하고 천천히 걸었다. 발끝 치기, 출장식 호흡, 허브차 마시기와 바르기를 끈기 있게 실천한 일 년 동안, 그는 한 번도 119구급차를 탈 기회가 없었다. 단골 구급대에서 잘 아는 소방대원이 연락할 정도였다.

"영감님, 혹시 돌아가셨나 해서요."

맥
문
동
麥門冬

Liriope platyphylla
외떡잎식물 백합목 백합과의 여러해살이풀

뿌리 끝이 커서 땅콩 같은 모습이다.
덩이뿌리는 한방에서 약재로 사용하는데
소염·강장·진해·거담제 및 강심제로 이용한다.
맛은 달고 약간 쓰며 성질은 약간 차다.
폐경肺經·심경心經·위경胃經에 작용한다.
폐를 촉촉하게 하고 심열心熱을 말끔히 없애며
진액을 생기게 하고 소변이 잘 나오게 한다.
마른기침, 열이 나고 가슴이 답답한 데, 입이
마르고 갈증이 나는 데, 토혈, 객혈, 부종,
배뇨곤란, 변비 등에 쓴다.

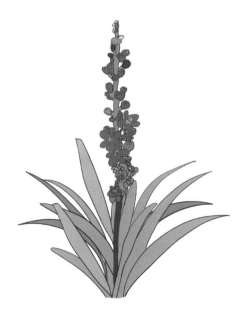

5장

위, 식도, 담도, 대장 질환

소주 반 잔으로 위암 고친 '송별주 영감'의 욕심

술을 적당히 마시는 사람은 전혀 마시지 않는 사람에 비해 암으로 사망할 확률이 절반에 불과하다. 이것은 일본의 암 연구진이 1990~1996년 아키타, 나가노, 오키나와 등 4개 현에 거주하는 40~50대의 건강한 남성 1만 9,231명을 조사한 결과다.

조사에 따르면 이 기간에 사망한 546명 중 214명(40%)이 암으로 숨졌다. 암으로 인한 사망률은 술을 마시지 않는 사람을 1로 할 때 청주를 보름에 한 홉(약 180mm, 소주 반 병 분량) 정도 마신 사람(0.79)에 비해 매일 한 홉씩 마신 사람(0.9)이 높았다. 매일 두 홉을 마시면 1.48, 네 홉을 마시면 1.54로 급격히 늘어났다. 암을 포함한 모든 사망자를 대상으로 한 경우에도 이틀에 한 홉 마시는 사람(0.64)이 가장 낮았고, 매일 두 홉을 마시면 1.04, 네 홉을 마시면 1.32로 나타났다. 참고로 청주 한 홉의 알코올 양은 맥주 큰 병으로 한 병, 위스키 두 잔, 소주 약 3분의 2홉에 해당한다.

맥주와 포도주 등 약한 술을 적당하게 마시면 심장병이나 뇌중풍, 치매에 걸릴 위험은 물론 당뇨병 등으로 인한 혈액순환 장애로 다리 절단 수술을 받을 위험이 감소한다는 연구 결과도 있다. 그러나 적당한 음주가 장점만 있는 것은 아니다. 유방암 발생률을 약간 올린다는 연구 결과도 있다. 무엇보다도 자칫해서 과음으로 빠지면 온갖 질병의 원인이 된다.

평생 소주를 마셨지만 과음하지 않고 적당량을 유지한 채 살아온 송 노인의 위암은 정말 별것 아닌 증상으로 시작되었다. 하긴 위암이 초기 단계에서는 증상이 모호할뿐더러 위암의 특이한 증상이 있다고 해도 소화불량이나 구토, 트림, 복부 팽만감, 불쾌감, 식욕 감퇴, 전신 권태, 가슴앓이 등과 유사해서 의사들조차 대수롭지 않은 증세로 간주하기 쉽다. 특히 위암은 아주 느리게 진행하기 때문에 상당히 진행될 때까지 심각한 자각증상도 없다.

송 노인이 그랬다. 어느 날 아침 잠에서 깨어나자 뱃속이 거북하고 답답했다. 어제 먹은 저녁밥이 소화가 되지 않아 그러려니 하고 소화제를 먹고는 일을 시작했다. 거북한 것은 가라앉았지만 여느 때와 달리 피곤했다. 그러나 크게 신경 쓰지는 않았다. 환갑을 넘긴 나이이니 여기저기 아픈 데가 많을 거라고만 여겼다. 그런데 그 이튿날 아침에 일어났을 때도 똑같았다. 그리고 그다음 날도 여전히 배 속이 거북하고 콕콕 바늘로 찌르는 것 같은 통증이 커지면서 피곤했다. 짜증이 나고 기력이 없었다.

참다못한 송 노인이 병원을 찾아가 종합 검진을 받았다. 그리고 며칠 뒤에 검진 결과를 알아보기 위해 다시 병원을 찾아가 담당 의사를 만났다. 의사의 표정이 예사롭지 않았다. 그는 직감적으로 무언가 큰일이 생겼음을 알아챘다.

동대문에서 원단 장사를 오랫동안 해온 그는 사람의 표정을 읽어내는 감각이 정말 뛰어났다. 거의 동물적인 수준이었다. 상대방이 믿을 만한 사람인지 사기꾼인지를 정확하게 파악했고 허풍을 떠는 것인지 진실한 것인지를 귀신같이 알아맞혔다. 의사는 어떻게 말해야 좋을지 모르겠다는 표정으로 말끝을 흐렸다.

"위암 말기 상태인데……."

송 노인이 단도직입적으로 물었다.

"얼마나 더 살 수 있을까요?"

"글쎄요, 잘하면 한 6개월……."

정말 그에게는 의사의 말이 담담하게 들렸다.

'절망'이란 두 글자에 관한 한 그는 이골이 난 사람이었다. 일제강점기에 학병으로 끌려갔다가 탈출하여 상해임시정부를 찾아가면서 배고픔과 추위 등 온갖 어려움을 견디어 냈고 한국전쟁 때는 혈혈단신 남으로 내려와 헐벗고 굶주리면서도 돈을 모았으나 처남 보증인으로 나섰다가 재산을 몽땅 날린 일도 있었다.

그때마다 인생의 막장에 무엇이 기다리고 있는지, 그 막장까지 가는 길목에 또 무엇이 도사리고 있는지 모르지만 '이젠 끝장이구나' 하는 어둠의 굴속에서도 언제나 한 줄기 빛을 찾아냈다.

그는 1·4후퇴 때 고향인 평안도에서 홀몸으로 내려와 청계천에서 마차를 끌었다. 대부분 지게나 손수레로 물건을 나르던 시절이니, 마차는 '재벌급' 운송 수단이었다. 그는 악착같이 돈을 모았다. 먹지 않고 입지 않고 쓰지 않았다. 덕택에 석 달마다 청계천변의 점포를 하나씩 살 수 있었다. 석 달치 월세를 미리 내면 점포 건물을 살 수 있던 시절이었다. 그래도 여전히 마차를 끌었다.

이렇게 해서 그가 소유한 청계천의 점포만도 수십 채에 달했다. 그런데 5·16군사쿠데타가 일어난 직후 처남의 빚보증을 섰다가 그만 다 날리고 빈털터리가 되었다. 다시 행상을 시작했고 10년 뒤에는 동대문시장의 거상으로 자리 잡았다. 그만큼 돈을 버는 데는 귀재였다. 이번에는 땅이나 건물을 사지 않았다. 오직 현금만을 고집했다.

마침내 삼성이나 현대와 같은 재벌에서도 그에게 돈을 빌리려고 찾아왔다. 이자가 월 3부인 고금리로 지금의 신용불량자들이 카드 회사에서 빌려 쓰는 돈보다 이자율이 높았지만 워낙 현금이 많아 대기업에서도 급할 때는 송 노인을 찾았다. 한때는 삼성그룹보다 현금을 더 많이 갖고 있다는 소문도 있었다.

개인 욕심 채우는 긴장은 해롭다

사금융시장에서는 주로 회사에서 발행한 어음을 받고 돈을 빌려주는데 부도가 나면 어음은 휴짓조각이 되고 빌려준 돈은 한 푼도 받지 못한다. 그러나 그는 한 번도 그런 경험을 겪은 적이 없었다. 그만큼 사람과 사업을 보는 눈이 정확했고 시장의 흐름을 읽는 감각이 대단했다. 그 대신 엄청난 긴장 속에 돈을 관리해야만 했다. 그가 술을 마셔도 과음하지 않는 것 역시 긴장을 늦추지 않아야 하는 자기 관리의 한 방법이었다. 그러나 지나친 긴장의 연속은 몸에 해로운 법이다. 긴장하면 피로해지고 피로는 만병의 근원이다.

미국인의 사망 원인 중 1위는 심장병인데, 1년에 심장병으로 죽는 200만 명 가운데 절반이 생활의 번민과 극단적인 긴장 때문에 발병한 것으로 조사되고 있다. 또 대부분 현대병이 정신적 스트레스에서 기인하는 것은 이미 누구나 다 아는 사실이다. 그렇다고 해서 모든 긴장이 다 좋지 않은 것은 아니다.

중국 상해에 있는 임시정부 청사를 방문한 사람들은 매우 낡고 초라한 모습에 놀라게 마련이다. 난방도 되지 않는 그곳에서 우리 독립운동가들은 1926년부터 1932년까지 일본 경찰의 감시를 받으며 뼈를 깎는 고통과 굶주림을 참아가며 독립운동을 했다. 콩나물에 소금을 타서 하루 끼니를 때우는 등 잘 먹지도 못하고 잠자리도 변변치 못했지만, 더욱이 항상 가슴을 조이며 살았지만 그들은 대체로 오래 살았다.

남을 위한 스트레스는 삶의 활력소가 되지만 자신의 욕심을 채우려다 생긴 스트레스는 수명을 단축시킨다. 송 노인이나 상해 독립운동가들은 똑같이 긴장된 생활을 했지만 결과는 전혀 다르게 나타났다.

어쨌든 돈 버는 재미에 푹 빠진 송 노인은 마침내 동대문시장의 거상, 사금융시장의 '큰손'에서 한국 경제를 움직이는 '거물'이 되었다. 시중에서는 향후 300년간 마구 써도 없어지지 않을 돈을 갖고 있다고 했고 재벌들이 돈을 빌리려고 줄을 늘어섰다는 소문도 돌았다. 누구든지 그가 한국 최고의 현금 부자라는 점은 인정했다.

돈 관리도 철저했다. 아내는 물론 그 누구도 믿지 않고 일 원 한 장도 직접 건네주고 받았다. 간혹 형편이 어려운 친지나 친구가 도움의 손길을 뻗쳐도 야멸차게 거절했다. 돈을 빌리러 온 사람에게는 철저하게 이자율을 따졌고 이잣돈은 꼬박꼬박 제날짜에 챙겼다. 적어도 그의 사전에는 '기부, 봉사'라는 단어가 존재하지 않았다. 모든 에너지를 돈을 모으는 데 쏟아부었다. 머릿속은 오로지 돈뿐이고 어떻게 하면 돈을 잘 굴려서 더 많은 돈을 벌어들일 것인지에 쏠려 있었다. 그야말로 돈은 그의 정열, 이상, 즐거움, 신앙이었다. 물론 긴장과 공포의 대상이기도 했다.

사람들은 그의 몸속에는 심장 대신 돈다발이 들어 있을 것이라고 빈정거렸다. 그래도 그는 개의치 않았다. 세상을 보는 눈이 유난히 남달랐기 때문이다. 계급장을 단 사람이 상대방을 자기보다 '높은 계급, 낮은 계급'으로 양분하듯, 그 역시 자기보다 재산이 '많은 사람'과 '적은 사람' 둘로 나누었다. 그러다 보니 그의 눈에 '사람'으로 보이는 사람은 정말 얼마 되지 않았다.

그런데 6개월의 시한부 인생이라니……. 오직 돈벌이 외에는 거들떠보지도 않았고 또 삶의 의미나 재미도 느끼지 못한 그에게 의사의 진단 결과는 한마디로 절망 그 자체였다. 엄청난 재산도 그의 수명을 늘리는 데 아무런 도움을 주지 못했다. 생각하면 생각할수록 억울하고 분했다. 겨우 6개월을 더 살자고 지난 30여 년간 험한 소리를 들어가며 그토록 고생했던가. 참으로 쓸모없는 것에 생애를 몽땅 바친 셈이었다. 하지만 이미 때는 늦었다.

다른 병원을 찾아가 재검진을 받는 것도 생각해봤다. 하지만 그는 담당 의사의 진단 결과가 틀리지 않았다는 것을 직감으로 알았다. 또 미국으로 건너가 유명한 병원에서 치료를 받는 것도 생각해봤지만 돈이 아깝다는 생각이 앞섰다. 그러다가 문득 오랫동안 알고 지내던 내가 생각나서 한약방을 찾아온 것이다.

나는 송 노인에게 지금 당장 치료를 해줄 수는 없다고 말했다. 대신 모든 재산을 좋은 일에 유익하게 쓴 뒤에 찾아오면 낫게 해주겠다고 했다. 그러자 그는 어이가 없다는 듯 한동안 말을 못하고 내 얼굴만을 쳐다보았다. 하긴 어떻게 해서 모은 돈인데 그 돈을 몽땅 남한테 주라니 누구라도 충격을 받을 수밖에 없을 것이다.

송 노인의 위암은 근본적으로 욕심에서 비롯된 것이다. 암이란 질병은 그 발생 부위에 따라 각기 다르게 부를 뿐 생기는 원인과 치유방법은 근본적으로 대동소이하다.

암은 열악한 생활환경과 일상에서 그릇된 섭생을 지속하여 체내에 독소가 누적되어 체액이 산성으로 기울고 이로 인해 면역체계가 소실되고 본연의 자연치유력이 약해져 생겨난다. 즉 몸의 기운 순환에 장애가 생겨서 암이 발생하는 것이다. 따라서 암을 근본적으로 다스리는 방법은 몸의 기운을 순환시켜 인체의 자가치유 능력을 되살림으로써 정상 세포의 생명력을 되찾게 하고 면역 기능을 활성화하여 암세포를 잠식할 수 있도록 하는 데에 있다.

몸의 기운을 제대로 순환시키려면 우선 욕심을 버리고 마음을 비워야 한다. 지금까지 편협하고 획일적인 사고에 갇혀 지내게 만든 권위의식, 오만, 자만심, 이기심 따위를 버려야 한다. 병에 걸렸다는 억울함과 분노의 감정도 버리고 병을 고치겠다는 욕심마저 버려야 한다. 그러나 마음이 비우겠다는 생각만으로 비워지는 게 아니다. 엄청난 용기가 필요하다. 자신이 가진 재산, 명예, 권력을 쓰레기 버리듯 내쳐야 가능하다.

또 암 환자들이 죽는 것은 암세포 때문이기보다는 죽을병에 걸렸다는 심리적인 충격과 낙심이 더 큰 원인이다. 마음을 비운 상태에서 병을 딛고 일어서려는 신념과 그 신념을 실천하는 실행력, 그리고 단 몇 걸음이라도 걸을 수 있는 체력만 있다면 반드시 회복할 수 있다. 내가 송 노인에게 모든 재산을 유익한 일에 쓰고 다시 찾아오라고 말한 것도 바로 이 때문이다.

며칠 후 송 노인은 이젠 자신에게 무용지물이나 다름없는 재산을 유익한 곳에 쓰기로 했다. 뒤늦게나마 정신을 차린 셈이다. 그는 전 재산의 10%는 직계가족에게 물려주고 나머지 90%는 장애인 단체에 기증한다는 유언장을 작성하고 공증 절차를 밟았다. 그런 다음, 그동안 인정머리 없이 야멸차게 대했던 친지나 친구들을 불러모아 사죄 겸 송별회 자리를 마련했다. 반년 뒤 죽어 헤어질 운명이니 미리 송별 파티를 연 것이다.

송별주와 회복주, 그러나 욕심 때문에

나는 그에게 한약을 처방하면서 매일 두 시간 이상 천천히 걷되 출장식 호흡을 하도록 했다. 식사 때마다 마시던 소주 한 잔은 반 잔으로 줄여서 계속 마셔도 좋다고 했다. 그는 친지 한 사람이 위를 전부 절개한 다음, 끼니로 소주 한 잔과 고깃국물 한 그릇, 미음 한 그릇을 먹으면서 십 년 이상 생존해왔다는 이야기를 듣고는 똑같은 방식으로 식사를 해온 터였다.

송 노인은 매일 저녁 서울 인사동의 고급 요정에서 친지나 친구들을 불러모아 송별 연을 베풀고 지난날 야박하고 인색하고 몰인정했던 자신의 허물을 용서해달라고 사과했다. 물론 그 자리에서도 소주 반 잔에 고깃국물 한 그릇만 먹었다. 이렇게 송별 술좌석이 계속되다 보니 자연히 사람들은 그를 '송별주 영감'으로 불렀다.

그의 집은 정릉에 있었는데 송별연이 열리는 인사동까지 걸어서 다녔다. 대략 사십 리를 오가는 데 네 시간 정도 걸렸다. 남들은 공기 좋은 북한산으로 올라가는데 그는 매연이 심한 시내를 걸었다. 그래도 걸으면서 네 걸음을 내쉬고 두 걸음은 들이마시는 출장식 호흡은 잊지 않았다. 그의 송별주는 6개월이 지나도 계속되었다. 달력을 들여다보던 그는 6개월이 넘었는데도 죽지 않은 게 이상해서 병원을 찾아가 몸 상태를 점검했다. 의사는 6개월 전보다 약간 호전되었다고 진단했다.

그는 다시 송별주를 나누던 친구와 친지들을 불러모아 술과 음식을 대접했다. 전에는 죽음을 준비하는 '송별주'였지만 이번에는 병세가 약간 회복되어 '회복주'를 마시기로 했다. 여전히 그는 매끼 식사로 소주 반 잔, 고깃국물 한 그릇, 채소 한 접시(반쯤 익힌 것), 미음 한 그릇을 철저히 지켰다.

'회복주'를 마시면서 다시 6개월이 지나갔다. 그런데도 그는 죽지 않았다. 병원에 가서 검사한 결과, 전보다 조금 호전되었다는 진단이 나왔다. 이러다가 자기도 친척처럼 십년 넘게 사는 게 아닌가 싶었지만 그러한 생각 또한 욕심이라는 내 말을 듣고는 머리에서 지워버렸다. 그 자신이 생각하기에도 돈 욕심을 버리고 마음 편하게 산 것이 효과가 있는 것 같았다. 그래서 이번에는 술자리 대신 먹고살기 힘든 친지들과 장애인들을 물질적으로 도와주는 일에 나섰다. 그렇다고 해서 기업의 사회 환원, 문화재단이나 장학재단을 들먹인 것은 아니다. 여기저기 귀동냥으로 형편이 어렵다는 친지들에게 소문 없이 생활비나 자녀 학자금을 건네주고 장애인 단체에 익명으로 기부금을 냈다.

여전히 하루에 두 시간 이상씩 걸었고 소식小食 원칙 또한 계속 지켰다. 걸을 때는 출장식 호흡으로 일관했다. 그러던 어느 날 정말 기적이 일어났다. 머리가 날아갈 듯 가벼웠고 항상 불편하던 배 속이 시원해졌다. 죽음이 멀리 도망갔고 활기찬 새 삶이 열린 것이다.

그러나 마음을 진실로 비우는 것은 아무나 할 수 있는 일이 아니었다. 일 년 후 그는 병원에서 암세포가 없어졌다는 검사 결과를 받고는 마음을 바꿨다. 유언장을 다시 작성하며 가족이나 장애인 단체에 기증하기로 했던 약속을 파기했다. 그러고는 다시 재산을 불리는 일에 나섰다. 마치 그동안 쓴 것을 보충하기라도 하려는 듯 악착같이 달려들었다. 얼마 후 그가 거액의 돈을 빌려준 재벌 회사가 부도났다는 전화 연락을 받고는 전화기를 잡은 채 졸도했다. 그러고는 다시 일어나지 못했다.

2 —
갓김치가 만병통치약이라니!

물 한 모금도 못 삼키는 스님

송호리 바닷가에서 오랜만에 비구니 스님을 만났다. 스님은 산속에서 5년간 수행하면서 날마다 삼천 배를 했다. 어떤 날은 하루에 두 번씩 삼천 배를 했다. 그리고 수시로 용맹정진을 하고 단식을 했다. 용맹정진이란 일주일 동안 꼼짝도 하지 않고 결가부좌를 한 채 수행하는 것을 말한다. 물론 잠도 자지 않는다. 대소변을 볼 때와 물 마실 때만 움직인다.

그런데 오랫동안 삼천 배를 하다 보니 탈진이 되고 무릎 관절이 상해 걷기가 힘들었다. 5년 동안의 산중 수행을 마치자 곧 죽을 것처럼 몸이 아팠다. 학질에 걸린 듯 추웠다 더웠다를 반복하더니 정신이 혼미해지고 물 한 잔도 마실 수 없는 중증 식욕부진에 빠졌다. 미음은커녕 물 한 모금도 목구멍에 걸려 넘어가지 않았다. 물 마시는 게 모래알을 삼키는 듯했다. 물이나 미음을 조금만 먹어도 곧 토해버렸다. 먹는 것보다 토하는 게 더 많은 듯했다.

의사가 왕진을 와서 영양주사를 놓고 갔지만 증세는 마찬가지였다. 병이 있거나 말거나 음식을 먹지 못하면 죽는다. 암이나 간경변 같은 병이 불치병이 아니라 먹을 수 없는 병이 불치병이다. 구급차에 실려 병원에 가서 각종 검사를 해도 아무런 이상이 없었다. 몸은 곧 죽을 것 같은데 간, 심장, 폐, 위, 대장, 신장 따위가 정상이고 혈압도 이상 없고 당뇨도 없었다. 뇌 검사를 했으나 아무 이상이 없었다. 죽어가는 사람보고 건강한 사람이라는 게 그 종합검사의 결과였다.

각종 영양제를 맞아도 식욕은 돌아오지 않았다. 기력이 자꾸만 떨어져 갔다. 체중이 20kg 이상 줄어 40kg 이하가 되었다. 큰스님이 서울에서 가장 유명하다는 한의원에서 보약을 지어 왔는데 한 첩도 못 먹고 다 토해버렸다. 아무리 좋고 비싼 보약이라도 소화할 수 있어야 보약이지 토하게 되면 개똥만도 못하다. 스님이 내게 전화를 해서 어떻게 해야 하느냐고 물었다.

소화하려면 위 속에 소화효소가 있어야 한다. 소화효소가 부족하면 물도 소화할 수 없고 소화제도 소화할 수 없다. 그러니 보약이 독약이 될 수 있고 진수성찬을 먹다가 죽을 수도 있다. 이럴 때는 우선 맨밥에 백김치를 입에 물고 이백 번이나 삼백 번씩 오래오래 씹고 물도 백 번 이상 씹어 먹어야 한다.

며칠 후 스님은 맨밥에 백김치를 오랫동안 씹어 먹었더니 이제는 미음이 조금씩 소화가 된다면서 이제 또 어떻게 해야 하느냐고 물었다. 나는 가장 먹고 싶은 것을 머릿속에 그리며 생각하라고 했다. 스님은 비몽사몽 속에서 음식을 생각하다 어릴 적 고향에서 먹던 갓김치가 떠올랐다. 고향인 해남에서 나오는 자연산 붉은 갓은 다른 지역의 갓에 비해 톡톡 쏘는 맛이 강했다. 이 붉은 갓에 젓갈을 버무려 익힌 고향의 갓김치가 먹고 싶었다. 이 김치에 밥을 한 그릇 먹으면 기운이 파릇파릇 돌아날 것 같았다

주위의 만류를 뿌리치고 병원을 나와 고향인 땅끝마을로 갔다. 송호리 해수욕장 근처 바닷가에 빈집을 발견하고 그 집에 들어가 정신없이 잠을 잤다. 잠에서 깨어나 보니 만사흘 72시간이 지나갔다. 스님은 예전에 알던 동네 할머니에게 연락해 갓김치와 밥을 가져다 달라고 했다. 물도 잘 넘기지 못하고 모든 음식 냄새가 역했지만 할머니가 가져온 갓김치 냄새를 맡자 입안에 군침이 돌았다. 식도와 위장이 꿈틀거렸다. 갓김치 한 그릇과 밥 한 공기를 뚝딱 먹어치우고는 혹 과식을 해서 죽는 게 아닌가 걱정이 되었다. 예전에는 상상도 할 수 없는 일이었다. 그러나 죽기는커녕 눈앞이 환해지고 기운이 났다.

이제 얼마든지 밥을 먹을 수 있다는 스님에게 약을 보냈다. 스님은 어릴 때부터 손발

이 차고 조금만 과식을 하거나 찬 음식을 먹으면 배가 아프고 설사를 했다. 전형적인 소음 체질이었다. 이런 증세에는 『수세보원』에 있는 부자이중탕附子理中湯이 잘 듣는다. 처방 내용은 백복령 12그램, 인삼 8그램, 백출, 창출 각 6그램, 공사인 4그램, 건강, 후박, 부자, 감초 각 3.2그램, 생강 3톨이다. 부자는 독성이 강한 약으로 전문 업소에서 만든 경포부자 京炮附子를 써야 한다. 스님은 부자이중탕을 갓난아이가 미음 먹듯 조금씩 먹었다.

참된 수행은 즐겁게 사는 것

며칠 후 마을 노총각이 생선을 잡아 왔다. 잠시 망설이던 스님은 노총각이 썰어준 생선회를 맛있게 먹었다. 오랫동안 육식을 멀리하던 스님은 고기를 먹은 게 아니라 노총각의 정성을 먹은 것이었다. 마을 사람들이 갓김치와 밥을 가져오고 노총각은 날마다 생선을 잡아 왔다. 스님은 노총각이 장가가도록 매일 불공을 드렸다.

붓다가 처음으로 수행 길에 나섰을 당시 탁발 수행자는 깊은 명상과 극단적인 고행에 삶을 바쳤다. 붓다 역시 며칠씩, 몇 주일씩 굶어가며 고행을 했다. 마침내 몸이 약해져 거의 죽기 직전이 되었다. 너무나 야위어 강에서 몸을 씻다가 빠져 죽을 뻔한 적도 있었다. 어느 젊은 여자가 붓다에게 쌀 우유죽 한 그릇을 주어 다시 살아났는데 동료 수행자들은 붓다가 고행과 단식을 포기했다면서 실망하여 떠나버렸다. 죽을 지경이었던 붓다는 극단적인 고행은 미친 짓이라면서 더 좋은 방법이 있을 것이라고 생각했다. 결국 붓다는 어떤 방향이든 지나친 것은 건강하고 원만한 정신 수행에 도움이 되지 않는다는 것을 깨달았다. 그래서 균형, 절제, 중용을 존중하고 그것을 실천했다.

스님 역시 힘든 결혼 생활을 청산하고 불가에 입문했다. 지긋지긋한 세속 생활을 잊고 마음의 평정을 얻기 위해 악을 쓰는 고행을 하다가 죽음의 문턱까지 간 것이다. 바닷가 사람들의 도움으로 다시 생명을 얻은 그는 자신이 즐겁게 살아야 세상도 즐겁게 다가온다는 사실을 깨달았다.

종교의 본질은 무엇인가. 따뜻한 가슴이다. 사람들의 마음을 따뜻하게 감싸주려면 먼저 내 마음이 따뜻해야 한다. 우울한 종교인은 참 종교인이 아니다. 그녀는 즐겁게 걷고 즐겁게 음식을 먹으면서 사람들 속에서 즐겁게 살았다. 그 즐거움 속에서 수행을 찾았다. 그녀의 수행은 즐거움이었다.

3 —
암은 노화 현상일 뿐이다

죽으려고 단식하는 남자

나이가 드니 마음 놓고 고무줄 바지를 입을 수 있는 것처럼 나 편한 대로 헐렁하게 살 수 있어서 좋고, 하고 싶지 않은 것을 안 할 수 있어 좋다. 다시 젊어지고 싶지 않다. 하고 싶지 않은 것을 안 할 수 있는 자유가 얼마나 좋은데 젊음과 바꾸겠는 가. 다시 태어나고 싶지 않다. 살아오면서 볼꼴, 못 볼꼴 충분히 봤다. 한 번 본 거 두 번 보고 싶지 않다. 한 겹 두 겹 책임을 벗고 가벼워지는 느낌을 음미하면서 살 아가고 싶다. 소설도 써지면 쓰겠지만 안 써져도 그만이다.

이 글은 박완서 작가가 노년에 쓴 글의 한 대목이다. 작가는 암세포가 몸에 들어왔지 만 그냥 삶의 한 부분으로 여기면서 살았다. 김수환 추기경 역시 암세포를 노화의 한 단 계로 보면서 고통 없이 세상을 하직했다.

식도 일부와 위장을 잘라내는 수술을 받은 한 사장 역시 이들처럼 암세포를 인생의 한 과정으로 보면서 7년째 승합차에서 먹고 자는 거친 생활을 해오고 있다. 그는 내가 산 골에서 한약방을 할 때, 내 친구들과 같이 자주 찾아와 건강에 관한 자문을 받곤 했다.

70대인 한 사장은 7년 전에 수술을 받고 나서부터 딱딱한 음식을 먹을 수 없었다. 자극 성 있는 액체 음식, 약이나 한약 따위를 먹으면 심한 통증이 왔다. 수술한 게 후회되었다.

"암은 질병이 아니라 노화 현상이라던데 공연히 칼을 대는 바람에 이 꼴이 되고 말았네. 어쭙잖게 돈 좀 있어 화를 자초했어. 늙으면 이가 빠지고 머리카락이 희어지고 허리가 굽고 종기가 생기는 게 당연한데……. 맥아더 장군은 '노병은 죽지 않고 사라질 뿐'이라고 말했는데 암 환자도 마찬가지야. 암으로 죽는 게 아니야. 먹지 못해 사라지는 거지."

한 사장은 평생 술을 마셨다. 사업에는 술이 필요악이었다. 수술을 받고도 술을 마셨다. 매끼 백세주 한 잔을 마시면서 낙지 국물이나 소고기 국물을 한 그릇씩 마셨다. 이게 식사의 전부였다.

나는 한 사장에게 장 미생물을 활성화하는 데 도움을 주는 식이요법을 처방해주었다. 그는 내 처방대로 저항성 탄수화물이 많은 통귀리, 통밀, 현미, 연근, 다시마, 마, 흰 강낭콩으로 죽을 쒀서 그 물을 마셨다.

탁월한 기술개발 능력으로 대기업 못지않은 중소기업체를 운영하는 그는 회사의 경영권을 아들에게 위임했다. 물려준 게 아니라 임시로 맡긴 것이다.

그는 죽는 날까지 현직에 있겠다고 마음먹었다. 현직에서 물러난 동료들이 요가나 참선, 등산, 여행 따위로 세월을 보내는 것이 한심해 보였고 종일 컴퓨터 앞에 앉아 주식으로 돈을 버는 친지들이 우습게 생각되었다. 일이 없으면 죽은 목숨이고, 사는 게 죽는 것만 못한 생불여사生不如死라고 믿었다.

간헐적으로 심한 통증이 왔다. 그럴 때마다 진통제 대신 단식을 했다. 건강해지려고 단식을 한 게 아니라 죽으려고 단식을 했다. 하루라도 빨리 죽으려고 물도 마시지 않았다. 마약성 진통제를 써서 멍한 상태로 사는 것을 원치 않았다. 그런 상태로 연명하는 것은 죽는 것이나 다름없다고 생각했다.

그런데 이상한 현상이 생겼다. 죽기 위해 단식한 지 하루나 이틀이 지나면 통증이 사라졌다. 통증이 오면 단식하고, 또 통증이 오면 단식하고……. 이런 일이 여러 번 반복되다가 어느 날부턴가 통증이 사라졌다. 살기도 힘들지만 죽는 것도 그리 녹록지 않았다.

죽는 것도 쉽지 않다는 걸 알고 하루하루를 건뎌내던 한 사장은 어느 날, 현실이라는 굴레의 억압에서 벗어나 본인이 원하는 대로 행동하는 자유인 조르바를 그린 그리스의 작가 니코스 카잔차키스Níkos Kazantzakís의『희랍인 조르바』를 읽다가 깨달은 게 있었다. 가장 눈길을 끄는 대목은 조르바가 임종을 맞는 마지막 장면이었다.

> "나는 무슨 짓을 했건 후회는 않았다고 전해주시오. 내 평생 별별 짓을 다 했지만
> 아직도 못한 게 있소. 아, 나 같은 사람은 천 년을 살아야 하는 건데."
> 유언이 끝나자 그는 침대에서 일어나 시트를 걷어붙이며 일어서려 했다. 말리는 사
> 람들을 한쪽으로 밀어붙이고 침대에서 내려 창가로 갔다. 거기에서 그는 창틀을 거
> 머쥐고 먼 산을 바라보다 눈을 크게 뜨고 웃다가 말처럼 울었다. 창틀에 손톱을 박
> 고 서 있는 동안 죽음이 그를 찾아왔다.

한 사장이 보기에 소설 속 주인공 조르바는 자유인인지 무책임한 인간인지 아리송했다. 하지만 죽음 여행이라도 조르바처럼 해야겠다는 생각이 들었다. 조르바처럼 멋대로 다니고 멋대로 지내다가 죽고 싶었다.

승합차에 취사도구와 취침 장비를 갖추고 집을 나섰다. 일행은 '부시맨'이라 이름 지은 잡종 진돗개 한 마리였다. 10년 이상을 기른 이 개는 미국 대통령을 지낸 부시처럼 겉으로는 좀 모자란 듯 보이지만 엄청나게 영리했다.

한 사장은 차가 갈 수 있는 곳이면 어디든지 마음 내키는 곳으로 갔다. 예정도 없었고 계획도 없었다. 그저 기분 내키는 대로 움직였다. 개고기와 오리고기, 소고기 삶은 물을 좋아했지만 유일한 친구인 '부시맨'을 생각해서 개고기는 먹지 않았다. 바닷가에 가면 생선 몇 마리를 잡아 백숙으로 삶은 후 그 물을 마셨고 그 지역에서 나는 과일, 채소도 골고

루 먹었다.

어느 날, 전라도 바닷가에서 낙지 10여 마리를 샀다. 낙지를 몽땅 넣고 고아 그 물을 마셨더니 오랜만에 하체가 묵직했다. 이 지역에서는 골골하는 소에게 큰 낙지를 몇 마리 먹이면 펄펄 난다고 하는데 과연 명불허전이었다. 건더기를 허겁지겁 먹은 '부시맨'도 늙은 개답지 않게 지나가는 암캐를 노려보는 것 같았다.

한 사장은 아주 고약한 날씨가 아니면 승합차에서 자면서 거친 생활을 계속했다. 말년에 천막을 가지고 미국 전역을 함께 돌아다닌 발명왕 토머스 에디슨과 자동차 왕 헨리 포드를 멘토로 삼은 것이었다.

비가 억수로 퍼붓던 어느 날, 포드가 에디슨에게 산장에 들어가자고 하자, 70대의 에디슨은 "사나이는 날씨가 아무리 험해도 천막에서 자는 거야" 하면서 뜻을 굽히지 않았다고 전한다. 이때는 돈이 많으면 유명한 여배우를 데리고 대서양 유람선을 타는 게 큰 자랑이던 시절이었다.

방랑 생활을 하는 동안에도 통증이 찾아왔다. 그럴 때마다 단식을 하면서 견뎠다.

단식요법은 사람마다 편차가 심해 그 효과를 단정하기는 어렵다. 죽을 작정을 한 사람에게는 도움이 된다. 살려고 애쓰는 사람은 단식을 하다가 낭패를 보는 수가 많다. 한 사장의 큰아버지는 사고로 부인과 아들딸을 한꺼번에 잃고는 곡기와 물을 끊은 지 닷새 만에 죽었는데, 한 사장은 그렇게 단식을 해도 괜찮았다.

한 사장은 언젠가 통증이 심하게 찾아오면 단식하면서 세상을 마감할 준비를 하고 있다. 주머니에는 가족에게 보내는 유서가 들어 있다.

"나 죽거든 아무에게도 알리지 말고 가까운 화장터에 가서 화장해다오. 유골은 근처 바다에 뿌려다오."

그러나 한 사장은 본인이 예상한 것보다 훨씬 오래 살고 있다. 거친 음식, 미음과 소고기 국물, 술 한 잔, 그리고 주머니에 있는 유서가 불로초 역할을 하고 있는 것이다. 만일 그가 대다수의 부유한 사람들처럼 미국의 유명 병원에 가서 백만 달러 이상을 쓰고 병원

특실에 누워서 특별 진료를 받거나 수천만 원짜리 비방약을 쓰며 목숨을 구걸했다면 어찌 됐을까.

잡종 개 '부시맨'은 죽었다. 17년을 살았으니 개로서는 100살이 넘은 거다. 한 사장은 바닷가 언덕에 '부시맨'을 묻고는 눈물을 흘렸다. 모친이 돌아가신 후 처음 울었다. '부시맨'은 친척들보다 수백 배 가까운 사이였다.

"내가 먼저 죽을 줄 알았는데 네가 먼저 가다니……. 이놈아! 늙고 병든 나를 두고 먼저 가다니."

오늘도 이 땅 어딘가에서 한 사장의 승합차가 굴러가고 있을 것이다.

4 —
미국에서도 원인을 찾지 못한 노인의 난치병, 대장 통증

아파서 죽을 지경인데 병이 없다?

병원에서 여러 가지 검사한 결과 아무 이상이 없는데도 몸이 계속 아프다고 호소하는 환자들이 있다. 미국 뉴욕에 사는 70대 부인도 그랬다.

약 3년 전부터 잠자리에 누우면 복부 아래의 소장이 불뚝불뚝 치밀며 통증이 왔다. 그런데 낮에 서 있거나 앉아 있으면 그런 증세가 전혀 없었다. 밤에 통증이 오면 남편이 복부 마사지를 해주었는데 한동안 소장의 움직임이 사방으로 계속되다가 저절로 진정되어 잠이 들곤 했다.

뉴욕의 여러 전문 병원들을 찾아가 CT 촬영, 엑스레이, MRI 등 최첨단 기계로 여러 차례 검사하고 진찰을 받았으나 결과는 아무 이상이 없다는 것뿐이었다. 전문 의사들도 원인을 찾지 못했다.

부인은 신진대사도 잘되고 대소변도 정상이었다. 다른 아픈 곳도 없었고 정신적 부담도 거의 없었다. 오직 취침 시 고통이 유일한 골칫거리였다. 날이 갈수록 통증이 더 심해지는 바람에 부인은 매일 밤 지옥을 헤매다 잠들곤 했다.

현대의 정밀기계가 이상 없다고 하고 세계적인 전문가들이 문제가 없다고 하는데 정작 본인은 밤마다 두세 시간씩 고통을 겪으니 자연히 노이로제가 왔다. 아프면 그 원인을 찾아 자르든가, 꿰매든가, 약을 처방해서 아프지 않게 해주는 게 의학이 아닌가. 현대의학이 아무리 발달했다고 해도 병의 원인은 물론이고 병의 증세를 다루는 데도 한계가 있다는 생각을 지울 수 없었다.

주변 사람들이 권하는 대로 중국인 한의사를 찾아가고 물리치료사도 불러봤으나 조금도 호전되지 않았다. 그러다가 우연히 내 책을 읽고서는 내게 연락을 한 것이다. 당장 가고 싶지만 이런저런 일 때문에 두 달 후에 찾아오겠다고 했다. 나는 그 두 달 동안 해야 할 식이요법을 이메일로 보냈다.

먼저 대장, 소장에 있는 미생물에게 도움을 주는 식이요법을 권했다. 현미, 통밀, 흰 강낭콩, 통귀리, 마, 연근, 다시마 따위의 식품 가운데 구하기 쉬운 몇 가지를 찾아 밥을 짓도록 했다.

이 곡물들은 저항성 탄수화물이 많다. 이러한 탄수화물이 장 미생물을 활성화하는 데 큰 도움을 준다. 변비, 설사나 배가 더부룩한 것 따위는 모두 이 미생물이 부족하여 생긴 현상들이다. 이런 증상은 저항성 탄수화물 섭취로 치료할 수 있다.

이렇게 섞어 지은 밥을 수시로 먹되 한두 숟가락의 양을 백 번 이상 씹어 먹도록 했다. 백 번을 씹어 먹으면 침샘에서 여러 가지 면역물질이 나와 소화와 기운을 돕는다. 씹는 동작은 턱관절을 튼튼하게 만들고 그 동작 자체가 대장의 기운을 키운다. 대장 경락이 아래턱과 연동되기 때문이다. 그래서 백 번 이상 씹어 먹는 게 좋다.

한 달쯤 지나자, 부인은 증세가 대강 30%쯤 좋아졌다는 연락을 해왔다.

통증의 원인부터 찾아라

미국 국립보건원이 2012년에 발표한 '인체 미생물 군집 프로젝트HMP' 결과에 따르면 사람의 몸에 사는 미생물의 수는 1만 종이 넘는다. 그 유전자 개수는 인간 유전자의 360배에 달하는 800만 개다. 몸속 미생물의 수는 39조 개 수준으로 인체 세포의 1.3배에 달하고, 그 무게는 0.9~2.3Kg이다. 무게는 0.9~2.3kg이다.

최근 미생물이 인간의 생존과 건강에 중요한 역할을 하는 것으로 밝혀지고 있다.

인간의 체내에는 섭취한 음식을 소화하는 효소가 모두 있지 않다. 그래서 장에 있는 미생물이 우리가 먹은 음식 가운데 단백질, 지방질, 탄수화물의 대부분을 분해해야만 인체는 이 분해한 영양소를 흡수할 수 있다. 또 미생물은 비타민과 장내 염증을 억제하는 화합물같이 인간이 생산하지 못하는 유익한 물질을 만들어낸다.

이러한 사실들은 인체와 미생물의 공생이 얼마나 중요한지를 보여준다. 다시 말하면 항생제가 독판을 치고 개판을 치는 현실에서 미생물이 현대인의 건강을 지키고 살리는 구세주, 불로초가 될 수 있는 것이다.

그러나 부유하지만 어리석은 사람들은 물개가 물고기를 좋아하듯, 고양이가 쥐를 좋아하듯 병원과 약을 좋아한다. 그들은 돈으로 건강을 살 수 있다는 환상, 망상에 빠져 있다.

반면에 현명한 사람들은 거친 음식과 거친 생활을 하면서 병원은커녕 약국 근처에도 가지 않는다. 그들은 대중매체가 건강검진과 질병의 조기 발견의 중요성을 아무리 강조해도 시큰둥해한다. 놀랍게도 그들은 건강하게 장수한다.

두 달 후, 앞서 말한 부인이 한국에 왔다. 77세의 노인이지만 50대처럼 보일 정도로 젊어 보였다. 관찰 결과, 손과 발에 관절염이 있고 발이 무척 차가웠다.

보름 동안 손과 발, 대장을 따뜻하게 하는 공진단 추출액을 바르고 신장 기능을 살리는 난간전暖肝煎과 오수유탕吳茱萸湯을 복용하게 했다.

난간전은 구기자, 당귀, 백복령, 오약, 소회향, 육계, 침향 등으로 구성되며 간경肝經에 차가운 기운이 몰린 증상을 따뜻하게 치료해준다. 그리고 오수유탕은 아랫배가 찬 데 쓰이는 처방으로 오수유, 후박, 계피, 건강 각 4g, 백출, 진피, 천초 각 2g으로 구성된다.

소장, 대장의 미생물이 활성화되고 신장 기능이 좋아지자 장 기능이 정상이 되었다. 관절염은 신장 기능과 관계가 깊다. 신장과 관절은 한 몸이나 같다. 신장이 튼튼해야 뼈가 튼튼하다. 발바닥에는 용천혈湧泉穴이 있는데 이 용천혈이 신장의 원혈原穴(오장육부의 원기原氣가 강물이 흐르듯 끊이지 않고 지나가는 혈)이다. 용천혈을 뜨겁게 해주면 신장 기능이 살아난다.

그리고 발 전체에 공진단 추출액을 바르고 자면 다음 날 아침에 일어날 때 몸이 가볍다. 관절 통증도 많이 줄어든다. 거기에다 식이요법과 아랫배까지 내려가는 출장식 호흡법을 곁들인 복합 처방으로 완전히 고통에서 벗어날 수 있다.

통증은 그 부분이 막혀 있다는 몸의 신호다. 따라서 통증의 원인을 찾아야 한다. 수돗물이 나오지 않을 때 아무리 수도꼭지를 들여다봐야 물은 나오지 않는다. 저수지나 저수 탱크에 물이 있는지를 살펴야 한다. 그동안 부인을 검사한 미국의 의료진들은 수도꼭지만 들여다본 셈이다. 수도꼭지를 아무리 들여다봐도, 최첨단 계측 기계로 아무리 살펴도 수돗물은 나오지 않는다. 한마디로 연목구어緣木求魚요, 남의 다리를 긁는 격이다.

꽃
향
유

Elsholtzia splendens
쌍떡잎식물 통화식물목 꿀풀과의
여러해살이풀

맛이 맵고 성질이 따듯하다. 한방에서 감기·
오한발열·두통·복통·구토·설사·전신부종·각기·
종기 등을 치료하는 약으로 쓴다. 끓여서
차로 마시면 열병을 치료하고 위를 따뜻하게
해준다. 특히 여름철 감기에 효과가 좋은
약초로 알려져 있다. 이뇨 작용을 하며 항균
효과도 있다. 향기가 강해서 향료 재료로
사용되며 여성들의 생리로 인한 우울증,
두통, 불면증에도 도움이 되며 구취 제거에도
효과적이다. 어린순은 나물로 먹기도 한다.

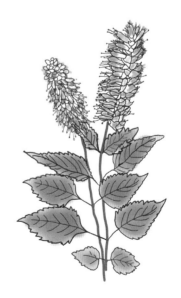

6장

— 뇌질환

1 ___
반신불수를 낫게 하려면

고성군에서 뱃길로 6km 떨어진 사량도에는 명물이 있다. 아름다운 돌탑을 쌓아놓고 지나가는 사람들이 소원을 빌게 해주는 '한오백년 길'이다. 돈지항에서 본격적인 지리망산 산행길로 접어들면 수백 미터에 이르는 길가에 돌탑 수십 개가 늘어서 있다. 대대로 통영에 살다가 이 섬에 온 정 모 씨가 섬의 아름다움에 매혹되어 지극 정성으로 쌓고 있는 돌탑이다.

꿈에 부처님이 나타나 "지리망산 오르는 길에 탑을 쌓아 등산객의 안전을 빌어라"라고 해서 시작한 일이라고 한다. 그는 산자락과 계곡에 있는 돌을 일주일간 모았다가 탑을 쌓았는데, 2시간도 안 돼 돌이 바닥나는 바람에 돌을 모으는 작업이 제일 힘들었다고 했다. 일일이 손으로 돌을 움직이는 일도 무척 힘들었단다. 조금도 꿈쩍하지 않던 큰 돌을 지렛대를 이용해 움직이면서 '마음으로 태산을 움직이겠다'는 생각도 들었다고 했다.

그런데 종일 힘든 일을 해도 배고픈 줄 몰랐다는 게 더 놀라웠다. 아침에 빵 한 개, 낮에 빵 한 개, 저녁에도 빵 한 개를 먹고 해가 지면 천막에서 자고 일어났지만 피곤하지 않았고 배고픈 줄도 몰랐단다. 그러면서 죽을 때까지 돌탑 쌓는 일을 멈추지 않을 것이라고 했다.

올바른 밥을 올바르게 먹으려면

어느 날이었다. 40대 여인이 지팡이를 짚고 쩔뚝거리며 정 씨에게 다가왔다. 종일 행복하게 일하는 그의 모습에 감명을 받았다는 그녀는 안타까운 사연을 털어놓았다.

발레리나로 이름을 날리던 그녀는 어느 날 큰 충격을 받고 뇌출혈로 쓰러졌단다. 그러고는 죽음을 수없이 생각했다. 프리마돈나를 꿈꾸던 발레리나였는데 쩔뚝발이 신세가 되고 보니 죽고 싶다는 생각밖에 없었다는 이야기였다. 고민 끝에 남편도, 두 아이도 팽개치고 유랑 길에 나섰다가 여기까지 오게 되었다면서 완치된 후 집으로 돌아가겠다고 했다.

그녀의 이야기를 듣던 정 씨는 내가 적어준 처방으로 친지의 반신불수를 고친 일이 떠올랐다. 정 씨는 그녀에게 친지가 2년 만에 반신불수를 고친 일을 자세히 이야기해 주면서 자신감을 잃지 말라고 격려했다. 그러면서 내가 적어준 처방을 그녀에게 건네주었다.

뇌를 통하는 혈관의 혈액이 터져 생기는 뇌출혈은 뇌신경을 손상시킨다. 뇌신경이 손상됨에 따라 반신불수가 되는데, 뇌신경을 복구하려면 우선 뇌를 통하는 혈관의 혈액이 깨끗해야 한다.

그렇다면 어떻게 해야 혈액을 깨끗하게 만들 수 있을까? 약을 먹으면 될까? 아니다. 운동을 많이 하면 될까? 역시 아니다. 깨끗한 피를 만드는 비결은 깨끗한 음식과 깨끗한 마음이다.

흰 밀가루는 독이다. 밀가루를 정제해 속껍질, 씨눈을 제거하면 흰 속살만 남는다. 이 흰 속살을 보관하려면 방부제가 필요하고 방부제를 뿌린 밀가루는 색이 누렇다. 이 누런 밀가루를 희게 하려면 표백제를 써야 한다. 특히 멀리 떨어진 유럽이나 미국에서 수입하는 밀가루는 더 많은 방부제, 표백제를 쓸 수밖에 없다. 이 방부제, 표백제 덩어리인 밀가루는 당연히 맛이 없다. 그래서 여러 가지 첨가제를 섞어 만든 게 우리가 먹는 밀가루 제품이다. 이런 음식을 먹으면 당연히 우리의 혈액은 썩은 물처럼 된다.

특히 중병 환자는 항상 피를 깨끗하게 하는 음식을 올바르게 먹어야 한다. 통귀리나 오트밀, 통밀, 흰 강낭콩이나 검은콩, 현미, 연근, 마, 다시마 따위로 밥을 해서 뜨거울 때 인절미 크기로 종이에 싸서 냉동실에 넣어두었다가 끼니때마다 데워 먹는다. 그리고 백 번 이상 씹어 먹는다. 이들은 저항성 탄수화물로 인체를 건강하게 만든다.

밥을 먹기 전에는 익힌 유기농 채소와 해물, 두부 따위를 조금 먹는 게 좋다. 이렇게 식사를 하면 혈액이 맑아지고 대장에 유익한 미생물이 많이 생겨 면역력이 강해진다.

노르딕 워킹이 필요한 사람들

아무리 좋은 고급 연료를 넣어도 운행하지 않고 세워두기만 하는 차는 금세 망가진다. 인간은 걸으면서 진화했다. 가만히 앉아 있으면 잡념이 생기고 포도당을 소모해 근육이 약해진다. 소아마비 환자는 아픈 다리에 힘을 주면 그 다리가 아파서 아프지 않은 다리로만 걷게 된다. 결국 힘을 주지 않고 쓰지 않는 다리는 퇴화하고 말아서 영영 못 쓰게 된다.

나는 소아마비로 절룩거리는 사람을 볼 때마다 '재활 치료로 노르딕 워킹을 시켰으면 정상인이 됐을 텐데' 하는 아쉬움이 있다. 미국의 루스벨트 대통령은 39세에 소아마비를 앓고 한쪽 지팡이를 짚고 다녔는데 한쪽 발에 의지해 걷다가 말년에 휠체어 신세를 졌고 뇌출혈로 사망했다. 그가 노르딕 워킹을 알아서 두 발로 걸었다면 하는 아쉬움도 크다.

아무튼 라마르크의 용불용설用不用說이 잘 적용되는 사례로, 노르딕 워킹은 소아마비나 반신불수 환자의 필수 운동이라고 할 수 있다. 물론 재활, 특히 반신불수 재활은 많은 인내와 노력이 필요하다. 본인 스스로 노력해야 좋은 결과를 얻는다. 노르딕 워킹은 핀란드 크로스컨트리 선수들이 눈이 없는 여름철에 연습하려고 만든 운동에서 시작되었다. 노르딕 폴 두 개를 지팡이처럼 사용하며 걷는데 상체에 30~40%의 힘을 줘서 상체운동을 하며, 약한 다리에 힘을 기르게 해준다. 700만 년 전, 침팬지처럼 네 발로 걸었던 우리 조상들의 걸음에 가장 근접한 걸음이라고 할 수 있다.

정 씨로부터 친지의 완치 과정을 듣고 내 처방을 건네받은 여인은 자신이 먼저 무엇부터 해야 할지를 고민하지 않았다. 어릴 때부터 운동을 한 그녀는 노르딕 워킹부터 시작했다. 처음에는 한 시간에 1.5km를 걸었다. 한 달이 지나자 워킹 속도는 시속 2km가 되고 100일이 지나자 시속 4km가 되었다. 한 시간에 십 리를 걷는 정상인의 속도가 된 것이다.

그녀는 저항성 탄수화물이 풍부한 곡물과 채소 따위를 다 익혀 먹었다. 위장 장애가 없고 체온이 뜨거운 사람은 생식을 해도 무방하다. 그러나 음증 체질에 심한 경쟁에서 오는 변비, 빈혈, 저체중, 우울증 따위에 시달리다가 뇌출혈이 생긴 그녀 같은 사람에게는 생식이 독이 된다.

올바른 음식을 먹고 올바른 걷기를 한 지 100일쯤 지나자 그녀를 괴롭히던 모든 증세가 안개 걷히듯 사라졌다. 물론 그녀는 '프리마돈나의 꿈'도 머릿속에서 지워버렸다. 번뇌 목록에서 사라지게 한 것이다.

"행복의 열쇠는 간단하다. 자기 실제의 모습보다 잘나 보이려고 하지 마라."

"누구나 즉시 행복해질 수 있다. 내 실제 모습보다 더 잘 보이려는 노력을 포기하면 된다."

그녀는 오스트리아의 심리학자 알프레드 아들러Alfred Adler의 이 말을 곱씹으며 걷기를 계속하고 있다.

2 —
품위 있게 죽겠다고 마음먹었더니

열대지방처럼 낮 기온이 40도 가까이 치솟던 어느 여름날, 60대 초반의 남자와 50대 중반의 여자가 찾아왔다. 부부였다. 남자는 눈을 감은 채 목석처럼 앉아서는 아무 말도 하지 않았다.

부인이 말했다.

"남편은 15년 전에 양성 뇌종양 판정을 받았어요. 그때부터 대체의학에 빠져서 의사의 말이나 처방에는 전혀 귀를 기울이지 않아요. 양약은 화공약품이고 다 독이라고 생각해요."

겨우 반년 더 살자고?

남자는 젊을 때부터 의약품 도매상을 운영하면서 꽤 많은 돈을 벌었다. 10년 전부터는 친형과 IT산업에 도전하여 그런대로 성공을 거뒀다.

반년 전, 차를 모는데 갑자기 어지러웠다. 눈앞이 캄캄해졌다. 쾅 소리가 들리더니, 순간 정신을 잃었다. 눈을 떴을 때, 병원의 하얀색 천장이 희미하게 보였다.

"악성 뇌종양입니다. 이미 여러 군데로 번져서 수술이 어려울 것 같습니다."

암세포가 시신경을 압박해서 눈을 뜨기 쉽지 않았고 거의 보이지도 않았다. 눈앞이 캄캄해진 원인이 바로 여기에 있었다.

퇴원한 그는 대체의학을 찾았다. 하지만 모친과 누이가 나서서, 오진일 수도 있으니 다른 병원에서 검사해보자고 성화였다. 전에 간 병원보다는 지명도가 떨어지지만, 그래도 꽤 큰 병원을 찾아가 다시 정밀검사를 했다.

"수술이 가능합니다. 6개월 이상 더 사실 수 있어요."

그는 어이가 없었다. 이곳보다 더 크고 권위 있는 병원에서 수술은 불가능하다고 했는데, 별로 미덥지 않은 병원 의사가 자신만만해하다니……. 그는 속으로 코웃음을 쳤다.

'나쁜 자식! 겨우 반년을 더 살자고 산소호흡기와 고무호스에 매달려 식물인간으로 지내다가 죽으란 말이네.'

그는 엄청난 고통 속에서 반년을 더 사는 것은 축복이 아니라 저주라고 생각했다. 시한부 인생의 끝자락에서 시름시름 앓다가 구질구질하게 죽고 싶지 않았다. 비록 우아하게 살아오진 못했지만 죽음만은 품위 있게 맞이하고 싶었다. 남은 시간이나마 최선을 다해 즐겁게 살다가 웃으면서 가겠다고 결심했다.

그동안 기억상실 증세와 중풍 증세가 찾아왔다. 말도 어눌해지고 눈도 거의 보이지 않았다. 그러자 모친과 누이가 다시 부인을 압박했다. 평소 왕래가 거의 없던 시누이가 더 설쳤다. 환자는 판단 능력이 없으니 가족이 나서야 한다면서, 수술하여 반년이라도 더 살게 하자고 우겼다. 결국 부인은 두 손 들고 말았다.

"마음대로 하세요. 나도 지쳤어요. 그냥 데려가세요."

부인이 시집 식구와 다투는 사이에 그의 의식이 돌아왔다. 그동안 있었던 일을 전해 들은 그는 펄쩍 뛰었다.

"중환자실에서 식물인간으로 고통스럽고 비참한 모습으로 죽고 싶지 않다. 내게 수술이나 병원 치료를 권하는 사람은 눈앞에 얼씬도 하지 마라."

그리고 나서 부부가 함께 나를 찾아온 것이다.

그렇다. 죽음의 시간이 닥쳐왔을 때, 공포 속에서 시름시름 앓다가 기계장치에 매달린 채 맞이할지, 아니면 남은 시간에 인생을 정리하면서 사랑하는 사람들이 지켜보는 가운데 맞을지를 선택해야 한다.

우리는 누구나 우아하게 살고 품위 있게 죽기를 바란다. 하지만 살다 보면 의연하게 살기도 힘들지만 품위 있게 죽는 게 더 힘들다는 것을 깨닫게 된다. 평생 의연하게 살아오면서 '나는 암에 걸려도 자연스럽게 살다가 죽겠다. 굳이 죽지 않으려고 발버둥 치며 삶을 구걸하지 않겠다'는 말을 입버릇처럼 하던 선배가 있었다. 그런데 90세가 되던 해에 막상 폐암이란 진단을 받자, 좀 더 살겠다고 수술을 받다가 죽고 말았다.

거듭 말하지만, 품위 있게 살고 품위 있게 죽기란 정말 어려운 일이다. 특히 치료가 잘못되었다든지, 운이 없어서, 또는 재수가 나빠서 죽는다고 여기면 억울하다는 생각에 더욱 발버둥 치게 된다.

죽음은 밀림 속의 수렁과 같다. 살겠다고 발버둥 칠수록 고통 속에서 빨리 죽지만 죽음을 살아가는 과정의 하나로 담담하게 받아들이면 두려움이 사라지고 품위 있는 죽음을 맞이할 수 있다.

중환자라면 먼저 살펴봐야 하는 것

중환자가 찾아오면 가장 먼저 살펴봐야 할 세 가지가 있다. 어떤 병을 앓고 있는지는 나중 문제다.

먼저 발부터 살핀다. 발이 제대로 움직여야 걸을 수 있다. 다음은 대소변 기능을 살핀다. 하수도가 제 기능을 못하는 도시는 쓰레기 도시나 다름없다. 인체도 마찬가지다. 대소변 기능이 제대로 작동해야 한다. 마지막으로 소화 기능이다. 소화가 되지 않으면 송로버섯이든 캐비아든 삭스핀이든 개똥이나 다름없다.

이 세 가지가 죽지 않고 사는 데 필요한 기본 요소다. 그런데 그는 발이 약해서 잘 걷지 못했다. 소변도 잘 나오지 않고 변비도 심했다. 목도 심하게 굳어 있었다.

잘 걸으려면 허리와 장딴지, 발이 튼튼해야 한다. 특히 장딴지는 제2의 심장이다. 제1의 심장은 내 마음대로 튼튼하게 할 수 없지만 허벅지나 장딴지는 얼마든지 튼튼하게 만들 수 있다. 허벅지에는 근육의 60%가 모여 있는데, 허벅지 근육을 키우면 저절로 장딴지 근육도 커진다.

나는 허리와 장딴지, 발에 가열순환제 추출액을 바르고 대소변이 시원하게 나오는 처방을 했다. 그리고 목 림프절에도 추출액을 발랐다. 뇌종양은 목에 있는 경동맥 4개가 막히거나 우그러들어, 뇌혈관이 지저분해져서 생기는 질병이다. 경동맥을 비롯한 목 주위와 어깨, 겨드랑이 림프절이 제대로 작동하면 뇌경색이나 뇌종양은 충분히 치료할 수 있다.

모든 처방의 기본은 걷기다. 걷지 못하면 희망도 없고 기적도 없다. 이들 부부 역시 걷기부터 시작했다.

아침마다 동네 공원에 갔다. 부인이 부축하여 양지바른 곳을 걸었다. 하지만 30분만 걸어도 남편은 지쳤다. 풀밭에 누웠을 때, 부인이 목과 허리, 장딴지, 발에 가열순환제 추출액을 발라주면 남편은 슬그머니 잠들었다. 30분쯤 자다가 깨어나면 보온병에 담은 숙냉수熟冷水를 먹었다. 숙냉수는 누룽지를 새까맣게 태워 우려낸 숭늉이다. 이어, 소고기를 진하게 끓여낸 육수를 추젓과 같이 먹었다. 잠시 후, 힘을 낸 남편은 다시 반 시간 걷고 반 시간 풀밭에서 쉬었다.

그는 하루 한 시간을 걷고 한 시간 동안 풀밭에서 자거나 출장식 호흡을 했다. 의식이 점점 또렷해졌다. 이제는 한 시간을 더 늘려서 걸었다. 한 시간을 걷고 30분 쉬기를 하루 두 차례씩 했다. 2시간을 걷고 2시간을 쉬는 셈이었다.

남편이 밤마다 치근대요

석 달이 지났다. 부인이 전화를 했다.

"밤에 남편이 자꾸만 치근덕거려요. 중환자가 부부 관계를 하면 해롭다는데 남편이 영 말을 안 들어요." 남자에게 부부 관계는 큰 의미가 있다. 60대 남자, 그것도 말기암 환자에게 성기능이 살아 있다는 것은 큰 희망이다.

병원 중환자실에 오래 근무한 간호사는 병실에 있는 남자 환자가 곧 죽을지, 회복되어 일반 병실로 갈지를 귀신같이 알아낸다고 한다. 젊고 예쁜 간호사가 환자 옆을 지나갈 때, 환자의 눈동자가 정지해 있으면 그 환자는 얼마 못 가서 죽는다. 반면에 눈동자가 간호사를 따라가면 그 환자는 살 확률이 높다. 20대 남자나 70대 남자나 똑같다.

이 부부는 반년 만에 정상적인 부부 관계를 회복했다. 부인의 우려와는 반대로 남편의 의식은 더 또렷해졌다. 걷는 시간도 3시간으로 늘어났다. 남편이 내게 말했다.

"아마 수술했다면 지금쯤 중환자실에서 죽을 날만 기다리고 있었거나 죽었겠지요. 그런데 하루 세 시간이나 걷고 잠자리도 할 수 있으니 꿈만 같아요."

힘들지만 걷고 숭늉을 먹고 허브 처방을 받은 것만이 기적을 만들어낸 비결이 아니다. 오히려 품위 있게 죽겠다는 마음가짐이 일궈낸 기적이다.

누구든지 열심히 걸으면서 오늘이 내 생애의 마지막 날이라는 마음으로 하루하루 즐겁게 살다 보면 기적을 일군다. '죽는다는 날짜가 훨씬 지났는데 어찌 되었나?' 하고 병원에 가서 진단하면 의사가 고개를 갸우뚱하는 상황이 온다.

얼마 전, 이들 부부가 모친, 누이와 같이 찾아왔다. 원수처럼 지내던 부인과 시어머니, 시누이가 아주 다정한 사이가 되었다고 한다. 부인이 웃으면서 말했다.

"남편이 날마다 치근대요. 말 좀 해주세요."

정상적인 상황이라면 시어머니, 시누이 앞에서 이런 말을 하기 어렵다. 하지만 지금쯤 죽었거나 식물인간이 되었을 남편이 하루에 3시간 이상을 걷고 잘 먹고 잘 자며 밤마다 부부 관계를 요구하니, 모친과 시누이 입장에서는 생명력을 느끼는 이야기가 아닐 수 없다. 시누이도 내게 부탁이 있다고 했다.

"제 남편 약 좀 지어주세요."

3 ——
림프절과 피토테라피 연고

어느 날, 목사님이 자신의 인생에 커다란 동기를 부여해준 글이라면서 고정희 시인의 「상한 영혼을 위하여」를 문자로 보내왔다. 시를 보내준 50대 초반의 목사님은 미국 예일 대학에서 박사학위를 받은 여인이다.

상한 갈대라도 하늘 아래선
한 계절 넉넉히 흔들리거니
뿌리 깊으면야
밑둥 잘리어도 새순은 돋거니
충분히 흔들리자 상한 영혼이여
충분히 흔들리며 고통에게로 가자

뿌리 없이 흔들리는 부평초 잎이라도
물 고이면 꽃은 피거니
이 세상 어디서나 개울은 흐르고
이 세상 어디서나 등불은 켜지듯
가자 고통이여 살 맞대고 가자
외롭기로 작정하면 어디를 못 가랴
가기로 목숨 걸면 지는 해가 문제랴

고통과 설움의 땅 훨훨 지나서

뿌리 깊은 벌판에 서자

두 팔로 막아도 바람은 불듯

영원한 눈물이란 없느니라

영원한 비탄이란 없느니라

캄캄한 밤이라도 하늘 아래선

마주 잡을 손 하나 오고 있거니

_ 고정희,「상한 영혼을 위하여」

의학적 기적을 일구어낸 목회자

목사님은 돌을 전후하여 뇌막염을 앓았다. 50여 년 전만 해도 그녀가 살던 전라도 산골에는 병원이 없었다. 도회지 병원까지 오는 데 사흘 넘게 걸렸다. 결국 머리와 오른팔 외에는 모두 마비되고 말았다.

그녀는 독학으로 초중고교 검정고시에 합격했다. 남원에서 가정교사로 일했는데, 가르치는 학생들마다 성적이 쑥쑥 올라갔다. 서울의 일류 대학에 많이 합격한 덕분에 '사교육의 대가'란 말까지 들었다. 10년이 지나자, 제법 많은 돈을 모았고 캐나다로 유학을 떠났다. 28세 때였다.

1급 장애인이 외국에서 공부하는 것은 만만치 않았다. 5년 만에 대학을 졸업하고 예일대 대학원에 입학했다. 7년이 지나 신학박사 학위를 받고 목사 안수도 받았다. 한국으로 돌아와서는 장애인을 돕는 교회의 목사가 되었다. 남의 도움이 필요한 1급 장애인이 남을 돕는 목회 일을 시작한 것이다.

10여 년이 지나고 지역에서 유명 인사가 되었다. 신자 수도 꽤 많았고 그녀가 앞장서서 시작한 장애인 복지사업의 규모도 꽤 커졌다. 하지만 따르는 사람이 많을수록 칭찬만큼 비난도 뒤따랐다. 사람들 입에 오르내리면서 모함도 많아지자, '한국의 마더 데레사'라고 추앙하던 사람들이 모두 그녀의 적이 되었다. 결국 그녀는 일선에서 물러났고 은퇴 아닌 은거 생활을 할 수밖에 없었다.

이때부터 그녀는 아무도 만나지 않았다. 오직 기도하고 성경 읽기에 전념했다. 하지만 아무리 기도하고 성경을 봐도 마음이 편치 않고 안정되지 않았다. 시를 읽었다. 바로 「상한 영혼을 위하여」라는 시였다. 마음이 편안해졌다. 한 편의 시가 성경보다 더 큰 위안이 된 것이다.

그녀는 뇌막염 후유증으로 인한 전신 통증으로 종일 고통을 겪으면서 살아왔다. 50여 년간 계속된 고통이었다. 기도에 집중하거나 목회 일에 열중하면 어느 정도 통증을 잊을 수 있었지만, 항상 기도나 목회 일에 집중할 수 있는 것은 아니었다.

나를 찾아온 뒤부터, 그녀는 아주 심하게 아프면 가열순환제 추출액을 아픈 곳에 발랐다. 통증이 완화되자 행복하다는 생각부터 들었다. 덜 아프면 행복하고 아프지 않으면 아주 행복했다. 아주 간단하고 단순한 행복론이었다.

내가 보기에, 그녀는 의학적인 기적을 일군 여인이다. 누워서 죽을 날만 기다려야 할 사람, 현대의학이 포기한 중증 장애인, 그리고 간병을 받아야 할 1급 장애인이 남을 보살피는 목회 활동을 하는 기적은 신앙의 힘 덕분이었다.

"과학이 포기한 곳에 신의 손길이 기다린다."

2004년 개봉한 영화 〈노트북The Notebook〉에 나오는 말이다. 알츠하이머병에 걸린 첫사랑 여인의 기억을 되살리기 위해 이제는 노인이 된 남자가 본인들의 사랑 이야기를 여인에게 반복해서 들려주는데, 퇴행성 알츠하이머병에 걸리면 회복할 수 없으니 소용없을 것이라고 말하는 의사에게 노인이 해준 말이다.

내가 그녀에게 처방한 가열순환제 추출액은 림프절 치료에 효과가 있는 연고로, 오랜 임상을 거친 처방이다. 목 디스크나 허리 디스크, 견비통(오십견), 어깨 통증, 고관절 통증에 효과가 크다. 암 환자에게도 도움이 되는 것은 당연하다. 공진단과 오야순기산烏藥順氣散 추출물이 주성분이고 피토테라피의 원조이기도 하다.

피토테라피란 식물의 추출물을 이용하여 병을 치료하는 약용식물요법을 말한다. 눈에 보이는 치료보다 몸이 자가치유할 수 있도록 돕는 데 초점을 맞춘 처방이다.

모든 천연추출물은 저마다 고유한 약리작용이 있다. 전문 기술로 최적의 추출물을 최적의 비율로 혼합하여 완벽한 시너지 효과를 얻어내는 것이 바로 피토테라피다. 한의학 처방과 똑같다.

1976년 창업한 세계적인 프리미엄 화장품 시슬리의 핵심 역시 피토테라피다. 크리스틴 도르나노 부회장은 2019년 우리나라에 왔을 때 이렇게 말했다.

"식물세계에 대한 기억이 인간의 유전자에 인지되어 있다. 식물과 동물의 세계는 밀접한 연관이 있다. 신체기관이 식물 추출물을 잘 흡수하고 우리 몸에 이로운 효과를 준다는 것은 동서양 의학에서 이미 확인된 결과다."

한의학은『황제내경』,『상한론』이후 수천 년간 약용식물을 배합하여 병을 고쳤다. 플레밍의 항생제가 나온 이후 그 가치가 다소 평가 절하되었지만 아직도 약용식물의 적절한 배합인 한약 처방은 많은 환자에게 도움을 주고 있다.

우리는 감기에 걸리면 마황탕이나 갈근탕을 마신다. 이 처방은 소설『삼국지』의 시대적 배경이 되는 시기에 살았던 의학자 장중경이 저술한『상한론』에 언급된 처방이다. 그러니까 무려 2,000년의 임상실험을 거친 처방인 것이다. 이제부터라도 고전 의학서에 있는 천연항생제 처방에 관심을 기울여야 하지 않을까.

암 하면 바로 통증을 연상하듯이, 통증은 암 환자들이 가장 두려워하고 힘들어하는 증상이다. 통증 치료의 근간이 되는 약물치료는 초기 환자라면 비마약성 진통제를 쓰지만 말기 환자에게는 마약성 진통제를 써야 조금 효과가 있다. 그러나 이것도 일시적이다. 곧 내성이 생겨서 점점 더 강력한 마약성 진통제를 써야 하는데, 이것마저 효과가 나타나지 않게 된다.

통증을 이겨내는 다른 방법은 정말 없을까?

어느 날, 목 디스크 환자들이 사용하는 커다란 보조 기구를 목에 착용한 50대 초반의 부인이 찾아왔다. 앉아 있는 게 힘들었는지, 기다리는 동안 소파에 누워 있었다.

부인은 유방암 3기 진단을 받았다. 여기저기 뼈로 전이된 상태였다. 병원에서는 수술 대신 항암치료, 방사선치료를 권했다. 하지만 부인의 생각은 달랐다. 연명치료는 너절하게 죽는 길이라고 생각했다. 버틸 때까지 버티다가 죽는 게 낫다고 마음먹었다.

유방암은 생각보다 어려운 병에 속한다. 암세포가 가슴에만 있다면 가슴을 잘라버리고 인공 가슴을 만들면 된다. 하지만 대부분 유방암은 림프선을 타고 여기저기 전이된다. 부인 역시 경추와 어깨, 겨드랑이에 침투한 상태였다. 특히 경추는 조금 아파도 죽을 맛이다. 부인은 진통제로 석 달을 버티다가 더는 참기 힘들어서 나를 찾아온 것이다.

나는 유방암 치료에 도움이 되는 지패산과 우귀음을 처방하면서 가열순환제 연고를 바르고 상모돌리기처럼 목 운동을 하도록 권했다. 동행한 남편이 가열순환제 연고를 부인의 경추, 어깨, 겨드랑이에 발라주자, 잠시 후 찡그리던 부인의 얼굴이 펴졌다. 부인이 웃으면서 물었다.

"그동안 고단위 마약성 진통제로도 통증이 멎지 않았는데, 이 약은 뭐지요?"

"암 환자의 통증은 림프절의 면역세포가 제 기능을 하지 못해 생기는 병리 현상입니다. 이 연고를 바르면 림프절의 기능을 돕는 생화학적 반응이 일어나면서 통증이 완화되죠. 단순히 통증을 완화하는 게 아니라 림프절을 강화해 암세포를 퇴치하는 약리작용을 합니다."

우리 몸에는 500~1,500개의 림프절이 있다. 림프절은 면역세포가 모여 있는 곳이다. 한의학에서는 경혈經穴이라고 하는데, 대략 300여 개가 있다. 다시 말하면 림프절은 해부학적으로 보이는 것이고 경혈은 기가 순환하는 정거장 역할을 하는 기능상의 장소를 말한다. 림프절과 경혈은 대략 20~30% 정도 겹친다. 그리고 림프절은 목 주위에 60%, 허리 주위에 40%가 있다. 따라서 누구든지 목과 허리의 림프절만 잘 다루면 거의 모든 병을 이겨낼 수 있다.

모든 길이 로마로 통하듯, 모든 병은 림프절로 통한다. 림프절이 제 기능을 발휘하면 모든 암이 없어진다는 것이 미국 스탠퍼드대학 연구팀의 견해이기도 하다.

절굿대

Echinops setifer
쌍떡잎식물 초롱꽃목 국화과의 여러해살이풀

엉겅퀴와 생김새가 비슷하여 구별하기가 쉽지
않다. 꽃의 줄기가 절구질할 때 쓰는 절굿대를
닮아 절굿대라는 이름이 붙었다. 뿌리와 꽃을
약재로 사용한다. 뿌리는 열독, 염증, 농양 등을
치료하는 데 사용하고 부스럼을 치료하는 데도
효과가 있다. 소변을 잘 나오게 하고, 염증을
줄여주는 효과가 있고, 혈당을 낮추어주는
효과도 있어 혈액순환장애, 당뇨병, 무월경,
치질, 변비 등에 사용한다. 인체의 힘줄과
혈맥을 잘 통하게 하는 효능도 있다.

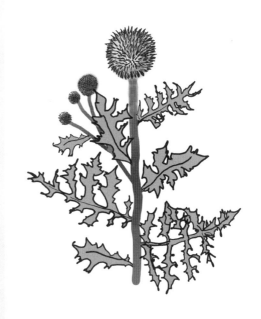

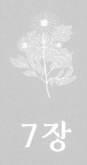

7장

피부질환

1 ―
피부질환의 새로운 알고리즘

세조와 피부병

조선의 7대 왕인 세조는 꿈속에 자신이 왕위를 빼앗은 조카 단종의 어머니가 나타나 그에게 침을 뱉자 생긴 종기로 심한 피부병을 앓았다.

> 속리산에 머물던 세조는 달이 높이 뜬 밤, 산책을 하다 약사여래의 명을 받고 온 월광태자가 나타나 "산골 한 계곡 주위에 커다란 바위와 소나무가 많고 마르지 않는 계곡이 있으니 거기서 목욕을 하면 피부병이 곧 나을 것이다"고 말하고 사라졌다고 한다.
>
> _ 속리산 국립공원 사무소 입구 간판에서

자업자득이지만 엄청난 스트레스를 겪은 세조는 여러 질병으로 고생했다. 그 증세 가운데 하나가 피부질환이었다. 그는 피부병을 치료하려고 전국의 온천과 약수를 찾아다니다 속리산까지 왔다. 세조는 아픈 몸으로 먼 길을 가마를 타고 다녔다. 세조는 종기로 고통 속에 살다 한센병으로 죽었다.

문종, 성종, 효종, 현종, 숙종, 정조, 순조…… 이 임금들 모두 종기로 고생하다 죽었다.

피부세포는 28일이면 새로운 세포로 바뀐다. 그런데 피부질환은 여전하다. 피부질환은 피부세포의 문제가 아니고 피부 아래를 지나가는 혈관의 문제다.

평소 신장과 폐가 나빠 살얼음판 걷듯 코로나 세월을 보내다가 코로나에 걸린 사람이 있었다. 주위에서는 그가 버티지 못할 것이라고 했다.

예측이 빗나갔다. 그는 천국 문턱까지 갔다가 유턴을 했다. 그러나 집에 오니 몸 상태가 엉망이었다. 특히 신장, 폐 기능이 나빠졌다. 피부질환이 심하게 생겼다. 너무 가려워 잠을 잘 수 없자 '죽는 게 낫겠다'는 생각까지 들었다.

숨쉬기가 힘들었다. 아무것도 먹을 수 없었다. 물을 먹어도, 약을 먹어도 토했다. 보약이건 영양제건 먹는 족족 다 토했다.

소변 보는 게 눈물을 짜는 것 같았다. 종일 화장실을 들락거렸으나 소변이 몇 방울 나오지 않았다.

밤새 잠을 자지 못하고 뒤척였다. 85kg 나가던 체중이 두 달 사이에 47kg이 되었다. 평생 체중을 줄이려고 애썼으나 다 실패했다. 그런데 코로나 독감을 만나자 순식간에 체중감량이 되었다. 생명이 위험할 만큼 줄었다.

퇴원할 때 의사가 말했다.

"혈액투석을 준비하세요."

이때부터 숭늉을 조금씩 먹었다. 딱딱한 음식을 먹듯 천천히 씹어 먹었다. 200cc쯤 마시자 더부룩하고 답답하던 위장이 꽉 막힌 하수도를 송곳으로 뚫은 것처럼 '뻥!' 열렸다.

즉석밥에 진한 숭늉을 말아 먹었다. 반찬으로 묵은지 몇 가닥을 먹었다. 진수성찬보다 100배 맛있었다. 속이 편하고 기운이 생겨 산책을 나갔다.

햇빛을 보고 하늘을 보고 나무를 보았다. 틈만 나면 걸었다. 힘이 없어 집 안에 눕고 싶을 때마다 자신을 타일렀다.

'누우면 죽고 걸으면 산다.'

'누워 죽느니 걷다가 살자.'

점심밥이나 저녁밥도 똑같이 먹었다. 검은색 숭늉에 말은 밥, 묵은지 한 조각. 보름 만에 시원하게 소변이 나왔다.

취침 전 발바닥에 공진단 연고를 바르고 한 시간 이상 때렸다. 밤에 뒤척이지 않고 깊은 잠을 잤다. 두 달이 지나자 그는 평소 체력의 50%를 찾았다. 병원에 갔다. "이제 투석 걱정은 하지 않아도 됩니다"라는 말을 들었다.

신장 기능이 정상으로 돌아오자 피부질환이 사라졌다.

그의 부인 역시 평생 위장병과 피부질환, 류머티스관절염, 부인과 질환으로 고생했다. 미란성 위염, 위축성위염, 신경성 위염, 담적…… 별별 진단을 받고 별별 치료를 했으나 다 효과가 없었다. 부인은 남편이 회복하는 과정을 눈여겨보았다.

"아! 이거구나. 눈앞에 간단한 방법이 있는데 멀리서 처방을 찾았네."

부인은 남편의 식이요법을 따라 했다. 서너 달이 지나자 수십 년간 껌딱지처럼 따라다닌 위장병이 사라졌다. 피부질환, 관절염, 부인병도 완화되었다.

사람은 숨을 쉬지 못하면 죽는다. 그 전에 물 한 모금 넘기는 게 힘들다. 숨 쉬고 물 먹는 게 얼마나 대단한 일인지 알 때가 되면 이미 죽은 목숨이다. 그때 알 것을 지금 알자. 숭늉은 생명수, 걷기는 살기다.

2 —
헛된 스타 의식을 버리자 피부병이 나은 여배우

눈이 근시인 사람들이 안경을 쓰고 보는 세상은 실상이 아닌 허상의 세계이다. 이들은 허상의 세계인 '가짜 세상'을 보면서 살지만, 실상을 보고 사는 사람들이나 다름없는 확신과 신념을 가지고 살아가고 있다. 이와 비슷하게, 화장품 광고에 '붕어빵'처럼 찍혀 나오는 예쁜 모델들은 절반 이상이 실제로는 굴 껍데기처럼 우둘투둘하고 푸르죽죽한 얼굴을 가지고 있지만 보통 사람들은 그 실상을 잘 모른다.

화장으로 감춘 진짜 얼굴

어느 날 달 표면의 분화구처럼 얼굴이 거칠고 붉은 반점이 많은 여자가 찾아왔다. 처음 본 얼굴이지만 어디서 많이 본 듯한 인상을 받았다. 알고 보니 광고 모델로 자주 등장하는 유명 연극배우였다. 그녀는 '헐크'처럼 이중적인 얼굴을 가지고 있었다. 화장했을 때는 신데렐라 같은 모습이지만 화장을 지운 뒤에는 마귀할멈도 도망칠 정도로 얼굴 피부가 매우 거칠었다.

그녀는 십여 년 전부터 얼굴 종기 때문에 무척 고생했다. 처음에는 대수롭지 않게 생각하고 피부병 연고를 발랐지만 그 정도가 점점 더 심해지자 고민이 이만저만이 아니었다. 인기로 먹고사는 배우인지라 얼굴에 난 종기는 매우 치명적이었다. 그녀는 얼굴에 생긴 종기를 없애기 위해 피눈물 나는 투자와 노력을 기울였다. 미국을 드나들며 여러 차례 치료를 받았지만 별 효과를 보지 못했고, 국내에서도 피부 클리닉으로 소문난 병원은 거의 다 돌아다녀보았지만 결과는 마찬가지였다.

시간이 갈수록, 그리고 치료를 받을수록 그녀의 얼굴 종기는 더욱 심해졌고 마음 또한 초조해지고 약해졌다. 누군가 나병 환자들이 먹는 약을 먹으면 좋아진다고 하여 그 약을 먹고는 부작용으로 극심한 고생도 겪었다.

이처럼 현대의학의 온갖 치료에도 불구하고 얼굴이 낫기는커녕 점점 더 심해지자 그녀는 마침내 자신이 불치병에 걸린 게 아닌가 하여 큰 고민에 빠지고 말았다. 우울증까지 겹쳐 자살을 마음먹기도 했다.

나는 치료에 앞서 이 여배우가 십여 년간 받아온 치료 과정과 그녀의 정신 상태를 분석해보았다. 그녀는 얼굴과 몸매, 연기, 지성과 교양미 등 여러 면에서 오랫동안 찬사와 칭찬을 한 몸에 받아왔는데, 이 같은 찬사와 칭찬에 익숙해지다 보니 간혹 자신보다 얼굴이 예쁜 여자나 연기력이 좋은 여자 또는 지적인 미모를 지닌 여자가 가까이 있으면 속상해하고 못 견뎌 했다. 그녀는 자신보다 인기가 더 많은 여자를 두려워하고 뒤떨어질까 봐 노심초사하고 자기를 알아주지 않는 사람이 있을까 봐 안달하는, 전형적인 열등의식의 소유자였다. 화장으로 종기를 감춘 얼굴의 실체가 드러날까 봐 두려워하고 도망자처럼 공포 속에서 살아온 것이다.

피부도 약을 먹는다

이 배우에게는 무엇보다도 본인이 갖고 있는 스타 의식의 실체를 스스로 알게 함으로써 남의 평판에 구애받지 않고 진솔한 자기 삶을 살아가도록 하는 게 중요했다. 마음을 치료하지 않고는 그 어떤 약물로도 효과를 보기 힘들다.

인기 스타란 단순하고 지루한 인생에 활력을 주기 위해 허약한 인간들이 만들어내는 현대판 신화이다. 이러한 신화의 주인공들이 자칫 어리석은 판단을 내리면 스스로 신화의 노예가 되어 불행 속에서 헤어나지 못한다. 갈채와 조명에 흔들리지 않고 항상 자신의 삶을 지키는 자세가 진정한 스타 의식이다. 굴절된 스타 의식은 그 자체가 커다란 스트레스라서 간을 많이 상하게 한다.

얼굴에 피부병이 생기면 피부약을 바르는 게 상식이다. 가벼운 피부병이야 얼굴에 바르는 약으로 치료할 수 있지만 중증인 경우에는 바르는 약으로는 해결할 수 없다. 피부과 치료 시 간단한 피부병은 쉽게 낫기도 한다. 스테로이드제를 바르고 간이 그것을 해독하면 바로 치료 효과가 나는 것이다. 그러나 중증인 경우 얼굴에 바른 스테로이드제가 오히려 간을 더 상하게 한다.

오래된 피부병은 그 원인이 대부분 간에 있으므로 간질환 환자와 똑같이 치료해야 한다. 병의 근본 원인을 살피지 않고 그 결과인 얼굴만 치료하면 백 년을 치료해도 나을 수 없다. 또 얼굴에 바르는 약에도 문제가 있다. 바르는 약은 대부분 약독藥毒이 피부에 스며서 간을 해칠 수 있다. 간이 약해서 생기는 피부병에 간을 해치는 약을 바르는 어리석은 짓을 우리는 서슴지 않고 저지르고 있다.

피부약을 바르면 일시적으로 피부 표면의 종기가 피부 속으로 잠복하여 겉보기에는 나은 듯 보이지만 일정 기간이 지나면 피부가 더 나빠지는 것을 알 수 있다. 이 악순환이 계속되면 얼굴 피부는 더 흉해지고 간 또한 심하게 손상되어 빈대를 잡으려다가 초가삼간을 태우는 꼴이 된다.

피부도 우리의 오장육부같이 취급하여 먹어서 도움이 되는 약을 피부에 발라야 한다. 피부 입장에서 보면 바르는 것이 곧 먹는 것이다. 건강을 무섭게 챙기는 사람들도 피부에는 해로운 약을 '먹이고(바르고)' 태연하다. 특히 유명한 여자나 돈 많은 여자일수록 복용하면 몸에 해로운 약품인데도 거액의 돈을 들여 얼굴에 먹인다. 누구든지 얼굴에 화장품이나 약품을 바를 때는 이것을 내가 먹을 수 있는지 아닌지를 한번쯤 생각해보고 발라야 한다. 건강의 관점에서 화장품이나 피부약을 선택하는 슬기가 필요하다. 피부는 '제3의 장기'인 것이다.

『동의보감』에 나온 얼굴 치료법은 간단하다. 당귀 같은 약초를 얼굴에 바르도록 나와 있고 대부분 한의들이 그런 방식을 의심 없이 사용하고 있다.

나는 여배우에게 간질환 환자에게 처방하는 가열순환제를 처방했다. 그리고 DDS 방식의 '가열순환 패치'를 얼굴에 바르게 했다. 가벼운 피부병은 가열순환제 복용만으로 치료할 수 있지만 이 여배우같이 중증 환자는 같은 약을 먹고 발라야 치료 효과가 크다.

DDS는 약물전달체계Drug Delivery System를 말한다. 이 기술은 질병에 효능이 있는 약물을 원하는 부위에 효과적으로 전달, 약물의 효능을 극대화한다. 내가 사용한 가열순환 패치는 가열순환제에 달걀노른자를 혼합한 것이다. 약물이 효율적으로 피부를 뚫고 환부에 도달하기 위해 사용하는 계면활성제로는 사향이 가장 좋지만, 사향은 값이 워낙 비싸고 귀하며 가짜가 대부분이라 유정란의 노른자위를 대신 사용했다. 꿩 대신 닭이 아니라 사향 대신 달걀인 셈이다.

다른 간질환 환자와 마찬가지로 두 시간 코스의 산행도 시켰다. 당시 나는 서울에 머물러 있었기에 그녀에게 아침마다 서울 근교에 있는 북한산, 도봉산 등을 열심히 오르도록 했다. 단순한 산책이 아니라 자신의 힘에 부치지 않을 무게만큼 배낭을 짊어지도록 했다. 복장은 간편히 하되, 신은 등산화 대신 장화를 신도록 했다. 산속을 거닐 때는 되도록 뜨는 해를 바라보면서 걷도록 했고 내려올 때는 양지쪽 능선을 택해서 걷게끔 했다.

등산할 때 다소 무거운 배낭을 짊어지고 가면 장기 산행 시 오히려 피로를 덜 느낀다. 또 짐을 들고 가는 것보다 메고 가는 것이 단전에 기가 훨씬 강하게 모인다. 그러므로 아침마다 약수터에 오를 때 그냥 올라갈 것이 아니라 한 말들이 물통에 수돗물을 넣은 배낭을 짊어지고 올라갔다가 약수터에서 수돗물을 버리고 약수를 담아 내려올 것을 권한다.

장화를 신도록 하는 까닭은 그 안에 볼록 나온 면이 발바닥을 지압해 주는 효과 때문이다. 또 발의 곡선을 따라 실루엣을 이루는 장화의 구조 때문이기도 하다. 의학적으로 보면, 발바닥은 제2의 심장과 같아서 심장이 펌프질한 혈액이 발끝까지 내려왔다가 다시 심장으로 되돌아가게 하는 역할을 맡고 있다.

발바닥에는 신체의 각 부위와 연결된 반사구가 있다. 반사구란 신경이 모여 있는 곳으로, 이곳을 지압하면 반사구와 관계된 신체 각 기관의 생리 기능이 자극을 받아 혈액순환이 좋아진다. 사람의 걷는 동작은 발바닥에 흐르는 혈관을 눌렀다가 떼어서 발바닥에 고이기 쉬운 혈액의 순환을 촉진하는 역할을 한다. 말하자면 걷기는 몸의 기운 순환을 위한 첫째 조건인 것이다. 옛날 사람들은 바닥이 얇은 신발이나 맨발로 다닌 덕분에 발바닥의 혈점이 자연적으로 자극을 받아 건강을 유지할 수 있었다. 그러나 현대인들은 바닥이 두꺼운 신발을 신거나 걷기보다는 자동차를 자주 이용하며 기운 순환을 스스로 막고 있다. 건강의 관점에서 보면 여자들이 하이힐을 신는 것이 바람직하지 않은 이유도 여기에 있다.

헛된 스타 의식부터 버려라

여배우에게 산을 오르게 한 또 하나의 이유는 가슴에 응어리진 스트레스를 스스로 풀게 하기 위함이다. 산에 오르다 보면 자신이 누리고 있는 인기라는 게 결국 환상일 따름임을 깨달아 바른 마음을 갖게 된다. 바른 마음이란 어떤 것인가. 『동의보감』「내경편」제1권 '신형身形'에 그 답을 유추해볼 문구가 있다.

> "병을 다스리고자 할 때에는 무엇보다도 먼저 그 마음을 다스려야 하며, 마음을 바르게 함으로써 진리에 합당하게 되고 병자로 하여금 마음속의 모든 의심이나 걱정 또는 생각 속의 망상과 일체의 불평을 몽땅 쫓아내도록 해야 한다. 세상만사란 결국 알고 보면 환각일 따름이며 사람이 울고 웃고 하는 길흉화복이란 것도 본시 없는 것이니 나고 죽는 것도 모두 한낱 꿈이다."

이렇게 한번 깨닫고 나면 만사가 후련하게 해석되어 마음이 절로 깨끗해지고 잊어버리게 되는데, 이것이 바로 진인眞人(깊은 진리를 깨달은 사람)이 도道로써 마음을 다스려 병을 치료하는 대법大法(가장 중요한 법)이다.

번뇌와 집착을 어떻게 벗어나는가. 이것은 가장 힘들면서도 제일 간단한 문제이다. 번뇌란 벗어나고 싶다고 하여 벗어날 수 있는게 아니다. 집착을 버리겠다고 마음먹는다고 하여 집착을 버릴 수 있는 게 아니다. 우리가 밀폐된 공간에서 명상을 통해 집착을 벗어나려 한다면 오히려 망상만 키울 뿐이다. 석가의 불경이나 예수의 성경을 아무리 외고 들여다보아도 마음은 비워지지 않는다.

석가나 예수는 험한 고행을 통하여 집착을 벗어났지 편안히 앉아서 책이나 읽으며 높은 정신세계에 들어간 것이 아니다. 불경이나 성경의 위대성은 그들의 실천과 행동에 있지, 글자 속에 있는 것이 아니다. 정신적인 문제는 정신적으로 해결되는 게 아니다.

집착, 번뇌도 정신적인 기운 순환 장애이다. 이를 벗어나는 제일 쉬운 방법은 강도 높은 육체적인 운동이나 노동을 하는 것이다. 무거운 짐을 지고 기진맥진하게 산행을 하는 것도 한 방법이 되고 청소부만큼 힘들게 일하는 것도 한 방법이 될 수 있다. 심한 노동이나 운동을 통해 집착에서 벗어나자. 의식적인 노동은 집착을 버리게 한다. 지루한 게 제일 큰 고통이다. 아무리 마지못해 하는 노동이라도 하다 보면 관성이 생겨 즐거워진다. 아무리 많은 연금이 있어도 일이 없으면 무용지물이다. 죽을 때까지 일하다 죽는 게 100세까지 건강하게 치매 없이 사는 사람들의 비율이 가장 높은 '블루 존blue zone'의 특징이다. 노동도 생명이 살아가는 한 과정이다. 사람은 도통한 경지에 따라 가장 높은 단계가 '진인'이며 그다음으로 지인知人, 성인聖人, 현인賢人으로 나뉘는데, 모두 험한 육체적인 고행을 통해서 그 경지에 이른 사람들이다. 앉아서 책을 뒤적이고 고민하지 말고 벌떡 일어나 육체적인 고행길을 나서 볼 것을 권한다.

어쨌든 이 여배우는 부지런히 산을 오르면서 자신이 갖고 있던 스타의식의 허상을 깨닫기 시작했다. 그리고 나니 만사가 후련하게 이해되고 풀려서 마음이 저절로 깨끗해졌다. 이미 치료도 하기 전에 치료가 된 셈이다.

나는 그녀 마음속에 단단히 자리 잡은 인기 중독증을 제거하는 데 많은 시간이 걸릴 것으로 예측하여 몇 년간은 치료해야 한다고 말했는데, 현명한 그녀는 일찍 마음을 비워 반년 뒤에는 얼굴에서 종기가 사라졌다.

얼굴만 깨끗해진 게 아니라 몸도 20대의 탄력 있는 몸으로 바뀌었다. 늙어서 주름살이 생기는 것은 기운 순환 장애로 죽어가는 세포가 새롭게 생성되는 세포보다 많아질 때 생기는 현상인데, 그녀는 얼굴은 물론 몸 전체의 기운 순환이 원활하게 이루어지면서 치료가 되었으니 젊고 건강한 신체가 된 것은 당연한 일이다.

3 —
아토피성 피부염과 스트레스

계절이 가을로 바뀌는 게 괴로운 사람들이 있다. 바로 아토피성 피부염이 있는 사람들이다. 흔히 신생아에게 많이 나타나 태열胎熱로 불리는 이 병은 예전에는 자라면서 저절로 낫는 질환으로 알려졌으나 지금은 마흔이 넘은 성인에게도 발병한다. 통계에 따르면 우리나라 인구의 0.5~1%, 어린이의 경우 5~10% 정도가 아토피성 피부염으로 심각한 고통을 받고 있다고 한다.

속상하면 나타나는 피부병

어느 날 두 살 때부터 피부병으로 고생했다는 일곱 살 난 소녀가 엄마와 함께 찾아왔다. 여러 병원을 옮겨 다니면서 치료를 받았는데 약을 쓰면 잠시 낫는 듯하다가 나중에 더 심해지는 증상이 되풀이되었다. 그 바람에 온순하던 성격이 사나워지고 친구와도 어울리지 않아서 부모의 속을 무척 썩인다고 했다. 소녀의 피부병은 태열로, 엄마에게 대물림을 받은 것이었다. 소녀의 엄마는 지금까지 살아오면서 인생의 어려운 고비 때마다 아토피성 피부염이 얼굴에 나타나 고생했다고 했다.

최초의 증상은 처음 맞선을 보기로 한 날 나타났다. 그날 아침에 일어났더니 얼굴 여기저기에 얼룩이 지고 온몸에 붉은 반점이 생긴 것이다. 마음 같아서는 맞선 약속을 취소하고 싶었으나 '놓치기 아까운 신랑감'이라는 부모의 성화에 평소보다 진하게 화장하고 맞선 장소로 나갔다. 맞선을 보는 내내 얼굴에 신경이 쓰여 보는 둥 마는 둥 대충 끝내고 병원으로 직행했다. 며칠간 열심히 치료를 받자 얼룩은 없어졌다.

부유한 가정에서 자란 그녀는 미모를 갖춘 재원이었다. 그래서 맞선 볼 남자가 끊이지 않았다. 하지만 전날까지만 해도 멀쩡하던 피부가 맞선을 보는 날이면 어김없이 얼룩이 지고 반점이 생기는 일이 되풀이되는 게 아닌가. 그럴 때마다 병원을 찾아가 치료를 하다 보니 점점 몸과 마음이 지쳐갔다. 결국 그녀는 더는 맞선을 보지 않겠다고 선언했다.

왜 맞선이란 소리만 나오면 피부에 이상이 생기는 것일까. "주여, 나를 평화의 도구로 써주소서"라는 기도문으로 우리에게 잘 알려진 아시시Assisi의 성자 프란체스코는 나쁜 마음만 먹으면 온몸에 문둥병 같은 발진이 생겨 고생한 것으로 유명하다. 그럴 때마다 프란체스코는 열심히 기도하고 강도 높은 노동으로 피부병을 없앴다. 사악한 마음을 몰아내기 위해 노동을 한 것이다.

그녀 역시 말로는 외모나 재산, 학벌 같은 것을 따지지 않는 '깨어 있는 여성'임을 자부하면서도 맞선을 보는 남자들의 조건을 따졌다. 혹 조건이 뒤떨어진 남자들이 자기와 결혼하겠다고 하면 속물근성이라 업신여기면서도 자신의 속물근성은 외면했다. 그런 가운데 스트레스는 가중되었고 그 스트레스가 바로 아토피성 피부염으로 나타난 것이다. 맞선을 포기한 이유는 인연이 있는 남자라면 애써 조건을 따지지 않더라도 만날 것이라 생각했기 때문이다. 그러자 거짓말처럼 아토피성 피부염이 사라졌다. 공부를 더 하기 위해 미국으로 유학 간 그녀는 한 남자를 사귀게 되었는데 막상 결혼을 결심하자 옛날 악몽이 떠올라 주저했다. 하지만 이번에는 이상하게도 아토피성 피부염이 얼굴에 나타나지 않았다.

'진짜 인연이 있는 남자구나.'

그녀는 하늘에 감사드렸다. 결혼하고 얼마간은 행복한 신혼생활을 누렸다. 임신까지 하자 세상에 부러울 게 없었다. 그런데 남편에게 바람기가 있을 줄이야. 그 바람에 속을 썩이고 남편과 티격태격하자 다시 아토피성 피부염이 얼굴에 나타났고 얼마 후 남편과 사이가 좋아지자 사라졌다.

출산이 가까워지면서 그녀는 태어날 아기의 성별이나 생김새보다 피부를 먼저 걱정했다. 다행히 태어난 아기는 건강한 여아였다. 두 돌이 지나자 피부염 증상이 보였다가 없어졌다 했다. 소녀가 일곱 살 되던 해, 소녀의 부모는 심한 부부 싸움 끝에 별거에 들어갔다. 그러자 딸의 피부에 심한 발진이 생기고 엄마의 얼굴에도 얼룩이 생겼다.

아이의 피부염은 엄마가 임신 중에 속을 끓이면서 생긴 열독이 원인이었다. 열독은 임신 중 감기 등으로 인해 고열에 자주 오랫동안 시달리거나 지나치게 자극적인 음식, 술, 밀가루 음식, 인스턴트식품 등을 즐겨 먹었을 때 생긴다. 심한 스트레스도 원인이다. 산모의 쌓인 열독이 혈관을 통해 태아에게 전달되는데 아기가 이때 받은 열독을 피부를 통해 배출하려는 노력 중에 나타나는 현상이 바로 태열이다.

피부병은 면역체계부터 바로잡아야

엄마의 피부병은 아토피였다. 아토피란 말은 그리스어로 '알 수 없는' '기묘한'이란 뜻으로 1925년 아서 코카Arthur Coca라는 학자가 처음 사용했다. 음식물이나 기타 흡입성 물질에 대한 선천성 알레르기 반응을 의미한다. 어원에서도 알 수 있듯이 정확한 원인을 알 수 없고 따라서 치료가 힘든 난치성 질환이다.

일반적으로 아토피를 일으키는 요인은 세 가지이다.

첫째, 병에 걸리기 쉬운 신체상의 상태를 말하는 소인素因으로 꼽을 수 있는 것은 당연히 유전적 요인이다. 세포 내 염색체에 문제가 있어 몸에 들어온 해로운 화학물질을 분해하는 기능이 손상되면 이것이 유전한다. 또 유전이 아니라도 허약한 체질을 대물림하면 아토피 증상이 생긴다.

둘째, 유인誘因으로 환경적 요인이다. 장기간 강한 독성 물질이 몸에 들어와 몸이 망가지면 사소한 오염 물질에도 아토피 증상이 나타난다.

셋째, 원인原因으로 면역적 요인이다. 우리가 흔히 아토피의 원인으로 여기는 알레르겐, 즉 알레르기를 일으키는 계기가 되는 물질 때문에 아토피 증상이 나타난다. 건강한 사람은 아무런 문제가 없지만 체질적으로 약한 사람이나 독성 물질로 몸이 망가져서 면역력이 약해졌을 때 알레르겐(알레르기 반응을 일으키는 항원)이 몸에 들어오면 아토피 증세가 나타난다.

아토피를 막으려면 원천적으로 독성 물질이 몸속에 생기는 것을 차단하는 한편, 이미 몸속에 들어 있는 독성 물질을 배출해야 한다. 나는 간염, 간경변 환자를 많이 겪으면서 그들의 피부가 아토피성 피부염 환자와 흡사한 것을 보았다. 그리고 그들은 간질환이 낫자 피부병도 덤으로 없어졌다. 피부병이 낫자 간경변이나 간염이 사라졌다고 표현할 수도 있다. 그래서 나는 피부병 환자들에게 간질환 환자와 같은 치료법을 처방한다.

우리 몸속에 독소가 쌓이면 간은 이 독소를 해독하고 신장은 배설한다. 그런데 독소가 간과 신장의 해독 능력과 배설 능력의 한계 이상으로 쌓이면 간염도 되고 간경변도 되고 아토피성 피부염도 된다. 또 신장부전腎臟不全이 되기도 한다. 최악의 경우에는 암도 된다.

미국 통계에 따르면 아토피 증세를 포함한 화학물질 과민증 환자들의 암 발생률이 매우 낮고, 암 환자 중에도 화학물질 과민증인 경우가 거의 없다. 아토피 상태에서 관리를 소홀히 하여 증세가 계속 나빠지면 어느 시기부터 아무 감각이 없는 중독 상태가 될 수 있다. 면역 기능이 완전히 교란되어 아무런 기운도 쓰지 못하는 상태가 되는 것이다. 이때 아무런 증상이 없는 것은 면역 기능뿐만 아니라 생명 작용에 총체적 문제가 있는 탓이다.

GPT와 GOT 수치가 높은 간염 환자가 간경변 상태가 되면 이 수치가 나타나지 않아서 외형적 상태로는 '정상'이 된다. 한마디로 몸이 포기한 상태로 죽음이 코앞에 있는 것이다. 간염 검사를 받은 알코올중독자가 GPT와 GOT 수치가 정상으로 나오면 자신은 건강한 간을 가지고 있다며 계속 술을 먹다가 어느 날 갑자기 죽는 경우가 많다.

또 유해 물질을 분해하는 능력이 너무 뛰어나서 아무런 증상이 보이지 않다가 암에 걸릴 수도 있다. 어제까지만 해도 건강해 보이다가 어느 날 갑자기 전신암, 말기 암 판정을 받는 것이 이런 경우이다. 이런 사람들은 남보다 몇 배 술을 마시고 많은 음식을 먹고 건강관리를 전혀 하지 않아도 이상할 정도로 건강해 보인다. 그러나 아무리 유해 물질을 분해하는 능력이 뛰어나도 그 물질을 분해하는 과정에서 생기는 물질 중에 발암물질은 배설되지 않고 몸속에 쌓이는데 이것들이 세포에 악영향을 미치고 암이 발생하게 된다. 생명 작용의 교란 상태가 극단적으로 나타나는 것이 암인 것이다.

아토피는 기본적으로 피부병이 아닌 면역질환이며 체질병이다. 체질적으로 민감한 인체가 외부의 자극을 스스로 이겨낼 힘을 갖게 해주어야만 아토피 피부염에서 벗어날 수 있다. 그런데도 사람들은 스테로이드제와 항히스타민제에만 매달린다. 피부 상태만 개선하려고 애쓰는 승산 없는 싸움을 계속하는 꼴이다. 아토피성 피부염 환자들의 모임을 보면 10년, 길게는 30~40년간 표면 치료를 하다가 후유증이 생겨 세상을 저주하는 사람들이 많다.

사실 이 후유증은 심각하다. 수십 년간 문둥병 같은 얼굴과 몸으로 세상을 사는 것은 분명 남자든 여자든 힘든 일이다. 자연히 후유증의 하나로 우울 증세가 뒤따라오고 심하면 자살까지 몰고 간다. 우울 증세는 따뜻한 햇볕 아래 일하거나 걷는 게 가장 좋은 치료법인데, 피부가 흉해진 사람들은 남의 눈에 띄는 것을 피해 어두운 실내에만 머물게 되니 자연히 병세가 악화된다.

피부병은 눈에 보이는 피부 치료보다 몸의 기능을 회복시켜 면역체계를 바로잡는 것이 관건이다. 치료의 힘은 바로 자신의 몸속에 있다. 그리고 아토피는 우리 몸에 독소가 쌓여 있음을 알려주는 신호이다. 따라서 아토피를 잘 조절하면 건강하게 장수할 수 있다.

프로이트 심리학을 내동댕이친 심리학자

나는 모녀에게 간경변 환자의 피부질환 치료법과 같은 처방을 했다. 코에 세신산을 넣고 산길을 천천히 걷도록 했다. 식사는 유기농 자연식을 먹게 했다. 그리고 중국 명나라 때의 명의 공정현이 지은『수세보원』의 위령탕을 처방했다. 특히 엄마에게는 걸을 때 내쉬는 숨은 길게, 들이마시는 숨은 짧게 하는 출장식 호흡법을 곁들이도록 했다.

호흡은 단순히 숨을 쉬는 게 아니다. 호흡하는 방법에 따라서 몸과 마음 전체가 영향을 받는다. 긴장하거나 불안한 마음이 들 때, 천천히 깊게 숨 쉬면 긴장과 불안이 가라앉는 것을 경험했을 것이다. 우리는 평상시 3~3.5초에 한 번 들이마시고 내쉬는데, 짧게 들이마시고 길게 내쉬면 마음이 편안해진다.

흔히 출장식 호흡을 이야기할 때 참선하는 자세를 많이 거론하는데 그것보다는 걸으면서 자신의 호흡수를 헤아리며 집중하는 것이 좋다. 이른바 수식관 행선이다. '수식관'이란 숨을 세면서 몸과 마음에 일어나는 모든 현상을 지켜본다는 뜻을 가진 전통적인 참선법의 하나이다. 호흡이 들어오고 나가는 것에 정신을 집중하며 마음을 챙기고 안정을 찾는 것이다. 하지만 환자는 걸으면서 해야 한다. 앉아서 책을 뒤적이거나 밀폐된 공간에서 명상한다고 해서 집중이 되는 것은 아니다. 누누이 강조하지만 위대한 성인들은 험한 육체적 고행을 통해 집착, 번뇌에서 벗어났다. 번뇌나 집착은 버리겠다는 마음을 굳혔다고 해서 버려지는 것이 아니라는 것을 알았기 때문이다. 번뇌나 집착도 스트레스이다. 스트레스를 해소하려면 힘든 노동이나 걷기 등을 통해 집중에 도달해야 한다. 환자는 걷는 것 자체가 중노동이다.

모녀의 아토피성 피부염은 스트레스가 가장 큰 원인이었다. 그래서 산행을 통해 가슴 속에 응어리진 스트레스를 스스로 풀어야 낫는다. 스트레스는 성인에게만 있는 것이 아니다. 어린아이도 있고 동물도 있고 식물도 있다. 인간은 지각이 생기면서 계속 스트레스와 싸움을 한다. 이 스트레스를 극복하고 건강하게 살기 위해서는 끊임없는 노력이 필요하다. 종교인의 수행도 이 스트레스를 극복하는 한 방법일 뿐이다. 수행은 결코 종교인의 전유물이 아니다. 보통 사람도 질병을 극복하고 예방하며 건강하고 행복하게 살기 위해서는 수행이 필요하다.

모녀는 걸을 때 천천히 즐겁게 걸었다. 걸어야 한다는 집념에 빠지면 그것도 하나의 스트레스이다. 즐거운 마음으로 편안하게 걷는 것이 중요하다. 반년 후 소녀와 엄마는 한약 처방, 음식, 걷기로 아토피성 피부염을 극복했다. 그리고 앞으로 정신적인 충격이 와도 겁먹지 않고 의연히 대처할 강심장이 되기로 했다.

소녀의 엄마는 미국에서 심리학 박사학위를 받고 국내 대학에서 심리학을 강의하는 심리학자였지만 프로이트의 정신분석학에 기초한 현대 심리학으로도 자신의 심리를 다스리지 못하고 심한 갈등을 겪자 프로이트 심리학을 내동댕이쳤다. 그 대신 출장식 행선으로 자신의 마음을 꽉 다잡았다.

4 —
아토피 치료의 역주행

이기적 유전자의 불행

　경허 스님의 해인사 시절, 승려로서의 마지막인 52세 무렵에 일으킨 이 이해할 수 없는 나병 환자 여인과의 무애행無碍行을 고비로 경허는 서서히 변해 가기 시작한다. 확인된 바는 없지만 여인으로부터 경허는 고질적인 피부병을 옮았다고 전해지고 있다. 나병은 아니었지만 여인으로부터 치명적인 피부병을 옮았으므로 이를 고치기 위해 찾아간 의원으로부터 다음과 같은 처방을 들었다고 한다.

　"닭똥으로 소주를 달여 개고기와 곁들여 먹으면 효과가 있을 것입니다."

　승려로서의 마지막 해인사 시절, 경허의 주량과 육량이 무서운 속도로 늘어가 뒷날에는 술과 고기가 그에게 있어 몸의 일부분처럼 되어버린 것은 그 여인으로 인해 옮은 피부병 때문이라는 것이 거의 정설로 알려지고 있다. 그리하여 이 무렵의 경허는 아예 바랑 속에 술병과 개 다리를 넣고 다녔으며 생각나면 길거리에서도 개고기를 구워 먹기까지 했다고 전해지고 있다.

　위 글은 최인호 작가의 장편소설 『할喝』의 한 대목이다. 이처럼 경허 스님 같은 해탈한 고승도 견디기 어려운 게 피부병이다.

　국민건강보험공단이 발표한 자료에 따르면 2008~2012년까지 연평균 104만 명의 환자가 아토피 진료를 받았다. 연령대별로 보면 9세 이하가 48.5%로 전체의 절반에 육박하고 그중 67.6%가 4세 이하다. 그만큼 아토피 피부염의 고통에 시달리는 아이들이 많아졌다.

나를 찾아오는 환자 중에도 아토피 때문에 찾아오는 아이들이 점점 늘어가고 있다. 올해 20세의 대학생인 영민 군도 그중 한 명이다. 키가 작고 비쩍 마른 데다가 심한 화상 환자처럼 얼굴이 얼룩얼룩, 알록달록했던 첫인상이 지금도 기억에 또렷하다. 무엇보다 말하면서도 긁고, 밥 먹으면서도 얼굴과 몸을 긁어대던 모습이 참으로 안쓰러웠다.

영민 군의 엄마는 둘째 아들인 영민이를 임신한 초기부터 배가 몹시 가려웠다. 병원 검사에서는 아무런 이상이 없다고 하는데 아랫배가 심하게 가려웠다. 배 속의 아이가 커 갈수록 가려움증이 심해졌다. 아기를 낳자, 갓 태어난 아기는 새빨간 몸에 황달이 심하고 온몸에 아토피가 있었다. 세상에 나오자마자 아토피로 고생한 것이다.

아이의 아토피는 알코올중독자인 아버지의 정자가 어머니의 난자와 만나는 순간, 수정과 동시에 생긴 결과였다. 영국의 진화생물학자 리처드 도킨스Richard Dawkins가 『이기적 유전자』에서 주장한 것처럼 DNA에 이미 아토피 유전자가 자리 잡고 있던 아버지의 유전자가 어머니를 유전자의 수레로 이용한 셈이다.

예를 하나 더 들어보자. 어느 부인이 말기 암으로 세상을 떠나기 직전이 되었다. 부인은 소주, 개고기, 홍어회, 뱀탕이 먹고 싶었다. 교회에 열심히 다닌 그녀는 평소 술은커녕 개고기를 입에 댄 적이 없고 홍어회도 먹어본 적이 없었다. 더군다나 뱀탕은 구경한 적도 없었다. 평소에도 동물 영화에 뱀이 나오면 고개를 돌리곤 했다.

그런데 왜 갑자기 이런 것들이 먹고 싶었을까. 그녀의 부친은 강화도에서 어부 생활을 했다. 매일 술을 마시고 여름철 삼복 때는 개를 잡아 몸보신을 했다. 또 정력에는 구렁이가 물개보다 한 수 위라면서 수시로 구렁이를 잡아먹었는데, 한국전쟁 전까지만 해도 강화도에는 구렁이가 많았다. 그리고 강화도 앞바다에서는 홍어가 많이 잡혔고 부친이 술안주로 홍어회를 즐겨 드신 것이다. 결국 부친의 유전자에 있던 소주, 개고기, 홍어회, 뱀탕이 딸에게 전달된 셈이다.

아무튼 남편과 사이가 좋지 않았던 영민이 엄마로서는 모든 게 후회스러웠다. 생각해 보면 그녀의 결혼은 철저하게 잘못된 인연의 산물이었다. 음악을 전공한 그녀는 여러 군데서 들어온 중매 가운데 행정고시 출신으로 공무원 생활을 하는 남편을 택했다. 남편은 허우대와 용모가 멋지고 매너도 좋았다.

두 사람은 세 번 만나고 결혼했다. 신혼여행의 첫날 밤, 남편은 엄청나게 술을 마시고 첫날밤은 치르는 둥 마는 둥했다. 남녀관계에 숙맥인 그녀는 남들도 다 그렇게 하는 줄 알았다. 다음 날 밤에도 남편은 술에 취했다. 그녀가 남편의 얼굴을 자세히 보니 정상인의 눈이 아니었다. 상한 생선의 눈알이었다.

남편은 열심히 직장생활을 하고 밤에는 어김없이 술에 취해 들어왔다. 아무리 술에 취해도 다음 날이면 새벽에 일어나 우유 한 잔 마시고 칼같이 출근했다.

결혼 생활에 회의를 느끼기 시작한 그녀는 이혼해야겠다는 생각을 품기 시작했다. 그런데 신혼여행에서 섹스 같지 않은 섹스를 한 것이 임신으로 연결됐다. 술에 취해 정신없는 남편이 강간을 하듯 올라와 10초도 안 되는 시간에 고무풍선에서 바람 새듯 사정을 하고는 시체처럼 곯아떨어졌는데 애가 들어선 것이다.

아들이었다. 부모를 닮아 예쁘고 튼튼하게 자랐다. 하지만 남편은 여전히 술을 마시고 늦게 들어왔다. 의처증 탓인지 시간마다 집에 전화해서는 뭘 하는지, 누구를 만나는지를 꼬치꼬치 묻곤 했다. 그럴 때마다 그녀는 이혼해야겠다는 결심을 더욱 굳혀갔다.

어느 날, 남편은 모범 공무원으로 대통령 표창까지 받았다. 그녀는 파렴치하고 알코올중독인 남편이 모범 공무원이라는 게 이해가 되지 않았다. 마침내 이혼을 결심하고 이혼소송을 하려는데 배 속에서 아이가 꿈틀거렸다.

첫아들을 낳은 지 2년 만에 또 사내아이를 낳았다. '남들은 그렇게 애써도 임신이 안 되던데……' 하면서 두 번째로 낳은 아이가 바로 영민 군이었다.

영민 군은 첫째 아이와 달랐다. 태어날 때부터 전신에 아토피 증상이 심했다. 병원에서 치료하자 깨끗하게 증세가 없어졌지만 집에 온 지 일주일도 안 돼 피부가 여기저기 터지며 가려움증이 재발했다. 아기는 가려워서 30분 이상 깊은 잠에 들지 못했다. 병원에 가서 스테로이드제, 면역억제제, 항히스타민제 따위의 치료를 받으면 일시적으로 증상이 잠복해 있다가 다시 나타나곤 했다. 아토피에 좋다는 이런저런 방법을 다 동원했지만 아이의 상태는 호전될 기미가 없었다.

학교에 들어가자 철없는 또래 아이들이 '문둥이'라고 놀렸다. 아이는 학교 가는 날보다 집에 있는 날이 더 많았다. 집에서 무섭게 많은 책을 읽었다. 가려워 미칠 지경이라도 책에 빠져들면 통증을 잊고 즐거운 시간을 보낼 수 있었다. 책은 아이에게 유명한 의사의 치료나 약물보다 더 효과가 있었다.

아이는 가뭄에 말라 죽어가는 나무처럼 시들시들 자랐다. 또래 아이들보다 체중도 덜 나갔고 키도 훨씬 작았다. 가려움으로 밤에 30분 이상 숙면을 취하지 못하니 제대로 크지 못한 것은 당연하다. 성장호르몬은 취침 시 왕성하게 분비되기 때문이다. 그래도 성격 좋은 아이는 학교 공부는 하위권일지언정 독서와 글쓰기만은 학교에서 가장 우수한 학생이 되었다. 모두 아토피 덕분이었다.

아무거나 먹고 아무렇게나 지내라

나는 영민 군에게 공진단을 처방하고 방풍통성산防風通聖散에 금은화, 선퇴, 현삼을 넣고 분말로 만든 것을 달맞이꽃 기름에 추출해서 피부에 바르거나 목욕할 때 쓰게 했다. 방풍통성산은 활석, 감초, 석고, 황금, 길경, 방풍, 천궁, 당귀, 적작약, 대황, 마황, 박하, 연교, 망초, 형개, 백출, 치자 등 17개의 약초로 구성된 풍열 치료에 쓰는 대표적인 처방이다. 여기에 금은화, 선퇴, 현삼을 추가하여 가려움증이나 두드러기에 쓴다. 금은화는 인동초의 꽃이고, 선퇴는 매미 껍질로 예전에는 일반 가정에서 가려움증이 있을 때 많이 썼다. 현삼玄蔘은 '검은 인삼'이란 뜻으로 열을 내리고 종기, 인후염 등의 염증 질환에 자주 이용하는 약재다.

한약재에 '삼蔘' 자가 들어가는 게 몇 개 있다. 대표적인 게 산삼이고, 위에서 언급한 현삼 외에 단삼, 고삼, 사삼, 만삼, 해삼, 비삼 등이 있다. 사삼沙蔘은 초롱꽃과 식물인 잔대의 뿌리고, 해삼은 해양 무척추동물로 바다에서 나오는 것이며, 비삼飛蔘은 정확히 어느 것을 말하는 것인지 이견이 있다. 한동안 까마귀가 비삼이고 정력에 좋다는 소문이 돌아 전국의 까마귀들이 멸종 위기에 몰린 적이 있다.

봉삼鳳蔘도 있다. 산삼이 천 년을 묵으면 속에 목질의 심이 생기고 봉황의 날개처럼 날개가 생긴다고 했다. 언젠가 어느 스님이 천 년 넘은 오래된 고찰을 복원하다가 봉황삼 수십 뿌리를 발견했다. 부처님의 가호 덕분에 횡재했다고 생각한 스님은 거액을 받고 팔아서 모두 불사에 썼다고 한다. 이때 스님이 이것을 '봉삼'이라 불렀다고 한다.

봉삼은 백선피의 뿌리로 피부병에 쓰는 약재다. 잎이 인삼과 같이 다섯 개가 달리고 뿌리는 산삼과 비슷한데 잔뿌리가 새 날개와 비슷하고 속에 목질의 심이 있다.

나는 영민 군에게 소엽을 뜨거운 물에 우려내서 수시로 세수나 목욕을 하도록 했다. 소엽은 붉은색이 나는 깻잎으로 옻이 오르거나 생선을 먹고 두드러기가 날 때 그 즙을 바르면 효과가 좋다. 원인불명의 알레르기도 이 소엽물에 담그면 증세가 가라앉는다.

영민 군은 틈날 때마다 소엽물로 목욕하면서 방풍통성산 추출물을 전신에 발랐다. 방풍통성산은 약성이 차서 몸이 차거나 허약한 사람은 먹기보다는 추출액을 바르는 게 더 낫다. 달맞이꽃 기름만으로도 효과가 있으나 추출 방풍통성산은 효과가 더 크다.

식이요법에 대해서는 한마디도 하지 않았다. 그동안 아토피에 좋다는 수많은 식이요법을 써온 탓에 그 말 자체가 스트레스였을 것이다. 대체의학, 동종요법, 병원 치료, 한방 치료 등 모든 것이 몸서리치게 만드는 호환마마虎患媽媽 같을 게 뻔했다. 어쩌면 식이요법을 운운하는 의료진을 돈만 먹는 하마나 돼지, 사기꾼으로 여겼을지도 모른다.

"결국 물밖에 먹을 게 없더군요."

영민 군의 이 말 자체가 곧 냉소적인 의료 비판이었다. 실제로 식이요법에는 금기 사항이 많다. 먹어서 안 되는 항목이 한 권의 책이다. 또 먹어야 할 음식도 한 권의 책이다. 이제마 선생의 사상의학도 전문가마다 체질 감별이 달라 먹어야 할 음식도 수시로 변했다. 사상의학이 팔상의학八象醫學으로 분화되고 '16상의학'으로 나뉘기도 해서 더 혼란스럽다.

마음대로 먹고 추출물을 바르고 소엽물로 목욕하고 약 처방을 한 지 두 달이 지나자, 증세가 아주 조금씩 나아지기 시작했다. 그러자 영민 군은 욕심이 생긴 모양이다.

"얼마나 있으면 다 나을까요?"

"20년 앓았으니 3년쯤 지나야 할 거야. 욕심을 버리면 2년이면 될 테고……."

해가 바뀌고 대학생이 된 영민 군은 처음 봤을 때와는 너무나 달랐다. 또래 아이들처럼 몸무게도 정상이고 키도 컸다. 깊은 잠을 잔 덕분이었다. 숙면을 하자 성장호르몬이 왕성하게 분비되어 키가 훌쩍 자란 것이다.

아토피도 70%쯤 없어졌다. 아무거나 먹고 아무렇게나 지내면서 아토피를 친구처럼, 강아지처럼 여기며 지낸 덕택이었다. 말하자면 스트레스를 확 무시한 생활을 한 것이 치료 비결인 셈이었다. 약, 도포제, 소엽 따위는 보조제 역할을 한 데 불과했다.

오랫동안 아픈 체험이 있는 사람은 몸속에 많은 저항력, 면역력이 있다. 어설픈 식이요법이나 약품을 강요하면 새로운 스트레스가 된다. 그냥 놔두고 재미있게 지내는 게 비방이다.

골골하는 히말라야의 셰르파 노인들은 5,000m를 올라가면 건강한 젊은이가 따를 수 없을 만큼 팔팔해진다. 그 노인들에게는 이 높은 산이 자기 집의 앞마당처럼 정답기 때문이다. 그래서 신바람이 난 노인들이 젊은이의 체력을 넘어서는 것이다.

아토피가 80%쯤 없어져 지낼 만한 상태가 되자 영민 군은 비장한 어조로 말했다.

"다시 옛날로 돌아가라면 죽고 말겠어요."

5 —
정말 피부질환 치료법이 없을까?

술집이건, 등산이건, 운동이건, 앞장서서 주도하는 50대 남자가 있다. 그런데 땀을 뻘뻘 흘린 후, 일행이 대중목욕탕에 가면 그의 모습을 보기 어렵다. 아무도 보지 않는 곳에서 옷을 벗고 샤워하고 고양이처럼 조용히 나와 옷을 입는다.

그가 대중탕에서 남의 눈에 띄지 않는 곳만 찾는 데는 나름대로 이유가 있었다. 직장에서 못된 상사를 만나 일 년간 마음고생을 아주 심하게 했는데, 그때부터 배에 못된 피부병 같은 건선이 생겼다. 유명한 비뇨기과 전문의인 아내부터 깜짝 놀라 남편의 접근을 막았다. 밖에서도 스트레스, 집에서도 스트레스가 생겼다. 건선은 심해졌다가 나아졌다, 나아졌다가 심해지기를 반복했다. 무려 10년 동안 고생했다.

건선은 피부질환으로 치료 방법이 없다. 스트레스를 피하고 햇볕을 쬐고 영양을 잘 섭취하면 치료에 보탬이 된다는 게 치료법이다. 참을성 없는 사람은 스테로이드 치료로 증세를 더 악화시키기도 한다.

건선은 신장과 폐 기능 다스려야

건선은 단순한 피부병이 아니라 류머티즘 관절염과 같은 면역질환이다. 면역세포인 T세포가 지나치게 설치면 피부세포가 늘어나고 염증과 발진이 생긴다. 건선이 오면 피부가 두꺼워지고 좁쌀 같은 붉은 반점이 생긴 후에 각질이 된다. 그나마 여름에는 괜찮다. 햇빛 속 자외선이 비타민D를 활성화시켜 피부에 순기능으로 작용해 면역세포의 균형을 살리기 때문이다. 하지만 일조량이 줄고 대기 습도가 낮아지면 다시 나빠진다. 손발톱에 작은 구멍이 생기는 수도 있다.

건선은 젊은이들에게 많이 생긴다. 면역 활성도가 높고 과로, 스트레스가 많은 탓이다. 또 장례식장까지 따라오는 병이다. 죽을 때까지 따라온다. 그래서 이 병에 걸리면 스트레스, 우울증, 불안감을 같이 겪는다. 심하면 자살 충동마저 느낀다.

나는 신장과 폐 기능을 다스리는 처방부터 시작했다. 신장 기능을 살리기 위해 우귀음과 좌귀음 처방을, 폐 기능을 살리는 데에는 방풍통성산을 처방했다. 우귀음과 좌귀음은 신장 기능을 살리는 최고의 처방이다. 신장에서 나쁜 피를 잘 걸러내서 깨끗한 피를 혈관으로 보내면 림프절의 면역세포가 균형 잡힌 역할을 한다. 방풍통성산은 폐기肺氣를 살려 비염 치료는 물론, 피부병 치료에도 탁월한 효과가 있다.

그는 딱 100일 만에 달라졌다. 철저히 화타식 섭생을 하고 양생법을 지킨 덕이었다. 새벽 4시면 어김없이 일어나 한 시간 동안 출장식 호흡을 하고, 밤 9시가 되면 수도승처럼 한 시간 동안 명상을 하고 잠자리에 들었다.

또 하나의 변화는 지독한 다혈질이 부드럽게 달라졌다는 점이다. 함께 찾아온 부인도 몹시 놀랐다면서, 꺼칠꺼칠하던 성격이 비단결이 되었다고 했다. 그 역시 스스로 '그동안 왜 그렇게 화를 냈을까?' 의아스럽다고 했다. 그토록 미워했던 직장 상사를 다시 만나 보니, 아주 평범한 사람이었다는 것이다. 문제는 바로 자신 내부에 있었다.

요즘에는 건선뿐만 아니라 염증성 피부질환으로 찾아오는 환자도 많다. 면역체계를 바로잡아야 하는데, 눈에 보이는 피부 치료만 하다가 낭패 보고 찾아온 환자들이 대부분이다.

암 치료의 후유증

어느 날, 40대 초반의 남자가 찾아왔다. 4차산업 관련 연구 프로젝트로 유명해진 IT

전문가였다. 허벅지에 지름 3cm, 등에 지름 2cm, 발목 복사뼈 근처에 지름 1cm의 종기가 있고 엄지발톱과 그 주위에도 작은 종기들이 보였다. 욕창은 아닌데 욕창의 초기 증세와 비슷한 욕창성 피부질환이었다.

그는 일 년 전에 전립선암이란 진단을 받았다. 그동안 누구보다도 건강에 자신 있었고 부인과의 잠자리 역시 자신감이 넘쳤지만, 전립선암이란 판정을 받자 우울증이 생겼다. 바로 수술을 받았고 의사로부터 성공적으로 끝났다는 말까지 들었다.

그런데 후유증이 생겼다. 내심 한 달쯤 지나면 예전처럼 아내와 잠자리도 가질 수 있을 것으로 생각했는데, 기대하던 발기는 되지 않고 오지 말라는 종기가 생긴 것이다. 다시 병원을 들락날락하며 몇 달 동안 여러 전문가들을 만났다. 하지만 종기의 상태는 여전했다. 조금 낫는 듯싶다가 다시 나빠지는 일이 반복될 뿐이었다. 날이 갈수록 삶의 질은 엉망진창이 되고 말았다.

그동안에는 주말마다 등산을 즐겼지만 이제는 걷기도 힘들었다. 절뚝거리며 걸었다. 목욕도 할 수 없었다. 새벽마다 집 근처 야산을 달리고 땀에 흠뻑 젖은 몸을 샤워하는 즐거움도 사라졌다. 저녁 식사 후, 아내와 같이 산책하고 같이 샤워하고 잠자리에 드는 즐거움도 사라졌다.

나를 찾아와서 하는 첫마디가 욕이었다. 병원에서는 수술이 잘 끝났으니 잘 먹으면 괜찮아질 것이라고 했다는 것이다. 그런데 입맛도 없고 소화도 잘되지 않는데 잘 먹으면 된다니……. 물에 빠져 허우적거리는 사람에게 숨을 잘 쉬면 죽지 않는다는 소리나 다름없지 않느냐는 이야기였다. 공연히 수술을 받아 폐인이 되고 말았다면서 자책까지 했다.

그에게 생긴 종기는 암 치료 후유증의 하나다. 항생제와 항암제를 많이 사용하다 보면 혈액에 독소가 쌓여 혈관이 파괴된다. 간과 신장 기능이 엉망이 되어 면역 기능이 바닥을 친다.

모든 염증성 질환은 혈액을 깨끗하게 해야 사라진다. 혈액이 깨끗해지려면 신장에서 깨끗한 피를 걸러 혈관으로 보내야 한다. 핏속에 있는 독소나 불순물을 배출하고 깨끗한 피를 생산해야 하는 것이다.

이때 필요한 것이 숭늉이다. 정수장에서 불순물이 섞인 물을 숯으로 정화하듯이, 누룽지를 태워 만든 숭늉을 마셔 인체를 정화해야 한다. 숭늉 재료는 율무, 귀리, 보리, 진창미로 지은 밥이 좋다. 숭늉이 없다면 생수를 따뜻하게 해서 마셔도 된다.

당연히 카페인 음료나 가공 음료 따위는 모두 피해야 한다. 또 되도록 식물성 식품을 먹는 게 좋다. 우유나 달걀, 치즈, 버터 따위는 동물성 식품이므로 먹지 말아야 한다. 그 대신 파인애플, 키위를 위주로 한 과일과 채소를 익혀서 먹은 뒤에 식사하는 것이 좋다. 가공육 역시 담배, 석면처럼 발암물질임을 잊지 말아야 한다.

걸을 때나 앉아 있을 때나 늘 출장식 호흡을 하는 게 좋다. 날숨을 잘 쉬면 몸속의 불순물이 밖으로 많이 나가고 에너지원인 산소가 많이 들어온다.

반년이 지나자, 피부질환이 씻은 듯이 사라졌다. 다시 전성기가 돌아온 것이다. 식이요법과 운동요법을 남편과 함께 한 부인도 달라졌다. 20대 여인의 피부처럼 탄력 있는 우윳빛 피부가 되었다.

남자의 정력이나 여자의 고운 피부는 같은 뿌리에서 나온다. 혈관이 깨끗하면 남자는 정력이 좋아지고 여자는 피부가 고와진다.

6 —
로마 검투사와 70대의 변강쇠 노인

영화에 등장하는 로마 시대 검투사들은 하나같이 힘 있고 우락부락하고 탄탄한 근육질 몸매를 자랑한다. 그런데 그들의 식생활이 적힌 기록을 보면 우리의 상식과 많이 다르다. 거의 다 채식주의자였다. 그래서 당시 로마 사람들이 잘 먹지 않던 보리를 먹는다고 해서 '보리 먹는 사람들'이란 뜻의 호르데아리Hordearii라고 불리기도 했다.

풀떼기만 먹고도 과연 그런 힘을 낼 수 있는지 궁금했던 과학자들이 1993년 에페소스에서 발굴된 검투사의 유골을 분석했다. 그 결과, 기록과 상당히 부합하는 결론이 나왔다. 검투사들은 거의 대부분 채식만 한 것으로 나타난 것이다.

그렇다면 검투사들이 노예 신분이거나 가난해서 채식만 했을까. 그렇지 않다. 당시 로마에서는 귀족 부인들이 검투사와 바람을 피워 사회적으로 문제가 될 정도로 검투사들은 인기가 많았다. 고기만 먹는 남편과 지내던 귀족 부인들이 채식 위주로 식사하는 검투사를 미치게 좋아한 진짜 이유는 간단하다. 커다란 스테이크를 먹으면 밤에 거시기가 말랑한 젤리처럼 되지만 부드러운 샐러드를 먹으면 돌 방망이가 된다. 이는 현대의학의 연구 결과이기도 하다.

채식만으로 피부병과 정력을 잡다

로마 검투사처럼 채식 위주로 식단을 꾸린 덕분에 젊은이 못지않게 정력이 넘친다는 70대 노인이 있다. 내가 한약방을 하던 강원도 산골로 찾아왔을 때 일러준 처방을 30여 년간 그대로 따르고 있는 노인이다.

격투기 선수로 평생 운동하는 데 시간을 보낸 그는 나름대로 성공하여 편안한 삶을 살았다. 그런데 남한테 밝히기 힘든 고민 두 가지가 있었다. 하나는 피부질환이었다. 태어날 때 태열로 고생했지만 이내 괜찮아졌는데, 운동을 시작하면서부터 따라다녔다. 운동선수로 성공해야 한다는 강박증으로 스트레스가 쌓이자 피부병은 더 심해졌다. 이름 있는 병원을 성지 순례하듯 다녔고 한센병 환자들이 먹는 약도 먹었다. 동물병원에서 주는 지독한 피부병약도 먹었지만 아무런 소용이 없었다. 피부병은 눈에 보이는 피부 치료보다 면역체계를 바로잡는 게 관건이라는 것을 몰랐다. 스트레스를 심하게 받으면 독성 물질이 생겨 면역력을 떨어뜨린다는 점도 간과했다.

그에게 스트레스를 가중시킨 또 하나의 고민은 정력이었다. 열 명을 이길 수 있는 체력을 가졌지만 정작 본인 체중의 절반도 안 되는 아내를 이길 수 없었다. 그의 체중은 120kg, 아내는 45kg이었다. 잠자리에서는 한없이 작은 남자가 될 수밖에 없었던 그는 정력에 좋다는 건 거의 다 찾아 먹었다. 육식이건 건강 기능식품이건 가리지 않았다. 하지만 하루 10시간 운동을 해도 적절한 식품을 섭취하지 않으면 혈관에 이상이 생기고 신장 기능이 약해져 발기에 문제가 생긴다는 것을 몰랐다. 자기가 보고 싶은 것만 보고 듣고 싶은 것만 듣는 함정에 빠진 것이다.

30여 년 전 그가 강원도 산골로 찾아왔을 때, 나는 신장과 폐를 튼튼하게 하는 처방을 하고 출장식 호흡을 권했다. 특히 로마 검투사를 머릿속으로 그리면서 걷고 호흡하도록 했다. 무엇보다도 따뜻한 숭늉을 수시로 마시되, 식물성 식품으로 식단을 꾸려 배고플 때만 적은 양을 천천히 씹어 먹도록 했다. 고기는 물론 가공육도 되도록 먹지 말라고 당부했다.

세계보건기구는 햄, 소시지 등 가공육이 담배나 석면만큼 몸에 해로운 1군 발암물질이라고 지정했다. 2015년 국제암연구소는 매일 50g의 가공육을 먹으면 대장암, 직장암에 걸릴 위험이 18%씩 높아지고 매일 100g의 붉은 살코기를 먹으면 대장암 발생 위험도가 17% 올라간다고 했다.

6개월 후, 그의 피부는 정상이 되고 하체는 건강한 20대의 젊은이로 돌아왔다. 30여 년이 지나 70대 중반이 된 요즘에는 운동량을 한 시간 내외로 줄였지만 10시간 운동할 때보다 더 건강한 생활을 하고 있다고 한다.

7 —
지루성피부염과 다이어트,
한 끼 식사로 두 마리 토끼를 잡다

하루 한 끼의 기적

하루에 12~16시간 음식을 먹지 않는 간헐적 단식이 몇 년 전부터 유행이다. 미국 배일러 의대 연구진이 건강한 성인(21~62세) 14명을 상대로 실험을 했다. 30일 동안 새벽부터 해 질 녘까지 15시간 이상 단식하게 했다. 그 결과 당뇨병 등 대사질환 예방에 도움이 된다는 결론이 나왔다. 연구진은 "앞으로 비만, 대사증후군, 비알콜 지방간 환자에게도 추가 연구를 할 계획"이라고 했다.

국내 연구 결과도 나왔다. 세브란스병원과 아주대병원 연구팀이 건강한 성인 8,703명을 대상으로 8시간 공복 시 케톤keton뇨(단식을 하면 나오는 당뇨 예방 대사물질)가 나오는 198명과 케톤이 소변으로 나오지 않는 8,505명을 12년간 추적 조사했다. 그 결과 케톤뇨가 나온 그룹의 당뇨병 발생 위험이 37% 낮았다. 연구에 참여한 교수가 말했다.

"공복을 일정 시간 유지하는 단식이 당뇨병, 비만 같은 대사질환을 예방하는 데 효과는 있지만 이미 대사질환을 앓고 있는 사람은 주치의와 상의한 후 해야 한다."

다이어트와 지루성피부염

31세의 디자이너 안 씨는 모델 같은 몸매와 우윳빛 피부를 자랑한다. 주위 사람들은 그녀를 보면 항상 "다이어트를 어떻게 해요?" "피부 관리는 어떻게 하지요?" 묻는다.

그녀의 대답은 한결같다.

"아무거나 아무렇게나 먹어요."

"화장품은 안 써요."

사람들은 속으로 욕을 한다. 공부 잘하는 것들이 "학교 선생님 말 잘 듣고 교과서만 열심히 봤습니다", "과외 공부는 한 적이 없어요"라고 말하면 왠지 허탈하고 부아가 치미는 것과 비슷하다.

안 씨도 사실 모델 같은 몸매를 거저 얻은 것이 아니었다. 체중을 줄이려고 여러 가지 시도를 한 끝에 다 실패하고 하루 한 끼를 먹기 시작했다. 몸이 가벼웠다. 기분이 좋았다. 체중이 줄었다.

그런데 석 달이 지나자 온몸에 지루성피부염이 생겼다. 의사가 처방하면서 당부했다.

"하루 세끼를 꼬박 챙겨 드세요."

그러나 한 끼만 먹으며 힘들게 다이어트에 성공한 안 씨는 세끼를 먹으라는 의사의 처방을 따르지 않았다. 피부염이 한 달이 지나도 두 달이 지나도 호전되지 않았다. 지루성피부염이냐? 날씬한 몸이냐? 그녀는 날씬한 몸을 선택했다.

다이어트는 안 씨의 생활에서 큰 비중을 차지했다. 31세의 처녀가 날씬한 몸이 되었으니 살맛이 났다. 세상 사람들은 뚱뚱한 여자를 언짢은 눈으로 바라본다. 게으르고 멍청하다고 여긴다. 노벨상 수상 연설을 해도 수상자가 여자라면 사람들은 말한다.

"그 여자 뚱뚱하네."

도대체 노벨상과 몸매가 무슨 상관인가? 미국이나 유럽의 여자 정치 지도자가 뉴스에 나와도 "그 여자 날씬하네, 뚱뚱하네" 이런 소리만 한다.

트럼프 대통령과 그의 부인이 회담에 참석해도 트럼프가 뭔 소리를 했는지 모른다. 멜라니아가 얼마나 날씬하고 뭘 입었는지가 관심사다. 김정은과 그의 연약한 부인이 나란히 서 있으면 "저 하마가 과연……" 하며 엉뚱한 상상을 한다.

안 씨는 의사의 말을 무시했다. 속으로 '개소리 마라! 네가 뭘 알아……' 했다.

의사가 뭐라고 하건 그는 하루 한 끼를 먹었다. 집안에서 난리가 났다. 이러다가 손녀 딸 잡는다고 할머니가 야단법석이었다.

할머니 소개로 안 씨가 엄마와 함께 찾아왔다. 안 씨는 지루성피부염뿐만 아니라 심한 변비와 비염이 있었다.

다석 유영모 선생과 그의 제자 함석헌 선생은 하루 한 끼만 먹었다. 다석은 많을 다多, 저녁 석夕으로 그의 호부터가 저녁 한 끼만 먹으면 충분하다는 뜻이다.

유영모와 함석헌 그리고 그의 철학을 따르는 사람들은 하루 한 끼를 먹었다. 하루 한 번을 먹되 아무거나 아무렇게나 먹고 싶은 대로 먹었다.

좋은 음식, 나쁜 음식이란 따로 없다. 먹는 방법, 양에 따라 똑같은 음식이 약도 되고 독도 된다. 같은 물을 먹어도 소가 먹으면 우유가, 살모사가 먹으면 독이 된다.

그들은 90세까지 건강하게 살다가 갔다. 다석 선생 제자 중에는 목사님도 많다. 그중 한 목사님은 주례를 보고 하객들과 같이 식사를 했다. 70대의 목사님은 한꺼번에 3~4인 분 식사를 해치워 주위 사람들을 놀라게 했다. 목사님도 '일일일식' 마니아였다. 아무거나 많이 먹어도 날씬한 몸을 유지했다.

주위에서 물었다.

"목사님의 건강 비결은 뭐지요?"

"아무거나 닥치는 대로 먹기. 그러나 하루에 딱 한 끼 먹기입니다."

그는 거의 100세까지 건강하게 살았다.

많은 사람이 이들처럼 하루 한 끼를 먹으려다 실패했다. '하루 한 끼'가 몸에 익으려면 최소 1년이 걸린다. 1년이 지나면 하루 한 끼 마니아가 된다.

몸이 나빠 간혹 단식하는 사람이 있다. 이들은 단식 중에 피부염이 생겨 고생한다. 단식을 때려치우고 정상적인 식사를 해도 피부병이 남아 계속 고생한다.

하루 한 끼 먹기는 사람에 따라 유익한 처방이다. 그런데 실천이 힘들다. 1년간 참고 하루 한 끼 먹기가 만만치 않다. 술꾼이 술을 끊기보다 어렵다. 애연가가 금연하는 것보다 훨씬 힘들다. 마약 중독자가 마약을 하지 않는 것보다 어렵고 힘들다.

안 씨는 검은색 숭늉을 많이 먹고 피토테라피 요법을 실천했다. 신장과 대장 기능을 살리는 약용식물 처방약으로 비염과 변비를 해결했다. 그러자 시나브로 지루성피부염이 사라졌다.

검은색 숭늉은 몸의 독소를 빼고 이뇨 작용을 촉진하는 좋은 물이다. 인체의 70~80%는 물이고 혈액의 80%도 물이다.

원형동물은 폐와 심장이 없어 천식이나 감기, 심근경색 따위의 질병이 없다. 원형동물과 인간의 차이는 경운기와 초음속 제트 여객기의 차이나 같다. 초음속 여객기는 무수히 많은 부품이 있고 이 부품들을 조화롭게 연동할 규칙이 있다.

면역체계는 제트 여객기보다 복잡한 인간의 여러 부품이 잘 움직이게 하는 힘이다. 면역체계의 중심에는 물이 있고 좋은 물을 먹는 게 면역력을 높이는 것이다.

안 씨는 숭늉과 피토테라피로 지루성피부염을 극복했다. 그는 10개월 만에 '일일일식'의 정상 궤도에 올라갔다.

이제는 음식을 마음대로 먹어도 모델과 같은 몸매를 유지하고 피부도 매끈했다. 안 씨는 10개월 만에 '하루 한 끼' 식사와 숭늉으로 효과를 단단히 보았다.

식사 방법은 단순했다. 몸에 해로운 것을 나중에 먹었다. 몸에 해로울수록 중독성이 강해 끊기가 어렵다. 먼저 채소와 과일을 잔뜩 먹되 천천히 씹어 먹었다.

몸에 가장 해로운 것을 나중에 먹고 제일 덜 해로운 것을 먼저 먹었다. 그는 '채소 과일 따위를 먼저 잔뜩 먹으면 포만감이 생겨 몸에 해로운 음식을 덜 먹게 된다'고 생각했고 이게 적중했다.

주위에서 그에게 묻는다.

"건강 비결은?"

"운동 안 하기."

"식이요법은?"

"아무거나 먹기."

50대 중반의 안 씨 엄마도 '일일일식' 마니아가 되었다. 80세가 넘는 할머니가 말했다.

"나도 10년만 젊었으면 '일일일식'을 할 텐데."

쇠비름

Purslane, Portulaca oleracea
쌍떡잎식물 중심자목 쇠비름과의 한해살이풀

오행초, 마치채, 산산채, 장명채, 돼지풀,
도둑풀, 말비름이라고도 한다. 나물로
이용하며, 풀 전체를 민간약으로 사용한다.
쇠비름 잎에서 추출한 액체를 정제한 것을
'마치현 추출물'이라고 부르기도 하는데,
오메가3지방산의 일종인 에이코사펜타엔산을
함유하며 항균 작용 및 피부 진정 효과가
있다고 알려져 있다. 다른 식물에 비하여
수은 함량이 높아 살균·살충 효과를 보인다고
알려져 있다.

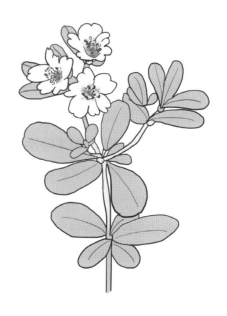

8장
—
갱년기 장애, 성기능 장애

1 —
기운순환운동을 하면 갱년기 극복한다

2년 전인가, 단아하고 정숙해 보이는 50대 초반의 부인이 찾아와 한참을 머뭇거리더니 자신의 증상을 상담할 테니 남편에게 비밀로 해달라고 했다. 남편은 다름 아닌 모 중앙일간지 논설위원으로 생명과 환경문제에 대한 칼럼을 자주 쓰는 언론인이었다.

부인은 두 시간 간격으로 얼굴에 열이 오르고 식은땀이 나는가 하면 가슴이 울렁거리며 속이 메스꺼운 증상이 있었다. 점잖은 인품을 가진 부인인데, 술에 취한 사람처럼 얼굴이 붉어져 사회생활을 하는 데 여간 불편하지 않다고 했다. 발뒤꿈치가 아프고 발목에 힘이 없어 조금만 걸어도 다리가 당기고 몸 전체가 물에 불린 풀빵처럼 푸석푸석해졌다. 이런 증상으로 고생한 지도 몇 년 되었지만 최근에는 종일 짜증이 나고 잠자리에서 몸에 남편의 손길만 닿아도 왠지 신경질부터 난다는 것이었다. 이른바 갱년기의 전형적인 증상이다.

인간은 남자든지 여자든지 간에 50세 전후가 되면 건강에 한계점이 온다. 특히 여자들은 남자보다 심한 증상이 겉으로 드러나 '갱년기'라는 별도의 이름이 붙는다.

여자의 갱년기는 인생의 혁명적 전환기이다. 쭈그러든 할멈으로 주저앉느냐, 아니면 젊음과 건강을 되찾아 새로운 인생을 설계하느냐 하는 선택의 분기점이다. 세상을 50년이나 살아왔으니 이제는 쭈그렁 할멈으로나마 대강 살다가 죽겠다는 마음을 가질 수도 있고 평균수명이 100세 가까이 되니 앞으로의 50년을 새롭고 즐거운 자기만의 인생으로 꾸며보겠다고 생각할 수도 있다.

여자 나이 오십이 되면, 대체로 자식들이 다 성장하여 엄마로서의 역할이 사라진다. 마음은 소녀 시절이나 별 차이가 없는데, 어느덧 주위에서는 할머니 대접을 하려 드니 서러운 생각이 앞선다. 머리는 벗겨져 가발을 쓰거나 흰머리를 염색하고, 책을 읽으려면 돋보기를 껴야 하고 틀니를 낀 친구들이 늘어난다. 여기저기 온몸이 쑤시고 기억력도 약해진다. 여태껏 한 일이 뭔가 생각해보게 된다. 밥 짓고 빨래하고 청소하고 남편과 아이 뒷바라지나 하려고 이 세상에 태어났나 하는 심한 회의에 빠진다. 엄마도 아니고 여자도 아니며 건강하지도 못하니 이 세상에 존재할 의미나 가치가 없어지는 것 같다. 한마디로 세상 살맛이 없다.

갱년기 증상은 기운 순환 장애가 한계점에 도달하여 나타나는 것이다. 남자의 사회적 능력이나 지위, 명예 등에 상관하지 않고 평소 열심히 운동하고 적절한 육체노동을 통해 자신만의 삶을 적극적으로 살아온 여자에게는 이 같은 증상이 별로 심하지 않다. 그러나 편하게만 살아온 사람에게는 누구에게나 통과의례처럼 찾아오는 과정이다.

사람이 태어나서 50세 전후가 되면 선천적으로 타고난 원기가 고갈된다. 머리털은 빠지고 눈은 침침해지고 귀도 잘 들리지 않는다.

몸의 아래로 내려가야 할 순환열이 상체에 정체되어 있으므로 얼굴이 달아오르고 이 뜨거워진 열을 식히기 위해 생리작용으로 땀이 나게 된다. 또 밑으로 열이 전달되지 않으므로 하체는 완전히 동토 지대가 된다. 하체에 겨울이 오면 신장이 제 기능을 하지 못해 요통과 부종과 피로가 찾아온다. 다리에 기운이 전달되지 못하므로 걷는 것도 힘들다. 상체는 상체대로, 하체는 하체대로 따로따로 움직이므로 상하의 연결 고리인 중초에도 문제가 생긴다. 이렇게 되면 어느 정도가 적정한 식사량인지를 구별할 능력이 상실되고 필요 이상으로 많이 먹게 되어 만성적인 소화불량에 시달린다. 결국 장기간 체내에 불순물이 누적되니 몸이 불어나 펭귄처럼 뒤뚱거린다.

우리 몸은 겨울처럼 차가운 두뇌로 명석한 판단을 내리고 여름처럼 뜨거운 하체로 신진대사를 활발하게 시켜야 가장 이상적이다. 이와 정반대로 머리는 뜨거워져 짜증만 내게 되고 하체는 차가워져 기능이 마비되는 것이 바로 노화의 신호인 갱년기 증상인 것이다. 이 증상이 만성화되면 먼저 운동 부족으로 인한 물리적인 기운 순환에 장애가 생기고, 이어 과식으로 인한 화학적인 기운 순환 장애가 상승작용을 하여 생명체의 수명을 단축하는 단계로 귀결된다. 갱년기 증상은 전형적인 노화 현상이지만 여자에게만 국한되는 것은 아니다. 남자도 마찬가지이다.

갱년기 증상은 간질환 치료 요법과 같은 근본적인 기운순환운동으로 극복해야 한다. 그리고 정신 자세가 중요하다. 우선 엄마나 아내, 여자로서가 아니라 건강하고 독립된 한 인간으로 새로운 출발을 한다는 마음가짐을 가져야 한다. 따져보면 그동안 살아온 50년 남짓한 세월은 혼란스럽지 않고 예측 가능한 비카오스적non-chaotic 환경에서 제도권이 일방적으로 설정한 규범대로 살아온 셈이다.

학교에 다니고, 결혼하여 남편을 뒷바라지하면서 자식을 키우는 아내, 즉 좋은 아내, 훌륭한 엄마, 교양 있는 여자로 살아왔다. 한 인간으로서 '나'라는 존재 대신, 주어진 환경과 조건에 의해 만들어진 '나'로서 피동적인 생활을 해왔다. 훌륭한 엄마가 되어야 한다고 해서 엄마 노릇에 충실했고, 교양 있는 여자가 되어야 한다고 해서 교양 있는 여자가 되었다. 영화배우 리즈 테일러나 마돈나가 문란하게 행동하는 모습을 보고 윤리적인 관점에서 욕하기도 했지만 다른 한편으로는 부러운 생각도 들었을 것이다.

언젠가 '혼자 사는 여자'라는 점보다 '정숙한 여자'로 더 이름난 50대의 여류 작가가, 만약 이 세상에 다시 태어난다면 최소한 결혼을 백 번 정도는 할 여자로 태어나겠다고 근엄한 표정으로 말한 것을 들은 적이 있다. 그렇다. 이제까지 살아온 50년간 비카오스적 질서에 종속된 생활을 한 셈이니 앞으로의 50년은 카오스적인 질서에 의한 자기 인생을 꾸릴 줄 알아야 한다.

지금까지의 생활에서는 행복한지 불행한지 하는 잣대를 오직 다른 사람과의 비교로 결정했다. 내 자식이 남보다 공부를 잘해야 행복했고 남편이 남보다 빨리 진급해야 행복했고 남보다 더 큰 집을 빨리 장만해야 행복했다. 극단적으로 말해서 '남의 불행이 나의 행복이고 남의 행복이 나의 불행'인 삶을 살아온 것이다.

부귀, 명예, 재산, 인격, 덕망은 자기 자신보다 남의 눈을 더 의식해서 추구해온 흑싸리 쭉정이일 수도 있다. 이제부터라도 이런 쓰레기들을 머릿속에서 씻어버리고 스스로 즐거운 생활을 해야 한다. 스스로 즐거운 일이라면 천하를 다 준다고 해도 바꿀 수 없다. 그런데 이런 즐거움을 누리려면 우선 건강한 체력이 있어야 한다. 건강한 체력을 가꾸는 일은 기존의 생활습관을 과감히 탈피하는 데서 시작해야 한다.

남편을 '남자'로 만들었으면

나는 부인에게 기운순환운동의 기본인 하루 두 시간 이상 산책이나 산행을 시켰다. 높은 산보다는 되도록 물이 있고 소나무가 많은 산을 찾게 했다. 소나무가 많은 산은 산소도 풍부하고 기가 차 있어 머리를 맑게 해준다. 산행할 때는 18kg 정도 무게의 배낭을 짊어지게 했다. 단전에 기를 채우기 위해서이다. 또 산속을 거닐다가 땀이 나면 차디찬 계곡물에 5~10분 정도 무릎까지 담그게 했다. 그리고 방 안에 틀어박혀 우아하게 고전음악을 듣거나 교양서적을 읽는 짓을 버리고 햇빛 아래에서 근육을 움직이는 일을 찾아 하도록 했다.

나를 찾아오는 사람이면 누구나 장작 패기도 시키고 아낙네들과 함께 약초도 캐도록 한다. 습관적으로 먹던 식사의 양도 조절하여 절반이나 3분의 1로 줄이게 하고 해가 진 다음에는 생수 이외에는 음식물을 일절 섭취하지 않도록 한다.

도심의 아파트에 사는 점을 감안하여 부인에게 서울에 올라가서는 산행보다 아파트 주변을 하루 두 시간씩 걸으라고 했다. 그냥 설렁설렁 걷는 게 아니라 옷이 흠뻑 젖을 정도로 걷는 것이다. 그런 후 집에 돌아와 욕조에 냉수를 받아 반욕을 한다. 집 안을 청소하거나 빨래를 할 때도 진공청소기나 세탁기를 사용하기보다 일일이 손으로 한다. 찬거리를 사러 갈 때면 가까운 슈퍼마켓보다는 먼 거리의 재래시장으로 일부러 걸어가게 했고 아파트 엘리베이터 대신 계단을 오르내리도록 했다.

이렇듯 운동요법, 식이요법, 목욕요법을 하고 가열순환제를 복용한 지 반년이 지나자 얼굴에 열이 나고 식은땀이 흐르던 증상이 깨끗하게 치유되었다. 부풀린 풀빵처럼 부어 있던 몸이 근육질의 탄력 있는 몸으로 바뀌니 갱년기 증상은 어디론가 사라져버리고 20대 처녀의 활력이 돌아왔다. 자연스레 성기능도 몰라보게 달라졌다.

얼마 후 부인은 남편과 함께 나를 다시 찾아왔다. 남편은 남편이 아니라 마치 시아버지처럼 보이는 인상이었다. 시들시들하고 의욕이 전혀 없는 무기력한 남자로 보였다. 한마디로 '이렇듯 구겨진 휴지 같은 몸을 가진 남자가 어떻게 신문에다가 건강한 생명과 환경문제를 다루는 칼럼을 쓸까?' 싶었다. 부인의 말인즉, 남편과의 잠자리가 불편하므로 남편을 '남자다운 남자'로 만들어달라는 것이었다.

남편은 예전처럼 날카로운 글을 쓸 수가 없어 자꾸 초조해지고 글이 점점 엉망으로 되어 간다는 것을 자신도 잘 알고 있다고 털어놓았다. 입과 행동이 따로따로 움직이는 슬픈 지식인의 전형이었다. 지식이 많은 사람은 대체로 남의 말을 잘 듣지 않는다. 그 이유는 자기도 다 아는 이야기이니 남의 말을 들을 필요가 없다고 생각하기 때문이다. 하지만 그림 그리는 법을 많이 안다고 하여 피카소처럼 그림을 그릴 수는 없다. 권투를 잘하는 방법을 아무리 과학적으로 잘 안다고 해도 미국의 전 헤비급 챔피언 타이슨 같은 사람과 겨룰 수는 없는 노릇이다.

약간의 협박과 끈질긴 설득, 그리고 부인의 헌신적인 도움으로 남편은 나의 처방을 받겠다고 했다. 그로부터 1년이 지난 후에 나는 어느 지면에선가 다음과 같은 그의 글을 읽을 수 있었다.

"건강과 체력은 나이와 무관하다. 20대인데도 노인 부부가 있는가 하면, 나이 많은 젊은 부부도 있음이 그것을 증명한다. 인생의 목표는 무병장수無病長壽가 아니다. 아흔 살에도 지리산, 한라산을 등반하고 20대와 다름없는 부부 생활을 할 수 있어야 한다."

건강한 체력을 회복한 이 언론인의 두드러진 활약은 신문 칼럼에서 늘 확인하고 있다. 훌륭한 글은 잔꾀를 짜낸다고 쓸 수 있는 게 아니다. 참다운 건강에서 저절로 샘솟는 것이다.

2 ―
냉탕 반욕으로 성기능 장애 없애다

인간이 생존하고 번식하는 기본 토대는 식욕과 성욕이다. 식욕이 없으면 죽게 되고 성욕이 없다면 번식할 수 없으므로 역시 죽게 된다. 따라서 먹는 것과 섹스에 많은 관심을 기울이는 것은 지극히 자연스러운 일이다. 특히 섹스에 대한 관심은 고금동서를 막론하고 남녀노소의 공통된 흥밋거리가 아닐 수 없다.

방중술은 상상력이 만든 허상

건강 양생을 위한 방중술을 다루고 있는 책은 단연 중국의 것이 많다.『천금방』『포박자』『동현자』『현내경』『소녀경』『옥방지묘』『옥방비결』이 대표적인 책이다. 한의학에서도 정력을 좋게 하는 처방을 많이 만들었다. 특히 궁중에서는 임금을 위한 여러 비법을 동원했다. 그 가운데『궁중비전춘방묘결宮中秘傳春方妙訣』에는 다음과 같은 처방이 있다.

진인보명단眞人保命丹은 산조인, 인삼, 백복령, 천문동을 각각 3돈씩 넣은 처방으로 하룻밤에 백 명의 여자를 능히 상대할 수 있다는 선약仙藥이다. 지묘고본단至妙固本丹은 용골 10냥, 가자 5개, 사인주사 5돈으로 된 처방으로 열 명의 여자를 상대해도 불설不泄한다고, 대력환大力丸은 숙지황 5냥, 인삼 2냥, 부자 1냥으로 된 처방으로 열 명의 여자를 상대해도 백전부도百戰不倒한다고 적혀 있다.

이 외에 단방으로는 다음과 같은 것이 있다.

첫째, 물개의 음경과 고환을 일컫는 해구신이다. 수컷 물개가 암컷 여러 마리를 거느리고 산다고 하여 제일의 정력제로 치부하고 있다. 그런데 요즘 해구신에 가짜가 많아 진품인지 아닌지를 시험해보려면 잠자는 개의 옆에 갖다 놓아 그 개가 갑자기 놀라 날뛰면 진짜라는 말이 있다. 알래스카 앵커리지산産 해구신이 특히 효험이 있다고 하여 직접 실험해본 적이 있다. 진짜라고 구입한 해구신이었건만 개는 거들떠보지도 않았다.

둘째, 음양곽淫羊藿이다. 이것은 삼지구엽초의 잎과 줄기로 산양이 이 풀을 먹고는 하루에 백 번을 교미한다고 하며, 특히 일본인들이 선호한다.

셋째, 육종용肉蓯蓉이다. 더부사리과에 속하는 여러해살이풀의 뿌리로 말의 정액이 떨어진 곳에서 난다고 한다.

넷째, 파고지破古紙이다. 콩과의 일년생 풀로 보골지補骨脂의 씨앗인데, 이것을 먹으면 옛 문풍지인 고지古紙를 뚫는 힘이 생긴다고 한다.

다섯째, 복분자이다. 나무딸기로 이것을 먹으면 요강도 깨뜨릴 만큼 오줌발이 생긴다고 한다.

이 같은 처방을 따르면 정말 변강쇠가 될 수 있을까? 결론부터 말하면 이런 처방은 허약한 인간들이 엉뚱한 상상력을 발동시켜 만들어낸 것에 지나지 않는다. 구체적으로 설명해보자.

『카마수트라』는 인도의 귀족들이 섹스를 통해 건강해지고 고고한 경지에 도달하기 위해 만든 책이다. 그러나 어느 나라건 '귀족'이란 부류의 인간들은 빈둥빈둥 먹고 놀면서 허황된 생각만 한다. 다시 말해서 성기능이 떨어진 사람들이다. 앞서 적은 중국의 책도 마찬가지이다. 성욕은 식욕과 같다. 진수성찬이 독이 될 수도 있고 솔잎과 콩이 최고의 건강식이 될 수도 있음을 우리는 경험적으로 알고 있다. 또 양귀비나 클레오파트라가 옆에 있어도 통나무처럼 여겨질 수 있고, 통나무 같은 여자가 곁에 있어도 양귀비나 클레오파트라처럼 아름답게 보일 수 있다.

요즘 서점가에서는 성을 주제로 한 소설이나 글이 부쩍 범람하고 있다. '성을 진솔하게 있는 그대로 표현한다'는 이름 아래 성을 팔아먹고 있다고 모 출판사 편집장은 진단했다.

야하고 변태적인 성행위를 묘사하는 작가일수록, 그리고 읽기가 낯 뜨거울 정도로 적나라한 글을 쓰는 작가일수록 성기능이 떨어지게 마련이다. 만약 결혼한 남자가 그런 글을 썼다면 그는 분명 아내에 대해 심한 성적 콤플렉스를 갖고 있을 것이다. 실제 부부 생활에서 아내를 만족시키지 못하는 것을 글로써 대리 만족시키고 있는 셈이다. 여류 작가라면 그녀는 극심한 성적 불만감에 젖어 있을 것이다.

식욕이 없는 사람일수록 이상한 식도락을 찾는 법이다. 마찬가지로 하초가 무력할수록 건강치 못한 상상력을 발동하서 과장된 성행위나 왜곡되고 삐뚤어진 내용을 문학이라는 이름으로 휘갈겨댄다. 이런 부류의 작가들은 거의 다 '임포'라고 봐도 무방하다.

얼마 전에 작고한 유명 작가 한 분이 쓴 글을 읽은 적이 있다. 어느 날 지하철을 타고 가다가 속살이 훤히 보이는 옷을 입은 젊은 여자를 보게 되었는데, 갑자기 춘심이 발동하여 다음 정거장에서 그냥 내렸다는 내용이다. 한마디로 자신이 70대임에도 건강하다는 것을 자랑하는 글이다. 내가 이 이야기를 예전 방태산 시절 산골에 사는 노인들에게 했더니 노인들의 답이 참으로 걸작이었다.

"허이, 미친놈! 그렇다면 지하철값과 버스비를 어떻게 감당해?"

몸과 마음이 건강한 사람들은 음담패설을 하지 않는다. 할 줄 몰라서가 아니라 재미가 없어서 하지 않는 것이다.

요리책을 많이 읽는다고 해서 배가 부르는 게 아니다. 섹스 역시 몸으로 하는 것이지 말이나 글로 하는 것이 아니다. 배고플 때는 밥을 먹어야지 밥에 대한 이야기를 많이 듣는다고 배가 부르지 않는 것과 같은 이치이다.

사람이 성기능이 떨어지면 입으로 소중을 끄기 위해 음담패설을 자꾸 하게 되고 또 그것을 재미있어 한다. 나이 든 사람이 젊은 여자에게 말로 성적인 희롱을 하고 싶어 하는 것은 이런 이유에서다. 한마디로 음담패설을 쓰는 사람이나 그것을 읽고 즐거워하는 사람, 또 그것을 화제 삼아 여자한테 농을 일삼는 사람은 모두 물에 빠졌는데도 헤엄칠 생각은 하지 않고 지푸라기만 붙들고 허우적거리는 꼴이다.

그렇다면 남자 나이 칠십에는 성생활을 왕성하게 할 수 없다는 말인가. 결론부터 말하면 절대로 그렇지 않다. 자연수명을 다하는 날까지 신혼부부처럼 살 수 있다. 해구신을 100개 먹는 것보다 열 배, 백 배 효과가 큰 비방이 있다. 이 비방을 쓰면 정력만 좋아지는 게 아니라 몸이 전체적으로 건강해진다.

정력 강하게 만들기

정력이란 몸의 어느 한 부분이 뛰어난 기능을 발휘한다고 해서 좋아지는 것이 아니다. 온몸이 전반적으로 건강해야 정력도 세진다. 정력이 강한지 약한지를 남자들이 건강의 지표로 여기는 것도 이런 까닭에서다.

비방이란 다름 아닌 강제 기운순환법이다. 나는 이 방법으로 30대 청년부터 80대 노인에 이르기까지 많은 사람의 정력을 놀라울 정도로 증진해주었다. 방법은 매우 간단하다. 우선 하루 한 시간 정도 운동이나 일을 심하게 하여 땀을 흘리거나, 물 한 말 정도의 짐을 지고 산에 올라가 계곡물에 배꼽 아래까지를 담그면 된다(이때 명치가 기준이다). 시기는 살얼음이 살짝 어는 초겨울이나 얼음이 녹기 시작하는 초봄에 하는 것이 제일 좋다. 발을 물에 살짝만 집어넣어도 오싹할 정도의 추위를 느끼지만 실제로 물속에 들어가면 별것이 아니다. 처음에는 무척 춥지만 5분만 지나면 상체에 열이 나며 한기가 가신다. 찬물로 수축되었던 혈관이 5분 정도만 지나면 팽창하기 때문이다. 성기도 혈관 덩어리이므로 처음에는 수축하였다가 다시 발기하게 된다.

물속에 들어가서는 연기練氣를 한다. 연기는 '태식胎息'이라고도 하는데, 마치 어머니

배 속에 태아로 있을 때와 같은 상태를 말한다. 초심자는 우선 코로 숨을 들이마시고 마음속으로 숫자를 120까지 센 다음에 천천히 숨을 내뿜는다. 이때 주의할 점은 내쉬는 숨을 들이마시는 숨보다 적게 하여 정기精氣의 축적을 꾀해야 한다는 점이다. 이렇게 연습을 계속하여 1,000까지 셀 수 있을 정도가 되면 노인일지라도 여자 열 명을 상대하여 '백전부도'나 '불설'하는 경지가 된다. 무엇보다 깊은 호흡, 즉 심호흡을 하는 것이 중요하다.

『장자莊子』를 보면 "진인의 호흡은 발바닥으로 하는 것처럼 깊고, 범인凡人의 호흡은 단지 목구멍 끝으로 하는 것처럼 얕다"고 씌어 있다. 소요되는 시간은 산에 오르기 1시간, 물속에서 15분, 산에서 내려오기 45분 해서 모두 두 시간이다. 하루 두 시간을 100일간 투자하면 10~20년 젊어지고 그 어느 것과도 바꿀 수 없는 건강체가 된다. 이른 겨울에 시작하여 얼음이 풀리고 봄이 되면 누구나 건강한 젊은이가 된다. 그러나 이 방법은 직장 생활로 바쁜 도시인이 하기란 쉽지 않다. 그럴 경우에는 목욕탕을 이용하면 된다. 냉탕에 몸을 담그고 깊은 산속의 계곡에 있는 것처럼 상상하면 효과가 탁월하다. 산을 오르지 못할 때는 무조건 많이 걷는 것이 좋다. 이때 천천히 걷기보다는 옷이 땀에 흠뻑 젖을 만큼 빨리 걷는 것이 좋다.

찬물에 반신욕을 하는 것은 취약 부분에 기운을 물리적으로 보내는 강제 순환 원리이다. 기운 순환이 원만해지면 질병은 사라지고 건강이 찾아온다. 찬물에 하반신을 담그는 방법은 전통적인 비술祕術이며 이미 과학적으로 그 효과가 증명되었다.

정력이 정상적으로 돌아오면, 다시 말해 건강해지면 섹스 콤플렉스에서 해방되어 건전한 사고를 하게 된다. 결벽증이 심한 윤리관이나 도덕관은 섹스 콤플렉스에서 오는 반동 심리이다. 섹스에 지나치게 집착하는 것도 그 의식의 저변에 열등의식이 자리 잡고 있다는 이야기가 된다. 정신분석학자 지그문트 프로이트Sigmund Freud도 임포일 가능성이 높다.

3 ―
발기불능과 썩은 산삼

'역린逆鱗을 건드린다'는 말이 있다. 『한비자』「세난편說難篇」에 나오는 말이다. '역린' 이란 용의 목 아래에 거꾸로 난 한 자 정도 크기의 비늘을 말하는데, 용은 다른 것은 다 참 아도 역린을 건드리면 반드시 성을 내어 죽인다고 한다. 이 고사성어는 아무리 허물없는 사이라도 남의 아픈 곳을 건드리지 않는 것이 예의임을 가르쳐주고 있다.

정력은 건강이고 활력이다

칠십을 넘긴 도끼선생의 역린은 주먹과 허리였다. 평소 '운동, 참선, 밥'을 제대로 챙기 면 한약이든 양약이든 건강식품이든 필요 없다는 것이 그의 지론이었다. 실제로도 그랬 다. 여태껏 병원에 한 번 간 적이 없었고, 젊을 때 무술로 단련한 몸이기에 웬만한 젊은이 들과의 힘자랑에서도 뒤지는 법이 없었다. 부부 관계도 나름대로 강도를 조절하면서 만 족한 성생활을 유지해왔다. 50대에는 2~3일에 한 번, 60대 이후부터 지금까지는 일주일 에 한 번으로 회수를 조절해왔다. 그만큼 그는 건강에 자신이 있었다.

도끼선생이 성생활을 보람 있게 여기는 것은 단순히 성욕 때문만이 아니었다. 정력은 건강이고 활력이라고 믿었다. 실제로 전립선이 약해 정력이 떨어지면 몹시 피로해지고 소변도 시원치 않게 된다. 전립선염, 전립선비대증, 전립선암 따위에 걸리기도 쉽다. 정 력이 떨어져서 미인을 소가 닭 보듯이, 개가 도토리 보듯이 하면 세상 살맛이 안 날 정도 로 매사가 귀찮고 우울해진다. 정력이 왕성한 우울증 환자는 없다. 영웅호색이란 말은 영웅이 섹스를 많이 밝힌다는 게 아니라 그만큼 세상살이에 의욕적이라는 의미이다. 남자가 정력을 목숨만큼 귀중하게 여기는 것은 아주 현명한 건강 철학이다.

정력이 떨어졌을 때 비아그라를 먹는 것은 어떨까. 전립선이 약해 발기부전으로 고생하는 사람이 비아그라를 복용하는 것은 경운기에 대포를 매달아놓는 격이다. 네 살 먹은 어린아이도 경운기에 설치된 대포를 쏘면 경운기가 부서진다는 것쯤은 안다.

아무튼 세상을 정력적으로 살아온 도끼선생이 어느 날 기가 팍 죽은 모습으로 찾아왔다. 수십 년간 곁에서 지켜봤지만 그런 모습은 처음이었다. 두 달 전, 부부 관계에서 생전 처음으로 영 시원치 않은 사정을 했고 그 양도 평소의 절반도 되지 않는 듯한 느낌을 받았다고 했다. 전에는 사정할 때 고성능 폭발이 일어나고 고압 전류에 감전된 듯한 느낌이었는데 평생 처음 고무풍선에서 바람 빠지듯, 소형 건전지에 감전된 듯 가벼운 반응이 왔다는 것이다. 전혀 예기치 못한 상황이 벌어지자 '내 인생도 종착역에 왔구나' 하는 생각이 들었다고 했다. 하긴 평소 주먹 힘과 허리 힘만은 자신이 있었는데 그 허리 힘에 치명적인 타격이 왔으니 심각한 고민에 빠질 수밖에 없었을 것이다.

허탈한 마음에 천장만 쳐다보고 있는데 "당신, 바람 피웠지?" 하는 아내의 잔소리가 들렸다고 한다. 그는 순간, 여자의 질투는 묘지까지 간다고 하더니 허튼소리가 아니라는 생각이 들었다.

이튿날 도끼선생은 모 의과대학의 명예교수로 있는 송 교수를 찾아갔다. 친구인 송 교수는 우리나라 비뇨기과의 대가 중 한 사람이었다. 진찰 결과, 전립선염이었다. 도끼선생의 '부지런하고 왕성한' 성생활을 익히 알고 있는 송 교수는 비아그라를 복용하면 도움이 되겠지만 칠십 노인에게 권할 만한 처방은 아니라고 했다. 그는 이제 나이도 나이이니만큼 부부 관계는 접어두고 전립선염 치료에만 집중할 것을 권했다.

도끼선생과 같은 또래의 송 교수로서는 친구의 정력이 부럽기도 했지만 이해가 되지 않는 면도 있었다. 술을 많이 마시고 머리를 많이 쓰는 바람에 송 교수는 50대부터 이미 부인과 각방을 쓰고 있었다. 남녀가 결혼하면 30대에는 서로 마주 보고 40대에는 천장

보고 50대에는 등 돌리고 60대에는 각방을 쓴다는 말이 있는데, 70대인데도 합방을 하고 정력적인 섹스를 즐기는 게 이해하기 힘들었다.

도끼선생은 속으로는 불만스러웠지만 비뇨기과의 권위자인 친구가 엄숙하게 충고하니 하는 수 없이 열심히 전립선염을 치료했다. 항생제를 복용하면서 전립선 마사지도 했고 온수좌욕도 해봤다. 그러나 두 달이 지나도 별 차도가 없고 오히려 정력이 떨어지는 것 같다는 생각이 들자 이번에는 한방 치료를 받아보겠다면서 나를 찾아온 것이다.

나는 전립선과 발기부전 치료에 도움이 되는 우귀음右歸飮을 처방해주었다. 여기서 '우'는 우신양右腎陽을 뜻하고 '귀'는 귀원歸元을 말한다. 이 처방은 쇠퇴해진 명문화明文化를 도와 양陽을 활발하게 한다. 전립선이나 발기부전은 신양賢陽(신장의 양기) 부족에서 오기 때문이다. 처방 내용은 숙지황 12그램, 산약·구기자·두충·산수유 각 7.5그램, 부자포·육계·감초구 각 3.75그램이다. 이 중에서 숙지황이 주약인데, 신賢을 돕고 정精을 채운다. 즉 음양이 서로 의존하기 때문에 음중陰中에서 양陽을 구하는 것이다. 숙지황은 반드시 아홉 번 쪄서 말린 것을 써야 한다.

나는 이 처방에다가 산삼을 곁들이도록 했다. 때마침 그의 후배 중 한 사람이 강원도에서 심마니 생활을 하고 있어서 우귀음을 복용하는 동안 20년 이상 된 장뇌 스무 뿌리를 같이 먹게 했다. 자연산 산삼은 구하기도 어렵고 값도 비싸서 강원도산 장뇌를 대신 쓴 것이다.

썩은 산삼 먹고 퇴산증 고친 데릴사위

산삼은 면역 기능을 키우는 최고의 약이다. 면역 기능이 커져야 신장 기능이 되살아나고 전립선염이 없어진다. 강원도 심마니들은 정력제의 으뜸으로 산삼을 꼽는다. 그 좋은 예가 심마니 심 노인에게 들은 다음과 같은 이야기이다.

30년 전 심 노인은 가칠봉의 7부 능선에서 5구짜리 산삼을 발견했다.

대략 40~50년 정도 되었고 무게는 한 냥(40그램)쯤 되었지만 20% 정도 썩은 산삼이었다. 심 노인은 수천만 원을 횡재했다가 졸지에 잃어버린 것 같은 기분이 들었고 동행한 심마니 일행도 안타까워했다. 집으로 돌아오는 길에 삼봉약수에서 잠시 목을 축이고 있는데 수심에 가득 찬 얼굴로 한숨을 푹푹 내쉬는 청년이 눈에 띄었다. 일행 중 한 사람이 청년에게 무슨 사연인지를 물었다. 청년의 말은 이러했다.

고향이 강원도 산골인 청년(당시 28세)은 아는 사람의 중매로 3년 전 강릉에 데릴사위로 장가를 갔다. 결혼 당시 아내는 17세였다. 장인은 강릉에서 건어물 장사로 큰돈을 벌었지만 자손이 귀해 늦둥이로 겨우 딸 하나를 두었다. 그런데 결혼한 지 3년이 지나도 이들 부부에게는 아이가 없었다. 장모가 이모저모로 알아봤더니 사위한테 문제가 있었다. 발기부전이었다. 청년은 어릴 적부터 퇴산증이 있었던 것이다.

장모는 걱정이 태산 같았다. 허우대가 멀쩡하고 힘깨나 쓰는 사위가 발기부전이라는 사실도 충격이지만 무엇보다 자손이 귀해 손자를 기다리던 남편이 알까 봐 걱정스러웠다. 하루는 조용히 사위를 불러 돈뭉치를 건네주면서 방법을 알아보라고 했다.

집을 나온 사위는 유명한 한약방을 수소문해서 정력에 좋다는 보약을 먹었으나 허사였다. 그때 누군가가 삼봉약수에 가서 약수를 마시면서 백일기도를 하면 효험이 있다고 했다. 이 약수는 신경쇠약과 피부병, 신장병에 효험이 있고, 특히 위장병에 효과가 크다고 하여 예전부터 사람들이 들끓었다.

청년은 이곳에서 열심히 기도하고 약수를 마셨지만 100일이 지나도 하반신은 움직일 줄 몰랐다. 그래서 어떻게 할지 고민하던 중에 심 노인 일행을 만난 것이다.

사연을 들은 일행 중 한 사람이 발기부전에는 칠점사七点蛇가 최고라고 했다. 칠점사는 살모사 중에서 무게가 200그램이 넘는 큰 뱀을 말한다. 한 번 물리면 일곱 발자국도 못 가서 죽는다고 하여 붙여진 이름으로 우리나라 뱀 가운데 독성이 가장 강하다. 이 뱀의 독이 피를 맑게 해주고 허리가 아프거나 양기 부족에 효과가 크다는 속설이 있다. 하지만 청년은 이미 칠점사를 먹어봤다고 했다.

다른 사람이 산돼지 피가 좋다고 하자 그것도 먹었다고 했다. 계속해서 노루 피, 물새, 개의 신腎 따위들이 나왔지만 청년은 다 먹어봤다고 했다. 그러자 와자지껄하던 자리가 조용해졌다. 원래 정력에 좋다는 음식이나 보약, 방중술은 하늘의 별처럼 많다. 또 사람들은 저마다 정력제에 일가견이 있다고 목청을 높인다. 하지만 그 모든 것을 청년은 이미 해본 것이다. 청년의 발기부전은 산증疝症이 원인이었다. 『동의보감』에는 다음과 같은 구절이 있다.

> 『내경內徑』에, 병이 소복小腹에 있으면 배가 아프고 대소변을 못 보니 병의 이름은 산疝이라 하는데 한寒에서 얻은 것이다. 퇴산은 고환이 붓고 아프고 딴딴하여 돌과 같으며 부인은 음문이 돌출하니 퇴병이라 한다."

갓 태어나서부터 이런 증세가 있는 것은 엄마의 배 속에서 생긴 것이다. 청년도 어려서부터 소변을 자주 보고 한쪽 불알이 큰 '토산불알'이라 친구들한테 놀림을 많이 받았다. 집안이 가난한 그는 제대로 치료받지 못한 채 성장했다. 유일하게 받은 치료는 지룡분地龍糞 처방이었다. 지룡분은 아이들의 음낭이 붓고 아플 때 쓰는데, 분을 감초즙이나 박하즙에 개어 바르거나 건지룡乾地龍을 곱게 개어서 총초탕에 씻은 후 침에 개어 바르는 것이다. 즉 지렁이의 똥이나 지렁이 말린 것을 불알에 바른다는 이야기이다.

의학이 발달한 지금도 소변을 마시거나 소변을 이용한 의약품이 많은 것을 보면 이 지렁이 똥이나 지렁이 처방은 현대의학이 참고할 가치가 있다고 생각한다. 미산에 사는 광복이도 어릴 때 퇴산불알로 고생하다가 모친이 두꺼비 오줌을 십여 차례 발라주어 나았다고 했다.

이런저런 이야기를 묵묵히 듣고 있던 심 노인이 홀치기에서 썩은 산삼을 꺼내 청년에게 주었다. 원래 노인은 이 산삼을 작은아버지에게 줄 요량이었다. 남편이 환갑이 지나자 부쩍 정력이 떨어진 것을 눈치챈 작은어머니가 은밀하게 조카한테 부탁한 것이다. 부탁을 받은 지 몇 년이 되었지만 그동안 마땅한 게 나오지 않았다가 마침 캔 산삼이 썩은 것이기에 작은어머니의 소망을 들어줄 수 있다고 내심 흐뭇해하면서 하산하던 차였다.

산삼은 성인의 경우 30~40년은 묵고 무게가 한두 냥쯤 되는 것을 먹어야 효과가 있다. 그런데 그 값이 수천만 원 하니 심마니들은 이런 산삼을 캐도 먹을 엄두를 내지 못한다. 간혹 이번처럼 일부가 썩거나 캐다가 상처가 난 산삼, 또는 잘못 보관하여 팔기 어려운 산삼 등을 집안 식구나 본인이 먹기도 한다. 무리하게 산을 다니느라 나이가 들면 대부분 무릎, 허리가 아픈데, 이럴 때 산삼을 먹으면 아픈 데가 없어지고 계속 산을 다닐 수 있다. 또 심마니들은 오래전부터 산삼이 퇴산불알에 특효약임을 잘 알고 있다.

『백범일지』를 보면 김구 선생도 안중근 의사의 부친인 안 진사 댁에 머물면서 석 달간 산에 올라가 사삼沙蔘을 캐서 먹었더니 산증이 나았다는 대목이 있다. 사삼이란 더덕으로, 성질이 차고 가래를 없애고 음陰을 돕고 폐의 열을 내린다.

심 노인이 청년에게 산삼을 준 것은 그 사정이 하도 딱하다고 여겼기 때문이다. 청년은 산삼을 그 자리에서 흙도 털지 않은 채 그대로 먹었다. 썩은 부분도 산삼이라면서 남기지 않았다.

며칠 후 청년이 심 노인의 집으로 찾아왔다. 얼굴은 삼봉약수에서 만났을 때의 모습과 전혀 달랐다. 청년은 큰절을 올리면서 "선생님의 은혜는 평생 잊지 않겠다"고 했다.

청년은 산삼을 먹은 지 사흘이 지나자 야구공만 하던 한쪽 불알의 부기가 가라앉으면서 돌처럼 딱딱하던 게 연시처럼 말랑말랑해지기 시작했다. 일주일이 지나자 양쪽 불알의 크기가 거의 같아졌다. 30년 가까이 그를 괴롭힌 열등의식도 일주일 만에 사라졌다. 더욱 놀라운 일이 일어났다. 새벽마다 아랫배가 묵직하고 아파서 견디기 힘들었다.

청년은 허겁지겁 강릉에 있는 아내에게 달려갔다. 처음에 남편을 소가 닭 보듯이 하던 아내는 하룻밤을 함께 보내자 딴사람이 되었다. 그야말로 단 하룻밤에 개처럼 취급하던 남편을 하느님 모시듯 했다. 아내는 아침마다 남편의 세숫물을 떠다 바치고 밤에는 발을 씻겨주었다. 열 달 후 아내는 아들을 낳았고 환갑이 지나 첫 손자를 본 장인, 장모는 하늘을 날 듯이 기뻐했다. 하루는 사위를 병신 취급하며 업신여기던 장모가 웃으면서 사위를 불러 다정하게 물었다.

"자네, 뭘 먹고 효험을 보았나?"

"왜요……?"

사위는 쑥스러워 말을 흐렸다. 그러자 장모가 말했다.

"자네 장인 좀 먹이려고."

나이 들수록 부부 관계 열심히 하라

도끼선생의 부인 또한 마라톤에 출전하는 선수의 트레이너처럼 정성껏 약을 달였다. 그리고 식단도 유기농 자연식으로 바꿨다. 도끼선생은 5년 전에 그만둔 북한산 산행을 다시 시작했다.

북한산 아래 수유동에서 오랫동안 살아온 그는 20대부터 새벽마다 산에 올라가 한 시간 참선하고 한 시간 무술 수련을 해왔다. 그러다가 5년 전 용인에 있던 땅값이 폭등하여 하루아침에 부자가 되자, 그다음 날부터 참선과 수련을 중단했다. 그 땅은 주먹으로 한 세상을 풍미하던 시절에 거의 줍다시피 싼값에 산 땅이었다. 가족 묘지로 쓸 생각이었으나 아파트가 들어서면서 큰돈이 되자 땅을 팔아 강남에 빌딩을 사고 아파트를 장만하여 이사했다. 자연히 새벽 운동도 그만두고 대신 골프를 쳤다. 말하자면 그의 허리는 이미 5년 전부터 골프를 치면서 몰락을 예고하고 있었던 셈이다.

엄청난 재산은 행운인 동시에 저주이기도 했다. 하지만 그는 '허리 없는 골프냐, 허리 있는 산행이냐'를 고민하는 미련을 떨지 않았다. 나의 권유를 받아들여 북한산 산행을 다시 시작했다. 새벽마다 산에 올라가 땀 흘리고 계곡에서 목욕하고 참선하고 무술수련을 했다.

석 달이 지났다. 그동안 밤에 잠잘 때 대여섯 차례 일어나 소변을 보던 게 두세 차례로 줄더니 석 달 후에는 중간에 한 번도 깨지 않았다. 새벽에 일어나면 십 대 소년처럼 하반신이 묵직해졌다. 북한산 등반과 아내의 정성스러운 약, 장뇌 등으로 예전의 활기를 되찾은 것이다.

섹스와 전립선염은 동전의 양면과 같다. 섹스가 순조로우면 전립선이 튼튼하고 전립선이 튼튼하면 섹스에 이상이 없다. 60, 70대에도 일주일에 최소한 한 번의 부부 관계를 가지면 전립선염에 걸릴 확률이 아주 낮아진다는 통계가 있다. 나이가 들수록 부부 관계를 열심히 해서 전립선염에 걸리지 않도록 할 필요가 있다.

주먹 싸움에 일가견이 있는 도끼선생은 평소 '섹스와 주먹은 하나'라고 믿었다. 주먹 힘이 떨어지면 성기능이 약해지고 성기능이 약해지면 주먹 힘도 없어진다는 것이다. 사실 그의 친구 중에는 50세가 되기도 전에 허리 힘을 전혀 쓰지 못하는 사람들이 많았다. 사회적으로 이름깨나 알려진 그들은 입으로는 천하장사처럼 떠들지만 실제 생활에서는 전혀 그렇지 못했다.

도끼선생의 '성과 건강'에 관한 지론은 스코틀랜드의 에든버러 왕립병원 연구팀이 3,500명을 조사한 결과에서도 입증된다. 조사 결과, 주당 3회 이상 성생활을 하는 사람은 평균 10년(남자는 12년 1개월, 여자는 9년 7개월) 더 젊은 것으로 평가되었다. 성생활을 통해 분비되는 엔도르핀이 스트레스를 완화하고, 성장호르몬이 체지방을 줄이고 근육을 늘여 노화를 늦춰준다. 또 성생활 자체가 운동이기에 심폐 기능을 높여주고 체중 감량에도 도움이 된다. 성행위로 감정이 고양되면 스트레스를 줄여주는 테스토스테론이 분비되는 것으로도 나타났다. 이 밖에 성행위 도중 면역글로블린A의 분비가 증가하여 감기, 독감 같은 질병에 걸리지 않게 우리 몸을 방비하는 것으로 나타났다.

물론 도끼선생이 이러한 내용을 알 리는 만무했다. 그가 만병통치약은 오직 섹스뿐이라고 갈파한 것은 그만큼 허리 힘이 좋았고 그것을 체력이 뒷받침해주었기 때문이다.

도끼선생은 100일간의 노력으로 노인들에게는 불치에 가까운 전립선염도 고치고 성기능도 회복했다. 어느 날 한약방을 찾아온 그는 졸부가 되는 바람에 쓸데없는 짓을 했다면서 "개도 배가 부르면 도둑을 못 잡듯, 인간도 재산이 많으면 바보가 된다"고 말했다.

그러자 곁에 있던 그의 부인이 만족한 웃음을 지으며 말했다.

"이 양반은 여든 살에도 까딱없을 것 같아요."

4 ―
비아그라보다 백 배 효과 있는 비방

공자는 나라가 망하면 선비가 취할 태도로 세 가지를 꼽았다. 첫째 자살, 둘째 의병을 일으켜 싸우기, 셋째 조용히 작은 섬에 들어가 사람을 키우기다.

조선 인조 14년(1636년) 12월 병자호란이 일어났다. 청나라 장수가 군대를 이끌고 조선에 쳐들어왔다. 청나라 군사는 100m를 달리는 육상 선수처럼 빠르게 한양으로 쳐들어왔다. 사태가 급해지자 왕은 남한산성으로 피신하고 가족들은 강화도로 몸을 숨겼다.

윤선도의 진면목

난리가 나자 해남에 있던 50세의 윤선도는 나라를 구하기 위해 집안사람들과 노비 수백 명을 모아 배에 태우고 강화도로 향했다. 윤선도 일행은 도중에 강화도가 청나라에 함락되고 남한산성에 숨어 있던 인조가 청 태종에게 무릎을 꿇고 항복했다는 소식을 들었다. 윤선도는 뱃머리를 남쪽으로 돌렸다. 제주도로 가는 길에 그는 조용하고 작은 섬을 발견하고 거기에 배를 세웠다. 보길도였다.

> 보리밥 풋나물을 알맞초 먹은 후에
> 바위 끝 물가에 슬카지 노니노라
> 그 나믄 녀나믄 일이야 부럴 줄이 있으랴
>
> _ 윤선도, 「만흥漫興」에서

바람 분다 지게 달아라 밤 들거다 불 앗아라

벼개에 히즈려 슬카지 쉬여 보쟈

아희야 새야 오거든 내 잠와 깨와스라

_ 윤선도, 「야심요夜深謠」

한국 최고의 시인 고산 윤선도는 부귀나 영화를 가볍게 여기고 자연 속에서 살았다. 그는 서민의 삶을 사랑하고 큰 자유인으로 유유자적했다. 그래서 당시로는 보기 드문 나이인 여든다섯까지 살았다.

걷는 게 아무리 힘들고 고되더라도

언젠가 보길도에서 땅끝마을로 되돌아오는 배에서 부인과 함께 도보 여행을 다니는 40대 남자를 만났다. 고성 통일전망대에서 이곳까지 한 달 반 동안 걸어왔다고 했다. 비 오는 날 며칠 쉬고 아내가 몹시 아픈 날 며칠 쉬고 하루 20~30km씩 거의 800km를 걸었다는 것이다.

하루도 쉬지 않고 10여 년간 포클레인 기사로 일한 그는 집도 장만하고 결혼하여 아이 둘을 키우면서 살았는데 어느 날부터 사는 게 재미없고 답답하고 우울했다. 당연히 부부 관계도 소홀해져 부부끼리 소가 닭 보듯 했다. 사소한 일로 자주 싸우더니 이혼하자는 말까지 나왔다. 그는 저녁마다 술을 마셨다. 돈을 모으려고 젊은 시절부터 술, 담배를 입에 대지 않는데 마흔이 넘어 술을 시작했다.

한 해가 지나자 현대병으로 불리는 병이 몽땅 그의 몸속에 자리를 잡았다. 우울증, 고혈압, 당뇨, 지방간, 고지혈증, 비만, 전립선……. 이제는 이혼이 문제가 아니었다. 극심한 피로로 일을 하기도 힘들었다. 이러다가는 얼마 못 살고 죽을 것 같았다. 어느 날 우연히 한비야의 『바람의 딸, 우리 땅에 서다』를 읽고는 걷기로 했다. 한비야는 해남에서 통일

전망대로 갔는데 그는 통일전망대에서 해남의 땅끝마을까지 걷기로 했다. 기왕 죽을 거, 내 나라 실컷 걸어보고 죽어야겠다는 마음이었다. 무조건 직장을 쉬고 국토 종단을 결심했다. 장비를 갖추고 집을 나서는데 웬일인지 아내도 따라나서겠다고 했다. 몇 년 동안 잠자리는커녕 말도 거의 하지 않던 아내가 같이 가자는 것이었다.

매일같이 포클레인에 갇혀 있다가 걸으려니 처음에는 죽을 지경이었다. 경치고 뭐고 보이질 않았다. 숨은 차고 허리는 아프고 무릎도 아프고 발가락에 물집이 생기고 피가 나고 찢어졌다. 아침마다 눈 뜨면 비가 오지 않나 하고 밖을 내다보기 일쑤였다. 꿈에서도 비 오는 꿈을 꾸곤 했다. 비가 오는 날은 걷지 않고 쉬었기 때문이다. 쉬고 있으면 행복했다. 몇 년 만에 느끼는 행복이었다.

그런데 걷지 않으면 행복해진다는 게 말이 되는가? 정말 웃기는 일이었다. 그러다가 문득 광부인 형님이 "땅속에서 일하다가 땅 위에 나오면 천국에 온 것 같다"면서 매일매일 극락을 보고 열반을 보고 해탈을 느낀다는 말이 떠올랐다. 그의 형님은 올해 환갑을 맞는데 어느 철학자, 성직자보다 환하게 미소 짓는 분이었다.

걷는 게 힘들어 중간에 때려치우고 집에 가고 싶을 때마다 석공 일을 하는 친구를 떠올렸다. 그 친구는 돌 공장에 취직해 종일 망치질을 한 지 얼마 되지 않아 팔이 마비되는 증상을 겪었다. 망치를 들 수 없을 만큼 팔이 아프고 힘들었다. 그렇지만 속으로 울면서 계속 망치질을 했다. 약국에 가서 진통제를 사 먹고 파스를 어깨에 붙이고 계속 일했다.

통증이 하도 심해 잠도 제대로 자지 못할 지경이었다. 그러자 40년간 이곳에서 일했다는 한 노인이 진통제나 파스를 쓰지 말고 참고 버텨보라고 했다. 진통제 같은 걸 쓰면 평생 아프지만 참고 버티면 보름 안에 적응된다는 것이다. 노인의 말대로 그는 이를 악물고 진통제도 먹지 않고 파스도 붙이지 않고 계속 망치질을 했다.

보름쯤 되자 종일 망치질을 해도 아프지 않은 무쇠 어깨, 무쇠 팔이 되었다. "아무리 힘들어도 보름만 참으면 된다"는 노인의 말씀이 현실로 나타난 것이다. 평소 팔 힘이 약해 팔씨름을 할 때마다 꼴찌를 했던 그 친구는 불과 한 달 만에 친구들 중에서 팔씨름을 제일 잘하는 사람이 되었다.

　포클레인 기사는 석공 일을 하는 친구를 생각하면서 이를 악물고 끙끙 앓으면서 계속 걸었다. 걷는 게 아무리 힘들다 해도 석공 일이나 광부 일에 비하면 아이들 체조 같은 일이 아닌가 생각했다. 연습실에 광부들이 일하는 그림을 걸어놓고 힘들 때마다 광부들을 떠올리며 하루 열다섯 시간씩 피아노를 친 어느 유명한 피아니스트도 떠올랐다. 그 피아니스트는 크게 성공했다고 축하하는 주위 사람들에게 "광부 일에 비하면 내 노력은 물 탄 맥주"라고 했다. 그의 부인은 그보다 더 힘들어했다. 심한 몸살과 고열로 몇 번이나 걷기를 포기하려고 했다. 그러나 중도에 그만두고 집에 가면 남편과 영원히 작별할 거라는 생각이 들어 절뚝거리면서도 따라왔다.

　보름이 지나자 모든 아픔이 사라지고 몸이 깃털처럼 가벼워졌다. 오직 즐거움만 생겼다. 하늘, 구름, 나무, 풀, 산, 자동차, 사람, 집, 음식……. 눈에 보이는 모든 게 아름답고 먹는 게 모두 맛있고 걸어가는 게 즐거웠다. 자연도 아름답고 문명도 아름다웠다. 산속을 걸어도 즐겁고 도시 한복판을 걸어도 신이 났다. 단지 보름 동안의 걷기를 통해 그들은 지옥에서 천국으로 들어갔다. 덧없고 고통스러운 삶 속에 '걷기'라는 인생의 기쁨이, 인생의 보석이 있었다. 사시사철 꽃이 피고 새가 우는, 고통 없는 천국은 천국이 아니라 지옥일 것 같았다. 보름 만에 상전桑田이 벽해碧海가 된 것이다.

변강쇠, 옹녀가 되고 싶은 이들에게

　그들 부부는 산길을 넘으면서 오랜만에 서로 소중함을 느끼고 젊은 시절의 사랑을 되찾았다. 그들은 숲에 들어가 야합野合을 했다. 대낮에 숲이나 산속에 들어가 정열적으로 부부 관계를 했다. 흔히 섹스 장소로 자동차 안, 엘리베이터 속, 노 젓는 보트, 케이블카 따위가 좋다고 하지만 들에서 하는 야합과는 비교할 수 없었다.

　평소에 여승이나 수녀님처럼 얌전하던 아내가 야합을 하자 산천초목이 떠나갈 정도로 요란한 감창 소리를 냈다. 노루처럼 수줍어하던 아내가 호랑이로 변했다. 처녀 때부터 고드름 여인이던 아내가 훨훨 타오르는 숯불이 된 것이다. 그들은 걷다가 산길이나 들길을 만나면 산속이나 들숲으로 들어갔다.

"그동안 왜 이런 즐거움을 모르고 살았는지 이해가 되지 않아요. 불과 한 달 만에 걷기가 내 인생을 지옥에서 천국으로 바꾸어놓았지요. 밥을 먹을 수 있고 걸을 수 있는 한 나는 죽는 날까지 건강하고 행복할 자신이 있어요."

그는 추운 날 새벽 공사장에서 처음 만나는 남녀들이 눈 덮인 야적장 근처에서 섹스를 하고 흐뭇한 표정을 짓는 모습을 보고 속으로 '미친 연놈들!' 하고 욕하면서도 한편으로는 부러워했는데 이제는 자기도 그렇게 할 자신이 생겼다고 했다.

스트레스를 많이 받으면 교감신경이 과민해진다. 교감신경이 과민해지면 발기력과 사정에 영향을 준다. 발기가 잘되려면 적절한 이완과 부교감신경의 활성화가 필요하다. 평소 교감신경이 예민한 사람은 발기에 필요한 이완, 즉 부교감신경의 활성화가 잘 이루어지지 않는다. 또 교감신경이 예민하면 빨리 사정하는 조루가 된다. 이 조루를 해결하려고 신경차단 수술을 하는데 이는 두통이 난다고 머리통을 부수거나 허리가 아프다고 허리뼈를 자르는 것과 같은 어리석은 짓이다. 걸어라. 걸으면 된다. 하루 2킬로미터씩 한 달만 걸어보라. 그러면 누구나 변강쇠, 옹녀가 된다. 비아그라를 백 알 먹는 것보다 백 배효과가 있다.

5 —
'어우동' 할머니와 밤일 처방 찾는 할아버지

고희를 갓 넘긴 것처럼 보이는 할머니가 찾아왔다. 명품으로 휘감은 몸에서는 50대 같은 왕성한 체력이 느껴졌고 얼굴에는 도화살의 흔적이 엿보였다.

할머니는 요통이 심했다. 병원에서 수술을 권했지만 본인은 수술할 게 아니라고 생각하여 나를 찾아온 것이다. 살아온 여정을 듣고 보니 그럴 만했다.

할머니, 이젠 남자를 멀리하세요

할머니의 집은 무척 가난했다. 가난한 집에서 연년생으로 아이들이 줄지어 나왔고 할머니가 첫째였다. 열여섯 살에 시집을 갔는데, 신랑은 신골 마을에 사는 총각이었다. 친정만큼 가난한 집안의 고아 출신이었다.

열여덟에 첫 아이를 낳았다. 둘째 아이를 가졌을 때, 남편은 술 취해서 이웃 사람과 싸우다가 죽었다. 둘째를 낳고 억척같이 살았다. 그런데 밤마다 마을 남정네들이 그녀의 집을 들락거렸다. 마을의 사내란 사내가 거의 모두 찾아왔다. 어떤 날은 그들끼리 마주칠 때도 있었다. 소문을 듣고 옆 마을 사내들까지 찾아왔다. 그러자 마을 아낙네들이 웅성거렸다. 아낙네들은 그녀를 마을에서 내쫓으려고 했지만 사내들의 방해로 무산되었다. 아낙네들은 그녀를 미워하면서 한편으로는 부러워하기도 했다.

갓 시집왔을 때는 골골하던 그녀가, 아니 남편 아닌 다른 남정네와 눈길조차 마주치지 못했던 그녀가 '어우동'으로 바뀐 비결은 무엇일까.

그녀는 혼자서 둘째 아이를 낳고 먹을 게 없자, 출산 때 나온 태반을 삶아 먹었다. 다음 날부터 얼굴에서 윤기가 나고 힘이 넘쳤다. 특히 남자관계에서 그 힘이 빛났다. 수많은 남자가 담장을 넘거나 대문을 열고 그녀 방으로 들어갔다. 하룻밤을 지낸 남자는 많은 재물을 들고 다시 찾곤 했다. 덕분에 그녀는 하루가 다르게 재산이 불어났다.

10여 년이 지났지만 그녀의 집은 여전히 문전성시를 이루었다. 친정이든 시댁이든, 바늘 꽂을 땅뙈기 하나조차 없던 가난한 집이었는데, 이젠 마을에서 제일 많은 땅을 가진 부자가 되었다. 그녀는 들어오는 돈을 모두 땅에 투자하고 시집올 때부터 산 허름한 집에서 그대로 살았다. 아무도 그녀가 어마어마한 땅 부자라는 사실을 눈치채지 못했다.

어느 해인가, 마을 한복판으로 큰길이 났다. 그 덕에 그녀는 아주 큰 부자가 되었다. 이때부터 상대는 젊은 남자로 바뀌었다. 세월이 흘러 환갑을 맞았지만 여전히 남자에게 관심이 많았다.

하루는 허리가 무척 아팠다. 병원에서는 디스크로 진단하면서 수술을 권했지만 병원 문을 나선 길로 나를 찾아온 것이다.

그녀가 둘째아이를 낳고 나서 먹은 태반은 정혈精血을 돕는다고 하여 동북아시아에서 오래전부터 약용으로 써왔고 화장품에도 많이 썼다. 최근에는 돼지 태반을 건강식품으로 많이 쓰고 있다.

예전에는 애완용이 아닌 보신용 개를 길렀는데, 암캐는 새끼를 낳은 다음 그 태반을 먹었고 새끼와 어미가 건강하게 자랐다. 초식동물인 소는 동물성 음식을 먹지 않지만 암소가 새끼를 낳으면 자기 태반을 먹었다. 아주 먼 옛날, 사람도 아기를 낳으면 산모가 태반을 먹었을 것으로 추정된다. 하지만 돼지 태반 주사를 맞은 여자는 돼지처럼 얼굴에 심술이 생길 수도 있으니 주의해야 한다. 뱀을 많이 먹은 사람의 눈이 뱀처럼 살기를 띠는 것과 비슷하다.

내가 할머니에게 해준 처방은 간단하다. 남자를 멀리하고 공진단 추출액인 가열순환제 연고를 틈날 때마다 허리에 바르도록 했다. 신장 진액이 고갈됐으니, 이것을 보완하는 허브를 처방해주면서 발끝 치기 운동으로 서혜부鼠蹊部 림프절을 강화하는 게 좋다고 권했다. 몇 달이 지나 할머니는 전성기의 허리를 되찾았다는 소식을 전해 왔다.

밤을 시끄럽게 만드는 노인 부부

성 능력은 신장 기능과 관련 있을 뿐 성별에 따른 차이는 없다. 오히려 여자는 상황에 따라 남자보다 몇 배 이상 뛰어나다.

30여 년 전, 한약방을 할 때였다. 방태산 중턱에 암자 하나가 있었는데, 70대 노부부가 관리했다. 암자에는 방이 많았고 40대 떠돌이 스님이 주지 노릇을 했다. 이 스님이 중풍 환자를 몇 명 고쳤다는 소문이 나자, 도시에서 많은 사람이 찾아왔다.

그런데 문제가 생겼다. 암자를 관리하는 노부부의 합환 소리가 환자들의 수면을 방해했다. 일주일에 두 번씩, 노부부의 감창 소리가 달빛 아래 조용한 암자를 들썩거리게 한 것이다.

당시 75세인 할아범은 대부분의 산골 노인처럼 이가 다 빠지고 체구도 작았다. 부정맥에 기침이 심해서 숨을 쉴 때마다 '그르렁 그르렁' 소리를 냈다. 할아범보다 두 살 많은 할멈 역시 이가 다 빠지고 허리는 꼬부랑 할멈처럼 심하게 굽었다. 다리까지 절었다. 당시 이 연배의 산골 노인들은 심한 중노동과 영양실조로 거의 다 비슷한 모습이었다. 겉보기에는 걸어 다니는 게 신통할 정도의 노부부가 일주일에 두 번씩이나 산천초목이 떠나갈 듯 요란하게 밤일을 하다니……. 한 달이면 거의 열 번을 하는 셈이었다.

서울대보라매병원 비뇨기과 연구팀이 발표한 '한국 여성의 성생활과 태도에 관한 10년간의 간격 연구'에 따르면, 성관계 회수가 2014년에 30대 여성은 한 달 평균 4.18회, 40대 여성은 3.69회였다. 남자의 평균 횟수도 비슷하다고 본다면, 이 노부부는 도시의 30대 청년들이 4회, 40대 중년이 3.5회를 할 때 무려 10회를 하는 셈이다.

하루는 이 노부부가 허리와 무릎이 아프다면서 나를 찾아왔다. 침을 놓기 위해 허리와 허벅지를 보고는 깜짝 놀랐다. 20대 운동선수처럼 단단하고 굵었다. 완전히 근육질이었다.

이들 노부부는 평생 농사만 짓고 산에 올라가 나물과 약초를 캐며 살았다. 종일 험한 산을 오르내렸다. 해가 뜨면 일어나 일하고 해가 지면 잤다. 할멈은 열다섯 살에 시집와서 열여덟부터 애를 낳고 쉰 살에 쉰둥이를 낳았다. 그동안 낳은 애들은 여덟 명쯤 살고 일곱 명쯤 죽었다.

이 노부부만 그런 게 아니다. 이곳 산골에 사는 노인들은 대부분 억세게 일하다 보니, 70, 80대인데도 남자들은 여자를 보면 춘심이 동하고 여자들은 갱년기를 몰랐다. 그런데 요즘에는 이런 노부부를 보기 힘들다.

한 해 전인가, 비염, 천식, 소화불량, 전립선, 신허부종 따위로 반년 넘게 찾아오던 80대 할아버지가 말했다.

"거시기, 거시기에 좋은 약 좀 지어줘요."

거시기라니……. 비염인가, 천식인가, 전립선인가. 나는 짐작할 수 없어서 다시 물었다.

"영감님! 거시기라니……. 뭘 말씀하는 거지요?"

"그거요. 그거……."

"그거라니요?"

"거시기…… 밤일……."

80대 노인이 밤일에 도움이 되는 처방을 찾는 걸 너무 오랜만에 봤다. 같이 온 동년배의 할머니 역시 배시시 웃고 있었다. 노인은 약초 재배를 오랫동안 해왔기에 이 방면에 해박한 지식이 있었다.

나는 팔미지황탕에 구기자와 녹용을 듬뿍 넣어 처방했다. 처방을 받아 든 노인은 신장과 전립선이 더 좋아져서 할머니를 기쁘게 할 수 있으면 좋겠다고 했다.

일본 도쿄의대와 게이오의대 교수팀이 65세 이상의 노인 1,563명을 대상으로 조사한 연구에 따르면, 인간의 성행위를 노골적으로 묘사한 '야동'을 즐겨 보는 노인과 독서를 즐기는 노인은 수명에서 차이를 보였다. 야동파 노인이 독서파 노인보다 6~8년 정도 수명이 길었다.

영국의 소설가 E. L. 제임스가 2011년 발표한 『그레이의 50가지 그림자』가 2015년 영화로 제작된 이후부터 성인용품의 판매가 늘었고, 일본 교수팀의 연구 결과가 보도된 다음부터 야동을 즐겨 보는 노인들이 많아졌다고 한다. 또 야동을 즐겨 보는 노인들은 시력과 청력이 좋아졌다는 반응을 보인 반면에 독서를 좋아하는 노인들은 시력과 청력이 더 나빠졌다고 한다. 야동파 노인들은 대부분 야동이 엔도르핀 분비를 촉진해 늙은 세포가 젊은 세포로 바뀌게 한다는 임상 결과에 고개를 끄덕였다.

그렇다면 여자들도 야동을 좋아할까?

고대부터 현대 사회까지의 성 담론을 정리한 『에로틱 세계사』에 따르면, 베네틱토회 수녀원장 힐데가르트 폰 빙엔Hildegard von Bingen은 이렇게 말했다.

"여자 나이 열두 살이 되면 음란한 상상을 하며 욕정을 느낀다. 여자의 성욕은 70세가 되어야 줄어든다. 따라서 70세 이전에는 침대에서 즐거움을 누릴 수 있다."

영화 〈위대한 계시〉는 당대 최고의 교회학자이자 음악가, 작가, 의학자인 그녀의 일대기를 그린 영화다. 그녀는 2012년 교황 베네딕토 16세가 시성하여 성인 반열에 올랐다.

포유동물은 죽기 직전까지 섹스를 한다. 인간에 가장 가까운 침팬지는 거의 60년을 사는데, 죽기 전까지 짝짓기를 하고 출산을 한다. 포유류 가운데 폐경기가 있는 동물은 세 종류뿐이다. 범고래, 쇠고래, 그리고 여자다. 이들에게 폐경기가 있는 이유는 더 나은 진화를 위한 것이다. 늙어서 애를 낳는 것보다 손자를 돌보는 게 효과적이기 때문이다.

하지만 폐경기는 섹스가 끝나는 시점을 뜻하는 게 아니다.

흔히 70대쯤 되면 그저 노후를 즐기는 게 바람직한 삶이라고 말한다. 과연 노는 게 즐기는 것일까. 제 밥벌이를 못하는 동물은 죽을 수밖에 없다. 그래서 동물은 죽기 직전까지 사냥하고 짝짓기를 한다. 포유류인 인간도 다른 동물처럼 죽는 날까지 섹스를 하는 게 정상이다.

밥벌이와 성관계는 건강한 삶의 양대 축이다. 이 두 가지를 할 수 있는 체력과 정서를 유지하도록 운동하고 섭생하고 야동을 보자. 그렇다고 온종일 야동만 보면 삶이 황폐해진다. 맑은 날만 계속되면 사막이 되는 것처럼.

6 ＿
정력제를 찾기 전 먼저 살펴야 할 것들

아무리 과음해도 일주일에 두세 번씩 부부 관계를 갖는 게 불편하지 않을 정도로 정력에 자신이 있었다는 50대 남자가 찾아왔다.

비교적 규모가 큰 회사를 경영하면서 돈도 많이 번 부자다. 아내도 알 만한 사람은 다 아는 유명한 피아니스트다. 틈틈이 산에 다녀 히말라야 8,000m 14좌의 베이스캠프를 다 방문할 정도로 건강도 챙긴다. 새벽마다 헬스클럽에서 두 시간 운동하고 출근한다. 퇴근 후에는 지인들과 술자리를 갖고 10시쯤 귀가한다.

말벌주 먹었는데도 시원찮으니

어느 날 소변을 보는 게 힘들고 혈뇨가 나와 병원에 갔다. 고혈압, 당뇨, 전립선염 진단을 받았다. 처방받은 약을 먹자, 밤마다 잠에서 몇 번씩 깨어나 소변을 봤다. 깊이 잠들지 못했다. 소변을 보는 데는 지장이 없지만 예전처럼 제대로 발기가 되지 않았다.

남자가 중요한가, 소변을 잘 보는 게 중요한가 하는 문제에 부닥친 것이다. 주위 친구들에게 물었더니, 그들도 비슷한 증세로 거의 같은 약을 복용하고 비슷한 고민을 하고 있었다.

다시 찾아간 의사에게 물었다.

"언제까지 약을 먹어야 하나요?"

"평생 먹어야죠. 눈 나쁘면 안경 끼는 것과 같아요. 안경 낀다고 눈이 좋아지지 않만 잘 보려면 안경을 껴야죠. 그러니까 병을 조절하는 약이지 치료제가 아니에요."

고혈압약, 당뇨약은 신장 기능을 손상시키고 전립선약에는 남성호르몬인 테스토스테론을 약화시키는 성분이 들어 있다. 전립선약을 복용하면 서서히 정력이 떨어지다가 발기도 되지 않고 무력한 수놈이 된다. 비아그라를 복용해도 발기부전은 좀처럼 사라지지 않는다. 비아그라는 전립선약을 먹는 사람에게는 효과가 없다. 해까지 끼친다. 성기 혈액의 흐름을 용이하게 하지만 남성호르몬의 생산과는 관계가 없기 때문이다.

그는 정력에 좋다는 기능식품들을 찾아 먹기 시작했다. 무수히 많은 정력제를 먹었다. 해구신, 웅담, 녹용, 50년 묵은 코브라 술 등 종류도 많고 값도 비쌌다. 애주가들이 보물로 여기는 산삼주, 영지버섯주, 동충하초주, 가시오가피주, 뱀술, 불개미술 등 여러 가지 약재로 담근 술도 먹었다. 옻을 먹여 키운 닭도 먹고 초오, 천남성, 반하 등을 먹여 키운 염소까지 먹었다. 그러나 효과는 거의 없었다.

유명한 병원도 두루두루 돌아다녔다. 별별 약술이 있고 약물이 있었다. 그가 자주 먹은 약술은 노봉방露蜂房(말벌의 집)으로 담근 말벌주였다. 하지만 소문만큼 효과가 없었다.

노봉방은 진한시대에 발간된 중국 최초의 약물학 저서 『신농본초경』에 있는 처방이다. 우리 역사에서 제일 오래된 정력제 처방집인 『신라법사방』에도 적혀 있다. 말벌집에 있는 애벌레와 함께 술을 담가 먹으면 큰 도움이 된다고 한다. 한의서에는 독을 없애고 풍을 다스리고 신경통이나 간질에 좋다고 되어 있다.

그러나 모든 정력의 원천은 신장이다. 신장이 좋아야 정력이 넘치고 전립선 기능이 살아난다. 신장과 전립선은 한 기둥에서 뻗은 가지나 다름없다. 비아그라와 테스토스테론 호르몬제를 아무리 먹어도, 철갑상어 알을 밥 먹듯 먹어도, 해구신을 수십 개 먹어도, 시베리아 사슴의 피와 녹용을 수없이 먹어도 전립선 기능은 살아나지 않는다. 고성능 핵무기가 있어도 발사대가 시원치 않으면 무용지물인 것과 같다.

알고 보니 이 남자는 성공하기 위해 자신의 감성을 철저하게 감추면서 살아왔다. 업무상 만나는 사람들과 원만한 관계를 유지하려고 자신의 정체성을 철저하게 숨겼다. 밉 상인 공무원이나 파렴치한 정치인들에게도 천사 같은 억지 미소를 보내며 교류해왔다. 자식들 역시 성공 논리 일변도로 키웠고 본인의 뜻과는 상관없이 미국의 명문 대학으로 유학을 보냈다.

하루는 딸이 공부하기 싫다면서 자퇴하고 자기가 하고 싶은 일을 할 거라고 했다. 그 후 딸과의 대화가 끊겼다. 뒤이어, 미국 유명 대학에 입학한 아들이 전화했다.

"아빠! 나, 아빠 회사 맡기 싫어. 경영학 대신 디자인 공부할 거야."

아들의 말을 듣고는 아내에게 크게 화를 냈다.

"애들 교육을 어떻게 한 거야?"

평소 고분고분하던 아내가 대들었다.

"당신은 성공밖에 모르는 미치광이야! 그것도 자기가 성공이라고 정해놓은 것만 성공이라고 여기는 바보, 벽창호야! 사람은 다 제각각이야! 이젠 남의 말도 좀 귀담아들어!"

아내의 말을 듣는 순간, 망치로 머리를 크게 맞은 것 같았다. 호흡이 힘들어지면서 머릿속이 가물가물했다.

'아폴로 신드롬'이란 말이 있다. 똑똑한 사람들만 모인 집단이 보통 사람들의 집단보다 오히려 성과가 낮게 나타나는 현상을 뜻하는 말이다. 똑똑한 사람은 자기가 실제 똑똑한 것보다 50%쯤 더 똑똑하다고 여겨서 남의 말을 듣지 않는다. 남이 자기 의견을 반박하면 기분이 나빠져 더 듣지 않으려 한다. 결국 똑똑한 사람들만 모아놓으면 서로 자기 의견만을 고집하고 쓸데없이 논쟁만 하다가 끝난다. "사공이 많으면 배가 산으로 간다"는 속담 그대로다. 반대로 보통 사람들은 남과 잘 타협하며 현명한 결과를 이끌어낸다.

예쁜 여자도 마찬가지다. 자기가 다른 예쁜 여자보다 50% 이상 더 예쁘다고 여긴다.

다른 여자의 미모를 인정하지 않는다. 천사 같은 표정을 지어도 마음속에는 독선과 교만으로 가득 차 있다. 성공한 사람이나 유명한 사람들 역시 자기가 실제보다 50% 이상 더 똑똑하거나 유명하다고 생각하는 경향이 강하다. 겉으로는 인격자인 체해도 남을 업신여기며 우쭐거리기 일쑤다.

어쨌든 나를 찾아온 50대 남자는 전립선염을 잡고 발기 능력을 되찾으려고 악을 쓰고 노력했지만 일 년 동안 헛고생만 했다. 좋다는 것은 다 먹어도 거시기는 꼼짝하지 않았다. 오히려 나빠졌다. 의사는 더 방치했다가는 신장투석을 해야 한다고 경고했다. 이제는 전립선염이나 정력 감퇴가 문제가 아니었다.

그는 내게 신장투석을 하느니 차라리 죽는 게 낫지 않겠냐고 되물었다. 신장투석의 부작용이나 합병증이 엄청나다는 것을 잘 알고 있다는 것이다.

나는 식생활부터 바꾸라고 권했다.

이튿날부터 그는 동물성 식품과 우유, 치즈, 버터, 달걀 등 유제품과 가공식품을 멀리하고 생선도 먹지 않았다. 오트밀에 두유를 넣어 먹고 술이나 커피, 콜라 대신 '오가닉 워터'를 마셨다. 그리고 목, 허리의 림프절에 연고를 바르고 마사지를 했다.

귀비탕과 오령산의 고성능 효과

나는 귀비탕과 오령산을 처방했다. 귀비탕은 스트레스를 잡는 명약으로 용안육, 산조인, 원지, 백출, 백복신, 당귀, 인삼, 목향 등이 들어간다. 그리고 오령산은 늙은이도 젊은이처럼 시원하게 소변을 보게 하는 처방이다. 택사, 적복령, 백출, 저령, 육계로 구성된다.

예전에는 육미지황탕과 오령산을 처방했다. 국민소득이 1,000불 미만일 때는 이 처방이 명처방이었지만 지금은 국민소득 3만 불 시대다. 귀비탕과 오령산 처방으로 세대교체가 되었다. 소득수준에 따라 처방도 변하는 법이다.

석 달이 지나자 그는 건강한 50대 남자로 부활했다. 무엇보다도 정력이 되살아난 게 대박이었다.

　정력은 건강한 신장에서 나오고 현대인의 전립선염은 스트레스 때문에 많이 생긴다. 스트레스는 억압된 자가 폭력이다. 분풀이를 할 수 없어 자기 몸에 폭력을 쓰는 게 스트레스다. 스트레스를 받으면 교감신경이 굳는다. 림프절에 영향을 미쳐 목, 어깨 등의 혈액순환을 방해하고 뇌세포에까지 영향을 끼친다. 특히 시상하부의 뇌하수체를 혼란시켜 발기 능력에 직접적인 타격을 입힌다.

　반대로 쌓여 있던 울분과 스트레스가 풀리면 교감신경이 이완되며 경동맥이 활성화된다. 그러면 정체된 뇌 신경회로가 열리고 뇌하수체의 황체호르몬(프로게스테론)이 제대로 기능을 발휘한다. 머리가 맑아지면서 혈액이 힘차게 흘러 그 말단인 성기 혈액의 흐름이 원활해진다. 발기가 되고 고환에서는 남성호르몬인 테스토스테론을 생산한다.

　테스토스테론과 혈액의 흐름, 이 두 축이 변강쇠가 되는 첫 번째 조건이다. 그러려면 머리보다 몸을 많이 써야 한다. 두뇌를 많이 쓰는 사람이나 잔꾀를 많이 부리는 사람은 양기가 두뇌에 머물러 있다. 양기가 길을 잃은 셈이다. 반대로 몸을 많이 쓰는 노동자 중에는 변강쇠의 사촌쯤 되는 사람들이 많다.

7 —
섹스 없으면 건강도 없다

스스로 변강쇠라고 자부하는 노인이 있다. 70대 후반인데도 한 살 아래인 부인과 일주일에 두 번씩 부부 관계를 갖는다고 자랑한다. 부인 역시 50대로 착각할 정도의 외모와 건강을 유지하고 있다.

부인은 대학에서 신학 강의를 하다가 정년퇴직했다. 그 역시 신학을 전공했지만 요즘에는 목회 활동 대신 노인대학에서 건강에 대한 강의를 하며 지낸다.

"부인병은 섹스의 결여 때문이다."

"성인 여자들의 냉, 대하, 요실금 따위에는 적절한 섹스가 최고의 처방이다."

"숨 쉬는 한 섹스가 가능하다. 80대 여인도 할 수 있다."

섹스가 없다면 건강도 없다는 그의 좌우명은 40대부터 경험으로 체득한 것이었다. 부모님이 영국에 몇 년간 머무를 때 태어난 그는 세상에 나오면서 태열로 고생했다. 병원에서는 아토피라면서 항생제를 잔뜩 처방했고 피부는 엉망이 되고 말았다. 세 살 때, 한국에 돌아오자 할머니가 어머니에게 이렇게 말했다고 한다.

"그냥 태열이야. 애들은 다 있어. 놔두면 없어져. 아무거나 먹고 흙바닥에서 뒹굴면 자연히 낫게 돼 있어."

초등학교에 들어갈 즈음, 저절로 정상적인 피부가 되더니 중학생 때부터 지루성피부염으로 다시 고생했다. 친구들과 어울리지 않고 공부와 독서에만 매달렸다. 성인이 되자, 이번에는 건선 증세가 왔다. 심해졌다가 나아지기를 반복하면서 참고 견뎠다. 비슷한 증세로 고생하는 여자를 만나 결혼했지만 잠자리가 즐겁지만은 않았다. 데면데면하게 지내는 20여 년 사이에 아이가 둘 생겼다.

40대 중반쯤 되던 어느 해였다. 하루는 30대 초반의 젊은 연인들처럼 아내와 짱짱하게 지낸다는 동갑내기 친구와 이런저런 이야기를 나누다가 건강 문제와 부부 관계가 화제에 올랐다. 섹스가 자신의 건강 비결이라고 말하는 친구는 아내와 일주일에 세 번 정도 한다고 했다. 30대에는 네 번 이상 했다는 것이다.

"아침에 거기가 안 서는 놈은 돈도 빌려주지 말라는 속담이 있잖아. 매사에 의욕 없고 소극적인 놈이란 뜻이지. 신장이 약하기 때문이야. 신장은 몸의 대들보인데, 이게 시원찮은 놈은 사업이고 뭐고 다 허름하게 해. 우선 신장이 좋아져야 해. 그러면 섹스도 잘할 수 있고 피부병도 없어지지."

내가 보기에도 그 친구는 피부병 치료의 핵심을 제대로 꿰뚫고 있었다. 피부병은 혈액이 깨끗해야 사라지는 병이다. 혈액이 깨끗해지려면 신장에서 몸속에 있는 독소나 불순물을 배출하고 깨끗한 피를 생산하여 혈관으로 보내야 한다. 한마디로 신장부터 튼튼해야 한다. 신장이 튼튼하면 피부병도 사라지고 정력도 좋아진다. 남자는 죽는 날까지 자손을 만들 수 있고 여자는 일흔이 넘어도 운우지정雲雨之情을 즐길 수 있다.

정력을 높여주는 끝판왕

그는 친구의 조언에 따라 신장 기능이 좋아지게끔 노력하는 데 힘을 쏟았다. 어려서부터 신장병, 피부병으로 고생하던 아내도 함께 했다. 숭늉을 자주 마시고 짜거나 자극적인 음식은 철저하게 피했다. 신장에 도움이 되는 과일, 채소 위주로 식사하면서 오래 묵은 간장, 고추장, 된장을 구해다 먹었다. 이러한 식습관을 70대인 지금까지도 유지하고 있다.

친구 말대로 신장이 좋아지자, 피부염이 사라졌다. 잠자리도 즐거웠다. 늦게 배운 도적질이 더 무섭다는 말이 있는데, 이때부터 그는 본격적으로 성기능을 향상시키는 방법을 공부하기 시작했다. 원래 공부라면 자신 있는 그였기에 반년쯤 지나자 친구 못지않게 성에 관해 박학다식한 변강쇠가 되었다.

변강쇠가 되는 기공의 마지막 단계는 무엇일까.

그는 비방을 찾아다녔다. 하지만 인도, 네팔, 중국, 대만, 일본의 고수들은 방법을 알려주지 않았다. 어느 날, 일본에서 발행된 잡지를 보다가 우연히 눈에 띈 게 있었다. 성기에 추를 매달고 버티는 80대 노인이 이틀에 한 번씩 부부 관계를 한다는 기사였다.

남자는 생식기 운동이 필수다. 아내를 다섯 명까지 둘 수 있는 무슬림 남자에게는 정력 관리가 절대적이다. 사우디아라비아 남자들은 뙤약볕에 뜨거워진 모래로, 리비아 남자들은 검은 자갈로 성기를 마사지한다고 한다. 나라마다, 사람마다 방법은 다르다.

그는 부인과 함께 날마다 아침저녁으로 30분씩 발끝 치기를 한 시간가량 했다. 이어 상모돌리기 목운동을 30분간 하면서 혀 내밀기, 얼굴 근육 움직이기 등을 겸했다. 또 틈틈이 양 발바닥을 막대기로 때렸다.

발바닥 때리기는 동상례東床禮라 하여 우리 전통혼례의 한 풍습이기도 하다. 혼례를 치르고 본가로 갔다가 처갓집에 다시 오면 신랑 친구들 또는 신부 친지들이 신랑을 거꾸로 매달고 발바닥을 때렸다. 여러 가지 의미가 담겼지만 첫날밤을 멋지게 보내라는 뜻도 포함되었을 것이다.

발바닥을 자극하면 신장 기능이 활성화된다. 반대로 발바닥 혈관의 흐름이 약해지면 굳은살이 생기면서 발바닥이 딱딱해진다. 통풍도 생긴다. 이럴 때 오래 걸으면 발바닥에 압력이 가해지면서 점점 더 굳어진다. 막대기로 굳은 발바닥이 풀리도록 자극을 가하는 게 바람직하다.

그는 음식을 가리지 않고 아무거나 먹지만 유독 물만은 골라 먹는다. 밥을 먹고도 꼭 진한 숭늉을 한 대접씩 마신다. 숭늉이 깨끗한 혈관을 유지하는 최고의 명약임을 일찍부터 깨닫고 30여 년간 지켜온 것이다.

구
절
초
九節草

Dendranthema zawadskii var. latilobum
쌍떡잎식물 초롱꽃목 국화과의 여러해살이풀

생약 구절초는 줄기와 잎을 말린 것이며,
한방과 민간에서는 꽃이 달린 풀 전체를
치풍·부인병·위장병에 처방한다. 폴리페놀,
플라보노이드 등 항산화 성분이 풍부해
활성산소를 없애주고 체내 독소 및 중금속 등
노폐물을 체외로 배출시켜 해독 작용을 한다고
알려져 있다. 몸을 따뜻하게 하는 성질이
있어 소화를 돕고 생리불순, 수족냉증 등 각종
여성질환의 증상을 개선할 뿐만 아니라 염증을
억제하고 진통 작용을 한다.

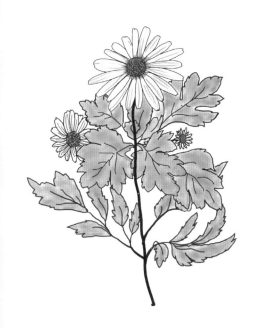

9장

생식기 질환

1 —
체질의학에 빠졌던 작가의 전립선 질환 탈출기

별난 식성 고집하는 체질 전문가

이름 있는 작가인 김 씨는 무명작가 시절 건설 공사장에서 일용 노동자로 일하며 살았다. 찢어지게 가난하던 그 시절에는 피로나 소화불량이나 감기를 모르고 살았다.

어느 날 갑자기 유명 작가가 되자 돈과 인기와 명예가 한꺼번에 들어왔다. 큰 집을 사고 큰 차를 샀다. 이름난 헬스클럽에 다니면서 운동했다. 비행기를 타고 세계여행을 다녔는데 일등석과 특급 호텔만 이용했다.

5년이 채 안 돼 몸이 여기저기 삐걱거렸다. 날마다 감기에 걸려 골골하다가 당뇨와 신장병이 생겼고, 최근에는 소변에 단백뇨와 혈뇨가 섞여 나와 병원 치료를 받았지만 별 차도가 없었다. 그는 한의학 서적을 많이 보고 그 방면의 글도 여러 편 썼던지라 한의학 지식은 웬만한 전문가보다 윗길이었다. 그는 자신의 체질을 태양인이라고 판단했고 대부분의 체질 전문가도 그의 판단에 동의했다.

그는 한의학서를 보다가 이제마의 『동의수세보원』에 푹 빠졌다. 생전에 이제마를 만난 적이 있는 역사학자 이능화의 기록을 보고 깊은 감동을 받았다. 이능화는 우리나라 최초로 기생들의 역사를 기록한 책 『조선해어화사朝鮮解語花史』에서 기생 대신에 '말을 알아듣는 꽃'이라는 의미의 '해어화'란 표현을 썼다. 지금 같아서는 여성의 인격을 모독하고 비하하는 유치한 표현이라고 큰 욕을 먹을 짓이지만 당시에는 굉장히 멋있는 표현이라고 칭찬을 받았다.

김 작가는 노정우가 지은 『우리가 정말 알아야 할 사상의학』이란 책을 읽었다. 책을 읽다가 "이제마는 여행차 서울에 오면 한결같이 남산으로 올라가 늘 솔잎과 여러 가지 약초를 씹어 약성藥性 감별 연구에 골몰했으며 그가 건강이 좋지 못할 때는 언제든지 메밀국수와 다래 등으로 회복시키는 것을 보았다. 일반 환자에게는 절대 금물인 메밀이 태양인에 속하는 자신에게는 인삼, 녹용보다 훌륭한 보약이 된다고 기뻐했는데 그의 이런 주장은 신중과 엄연한 학리에 입각한 것이지 결코 공론과 관념적이 아닌 것이다"는 구절이 가슴에 와닿았다.

1837년에 태어난 이제마가 서울을 드나들던 청년 시절인 1860년경에는 남산에 약초가 꽤 많았다. 서울 한복판인 남산에 이렇게 약초가 많았으니 전국의 산들은 그야말로 약초 단지라 할 수 있었다.

김 작가는 몸이 아프거나 피곤할 때 인삼이나 녹용이 든 보약을 지어 먹으면 부작용이 생겼다. 얼굴이 빨개지고 두통이 나고 온몸에 발진이 생기면서 설사를 했다. 그러다가 『동의수세보원』을 본 다음부터는 메밀국수, 포도, 조개, 다래를 먹었더니 기운이 나고 아픈 데가 없어졌다. 감기몸살이 와도 감기약보다 메밀국수 한 그릇이 더 잘 들었다. 그래서 자신의 체질이 나폴레옹이나 박정희, 셰익스피어, 아인슈타인과 같은 태양인이라고 확신했다. 그 후 오가피, 목과, 교맥, 송화를 약재로 한 처방으로 자신의 보약을 만들어 먹었다. 식당에 가면 메밀국수나 메밀묵 따위를 먹고 음료수는 오가피차나 모과차만 마셨다. 소음인 음식인 삼계탕이나 양고기, 소양인 음식인 돼지고기나 굴, 태음인 음식인 쇠고기, 무, 콩, 찹쌀을 먹으면 반드시 배가 아프고 설사를 했다.

김 작가의 부인은 남편의 별난 식성 때문에 골머리를 앓았다. 아이들은 아버지의 체질을 닮지 않아 메밀국수나 조개, 포도 따위를 싫어했다. 아이들 밥상과 남편 밥상을 항상 따로 차려야 했다. 이상하게 여기는 아이들에게 부인은 아버지가 태양인이라 음식을 별나게 먹는다고 설명했지만 아이들이 보기에 밥, 김치, 된장찌개같이 누구나 다 먹는 음식을 먹지 못하는 아버지는 우주인 같았다. 일곱 살 난 막내아들이 "우주인은 다 태양인이냐?"고 엄마에게 물은 적도 있었다.

김 작가는 허리디스크와 당뇨병으로 오랫동안 고생했다. 디스크는 대부분 신장이 약해서 생긴다. 또 당뇨병은 신장합병증으로 이어진다. 그러니 디스크와 당뇨병을 고치려면 신장을 치료해야 한다. 그는 병원에서 처방해준 당뇨약, 근육이완제, 진통제를 먹으면서 열심히 산에 다녔다. 그리고 서울 경동시장에 가서 태양인 약재를 사다가 오가피장척탕五加皮腸脊湯을 만들어 먹었다. 이 처방은 태양인이 간이 약해 영양이 제대로 축적되지 않을 때 쓰는 것인데, 이 약을 먹으면 간과 신장이 좋아져 허리가 덜 아프고 기운이 생긴다고 이제마의 『동의수세보원』에 쓰여 있다. 처방은 오가피 15그램, 모과, 솔절, 교맥 각 7.5그램, 포도근 3.75그램이다.

50대에 접어들자 김 작가는 소변을 볼 때마다 피가 섞여 나오고 요도가 아팠다. 그리고 부부 관계 횟수가 급하게 줄어들었다. 밤에 아내가 샤워하는 소리만 들어도 공포를 느낀다는 사람들을 속으로 업신여겼는데 본인이 그런 따분한 부류에 속하게 되었다. 1년 가까이 병원에서 처방해준 약을 먹으면서 태양인 처방과 태양인 음식으로 혈뇨를 잡고 정력을 살리려 했으나 실패했다. 정력에 신경을 쓴 의사가 비아그라를 처방했지만 정력이 회복되기는커녕 혈뇨만 더 나왔다. 비아그라를 아무리 많이 먹어도 소용없었다.

유명한 성의학자에게 물었다.

"정력을 강하게 하는 비방은 무엇인가?"

그는 가운뎃손가락을 들고 말했다.

"이 손가락만 강하게 하는 처방은 세상에 없다."

50세가 넘는 한국 남자의 신장 기능이 50% 이하의 성능이라고 하니 그들의 허리 힘을 짐작할 수 있다. 현대의학에서는 신장병이 간질환보다 더 고치기 힘든 병에 속한다.

나를 찾아온 그에게 내가 해줄 것은 약 처방이 아니었다. 먼저 그릇된 선입견을 바로 잡아줄 필요가 있었다. 잘못 입력된 정보는 알코올중독이나 마약중독만큼 버리기 힘들다. 특히 지식중독은 마약중독보다 더 구제불능인 경우가 많다. 나는 그에게 한약을 처방하고 천천히 걸으면서 하는 출장식 수식관 호흡을 권했다. 뛰거나 빨리 걷거나 힘들게 산에 오르는 것을 삼가도록 했다. 병이 깊어지면 땀을 흘리며 힘들게 걷는 등산이나, 빠르게 걷거나 뛰는 운동이 다 해로울 수 있다. 석 달쯤 지나자 그를 괴롭히던 단백뇨와 혈뇨와 디스크가 없어졌다. 그러나 병원 검사 결과, 육안으로는 보이지 않지만 현미경에는 아직 혈뇨가 보였다. 다시 석 달이 지나자 현미경적 혈뇨도 없어졌다. 한때 신장이 나빠지면서 전립선에 문제가 생겼던 그는 다시 건강한 모습이 되었다. 신장이 좋아지자 디스크도 어느 틈에 없어졌다.

그가 처음에 복용한 한약 처방은 『동의보감』에 있는 오령산에 산사를 40그램 가미한 것이었다. 오령산은 백복령 12그램, 택사, 저령 각 8그램, 백출 6그램, 육계 2그램이다. 그리고 기운이 없어 심하게 피곤할 때마다 『의학입문』에 있는 생맥산 처방을 곁들였다. 생맥산은 오미자 12그램, 인삼, 맥문동, 행인, 진피 각 8그램, 생강 3쪽, 대추 2톨이다.

혈뇨를 멎게 하는 가장 중요한 약재는 산사인데 이것은 소음인 약재다. 그리고 백출, 육계, 인삼, 진피, 생강, 대추도 역시 소음인 약재이고 백복령, 택사, 저령은 소양인 약재이며 오미자, 맥문동, 행인은 태음인 약재다. 결국 그는 소음인 약재, 소양인 약재, 태음인 약재를 골고루 섞어 먹고 출장식 행선을 해서 건강을 회복한 것이다.

사상체질보다 더 중요한 것

건강을 회복한 김 작가는 요즘 소음인 음식인 삼계탕이나 소양인 음식인 삼겹살, 그리고 태음인 음식인 설렁탕을 맛있게 먹으면서 지낸다. 그가 체질의학이라는 신념을 고집해 거기서 빠져나오지 못했다면 지금쯤 밥숟가락을 놓고 나무 옷 입은 채 북망산에 있었을 것이다. 그는 말끝마다 말한다.

"산삼, 녹용이 따로 없어요. 삼겹살, 설렁탕도 맛있게 먹으면 그게 산삼이고 녹용이에요."

이제마는 『동의수세보원』에서 사상의학을 주창하고 인간의 체질을 태양, 태음, 소양, 소음 등 사상四像으로 나누었다. 작가 최인호의 소설 『유림』을 보면 유림의 대가인 주자가 자신을 태양인이라고 한 대목이 있다.

주자는 문집에서 '태양인'인 자신의 거친 성격을 다음과 같이 고백하고 있다.

평상시에 성정性情이 강직해서 저는 은밀한 말과 광범위한 비춰를 이해하지 못합니다. 사람들을 선에 이끌려는 까닭에 사람들에게 있는 누구나의 작은 오류까지 보게 됩니다. 매번 참고서 말하려고 하지 않지만 어쩔 수 없이 말하게 되면 마음에 떠오르는 대로 거침없이 말해서 반드시 일을 망치고 난 후에야 그만두게 됩니다. 이것이 또한 태양인의 증거일 겁니다.

주자 자신이 태양인이라고 고백했듯이, 주자는 사상체질로 보면 용맹스럽고 적극적이며 남성적인 성격이지만 독선에 빠지기 쉽고 싸가지 없이 말하는 태양인이었다. 평론가 강준만은 저서 『인간사색』에서 신념에 대해 다음과 같이 적고 있다.

독선, 소신, 고집, 아집의 차이는 무엇일까. 없다. 모두 다 '신념'을 가리키는 단어일 뿐이다. 누구의 관점에서 보느냐 하는 차이만 있을 뿐이다. 누군가의 아름다운 소신은 또 다른 누군가에겐 '꼴통'의 광기로 보일 수 있다.

그렇다. 주자의 신념은 유림에게는 거룩한 이념으로 보이지만 다른 누군가는 '미친 소리'로 여길 수 있다. 사람의 체질을 넷으로 나누는 사상체질도 문제가 있지만 인간의 혈액형인 A형, B형, AB형, O형으로 성격을 나누는 것 역시 문제가 있다. 유럽인들의 혈액형은 41%가 O형이라고 한다. 같은 엄마 배 속에서 나온 강아지들도 성질이 다 제각각인데 어찌 유럽인의 41%가 성격이 같을 수 있을까. 또 남미 사람들은 90%가 O형이라니 혈액형 성격론은 더 말할 가치가 없다.

암의 발생 원인은 5%가 유전인자이고 95%가 생활습관과 관련이 있다. 사상체질, 혈액형, 유전인자보다 더 중요한 게 생활습관과 마음이다.

2 —
전립선과 자궁 기능은 인체의 대들보

하루는 20대의 젊은 여자가 60대의 시부모를 모시고 찾아왔다. 시어머니에게 어른 주먹만 한 크기의 자궁 근종이 있다는 의사의 소견을 받았다는 것이다. 의사는 자궁을 절제하라 했고 시어머니는 자궁 절제를 원치 않았다. 자궁을 떼어내면 여자구실을 못할 것이라는 생각이 앞섰기 때문이다. 하긴 그럴 만도 했다.

시부모를 모시고 온 젊은 며느리는 '환갑이 지난 시어머니가 자궁 절제를 싫어한다'는 것을 납득하기 힘들었다. 이제는 전혀 쓸모없는 자궁을 떼어내는 게 별일도 아니지 않은가. 시어머니가 내게 물었다.

"침을 잘 놓는 사람이 있어요. 그 사람 말로는 침으로 근종을 완전히 없앨 수 있다고 하던데요?"

근종은 지방 덩어리다. 즉 자궁 근종은 자궁에 피딱지가 엉키고 뭉친 것이다. 전립선도 마찬가지다. 전립선 질환은 전립선 주위의 피딱지가 엉키고 뭉친 것이다. 전립선에만 지방 덩어리가 있는 게 아니다. 항문과 고환 사이의 회음혈 근처, 허벅지 안쪽, 사타구니에도 지방 덩어리들이 뭉쳐 있는 게 전립선 질환이다. 한의학에서는 이 피딱지를 '어혈瘀血'이라 한다.

자궁에 근종이 있다고 자궁을 제거하면 여러 가지 후유증이 온다. 자궁을 지나 흐르던 혈액에 이상이 오면서 여러 합병증이 온다. 세포는 종류가 많다. 신장에서 발 쪽으로 뻗친 신경세포는 그 길이가 1m가 넘는다고 한다. 그러니 자궁 절제나 전립선 수술할 때 이 신경세포를 손상시킬 수 있다.

이 근종을 없앨 수 있을까? 아니, 돼지기름 600g을 가느다란 침으로 찔러 없애는 게 가능할까?

며느리와 시어머니는 그런 일은 불가능하다는 내 의견에 수긍했다. 한방 치료에 회의적이던 시아버지도 찌푸린 얼굴을 풀고 내 말에 귀를 기울였다.

성공한 중소기업인인 시아버지는 미국 동부의 사립대학에서 경영학을 공부할 때부터 전립선이 부실했다. 근처 대학 병원에서 치료했으나 결과는 시원치 않았다. 의사의 소견은 음식을 조심하고 나빠지면 수술을 해야 한다는 것뿐이었다. 이 병원의 소견을 하느님 말씀처럼 떠받들던 시아버지가 내 의견이 옳다고 여긴 것이다. 하긴 그가 다녔던 미국의 유명한 병원이라도 모든 병을 다 고칠 수 없고 다 알 수도 없는 노릇이다.

나는 시어머니의 자궁 근종을 없애는 허브로 귀출파징탕을 처방하고 수질 분말을 복용하도록 했다. 향부자를 주약으로 하고 삼릉, 봉출, 적작약, 당귀미, 청피, 오약, 홍화, 소목, 육계로 구성되는 이 처방을 우선 한 달분을 주면서 다시 경과를 보기로 했다. 보름 후 며느리가 연락을 해왔다.

"약이 다 떨어졌어요. 좀 더 지어주세요."

"한 달분 약을 지어줬는데……."

다시 한 달분을 보냈다. 이번에도 보름 만에 약이 다 없어졌다는 연락이 왔다. 이렇게 석 달이 지난 어느 날, 며느리가 혼자 찾아와서는 웃으며 말했다.

"시어머니의 근종이 많이 줄어들었대요. 나이가 들면 그런 경우가 많대요. 그런데 약을 시아버지도 같이 드셨나 봐요."

시부모를 모시고 사는 그녀는 며칠 전부터 시부모님 방에서 이상한 소리가 들린다고 했다. 처음에는 '야동'을 보시는 거라고 생각했는데 알고 보니 그게 아니더라는 것이었다. 시아버지는 전립선 기능이 살아나자 시어머니를 치근거렸고 시어머니는 "이놈의 영감이 미쳤나!" 하면서 시아버지 품에 안긴다는 것이다.

그녀는 내게 정말 고맙다고 했다. 만병통치약을 만들어주었다면서 날마다 며느리에게 잔소리, 군소리, 신경질을 부리던 시어머니가 마더 데레사 수녀처럼 아주 좋은 분이 되었다고 했다. 우선 시아버지의 전립선이 정상이 되자, 시어머니의 혈색이 좋아지고 건강이 눈에 띄게 좋아졌다. 수십 군데가 아파서 수십 가지 약을 먹었는데 이제는 약을 일절 먹지 않고 아픈 데도 없어졌다.

여자가 음으로 가득 차면, 특히 재력 있는 시어머니가 전립선이 부실한 남편과 살면 며느리를 못살게 군다. 진돗개 암컷은 대체로 사람에게 온순하다. 그런데 간혹 수캐보다 더 사나운 암캐를 볼 수 있다. 50대 과부가 기르는 암캐 중에 이런 개가 많다. 과부는 꽉 찬 음기를 해소하지 못해 개에게 분풀이를 하기 때문이다.

마침내 며느리가 조심스럽게 물었다.

"그런데 그 연배에도 정말 부부 관계를 하나요?"

신라 최초의 여왕인 선덕여왕은 환갑 가까운 나이에도 많은 남자와 관계를 맺었다. 중국 역사상 유일한 여제女帝인 당나라의 측천무후는 선덕여왕을 롤 모델로 삼아 황제가 되고 많은 남자를 거느렸다. 그녀는 환갑을 훌쩍 넘겨서도 왕성하게 남녀관계를 맺었다. 측천무후는 13세 때 당 태종의 후궁으로 들어와 그의 아들과 관계를 맺었고 그 아들이 황제가 되자 권력을 휘두르다가 65세에 황제의 자리에 오른 여걸이다.

조선왕조 광해군 시절, '왕의 여자'로서 세도를 부린 여인 개시도 선조와 광해군을 같이 모셨다. 장희빈, 장녹수와 함께 조선 시대 3대 요부로 일컬어지는 개시는 인물은 뛰어나지 않지만 지략이 뛰어나고 잠자리 지략은 더 뛰어났다고 『연려실기술』 등 역사서에 기술되어 있다.

남자는 전립선이 정상이면, 즉 신장 기능이 정상이면 죽는 날까지 자손을 만들 수 있다. 여자는 자궁 기능이 원활하면, 즉 신장 기능이 정상이면 일흔이 넘어도 날마다 운우지정雲雨之情을 즐길 수 있다.

남자들이여, 전립선 기능을 살려라. 여자들이여, 자궁 기능을 살려라.

3 ―
방광암 수술을 열 번 했는데
하루 2만 보씩 걷는 87세 노인

15년간 수술을 열 번이나 했는데도

몇 년 전, 제천에서 한 노인이 어느 병원장의 소개로 찾아왔다. 나는 노인의 병과 경위를 살핀 후 그냥 가시라고 했다. 그러나 노인은 무작정 약을 지어달랬다. 전립선암 말기에 87세인 노인에게 무슨 처방을 할 수 있겠는가.

"영감님의 암을 치료할 약은 없어요. 다만 소변이 시원하게 나오게 하고 기운을 북돋을 처방을 원하신다면 그런 약은 드릴 수 있습니다."

노인은 더 바라면 도둑이라면서 약을 지어달라고 했다. 나는 숙지황, 산약, 산수유, 택사, 백복령, 목단피 등으로 구성되는 육미지황탕과 위령탕을 합방한 처방을 해주면서, 집에서 산사와 산작약을 큰 주전자에 넣고 끓인 후, 수시로 물 대신 마시게 했다. 육미지황탕에서 숙지황은 뺐다. 노인은 소음 체질이라 이 약재가 몸에 해로웠다.

노인은 약 한 제를 먹고는 별 도움이 안 된다면서도 또 약을 주문했다. 도움도 되지 않는 약을 왜 또 주문하는지 물었더니 그냥 먼저 그대로 약을 달라고 했다. 보름 후, 그러니까 약을 복용한 지 한 달이 되어서 연락이 왔다.

"병원에서 소변 검사를 했더니 깨끗하답니다. 혈뇨, 단백뇨가 없어졌대요. 이제는 약을 그만 먹을까 합니다."

그로부터 한 달 후에 노인이 다시 찾아왔다. 며칠 전, 소변에 혈뇨가 보여 병원에 갔더니 혈뇨, 단백뇨가 다시 나온다면서 또 약을 지어달라는 것이었다. 약을 먹지 않자 혈뇨가 눈에 띄게 다시 나온 것이다.

노인은 15년 전에 방광암 수술을 했는데 5년 만에 재발했다. 6·25전쟁 상이유공자 5급인 노인은 지정 병원에서 재수술을 했다. 지정 병원의 수술비는 20만 원이었다. 그러나 4년 만에 다시 재발하자 노인은 "싼 게 비지떡"이라면서 이번에는 비지정 병원에서 500만 원을 들여 수술했는데 일 년 후 재발했다. 노인은 "비싸도 별수 없네"라고 투덜거리면서 500만 원을 버린 것을 무척 아까워했다.

노인은 4년 동안 해마다 수술을 했다. 네 번의 수술을 마치자 이번에는 4개월마다 재발했다. 결국 4개월에 한 번씩 네 번 수술을 했는데, 마지막 수술 결과는 나름대로 좋았다. 그러나 6개월이 지나고 이번에는 암세포가 방광 표면에서 발견됐다. 병원에서는 방사선으로 방광 표면에 있는 암세포를 줄인 후 재수술을 하자고 했다.

그동안 방사선치료를 여덟 차례나 받은 노인은 음식을 먹지도 못하고 걸을 힘도 없었다. 체중도 5kg이나 줄었다. 아무리 생각해도 그냥 병원에서 죽을 것만 같았다. 암세포 때문에 죽는 게 아니라 굶어 죽을 것 같았다.

그렇다. 80세가 넘은 노인에게 필요한 것은 암세포를 없애는 게 아니라 밥을 잘 먹고 잘 걷고 잠을 잘 자는 것이었다. 밥을 잘 먹어야 기운이 생기고, 잘 걸어야 기운 순환이 되고, 잘 자야 건강이 좋아진다. 건강이 좋아져야 면역력이 생기고 암세포와 벌이는 전투에서 승리할 수 있다. 잘 먹고 잘 걷고 잘 자는 게 생존을 위한, 암세포를 무찌르는 필수적인 세 요소다.

요즘 암 치료의 새로운 패러다임이 의료계에서 확산되고 있다. 잘 먹지도, 잘 걷지도, 잘 자지도 못하는 허약한 환자에게 수술이나 약물치료, 방사선치료를 하는 게 효과 있는 방법이 아니라는 것을 이제 의료계도 인식한 것이다.

미국 하버드대 암센터의 제프리 마이어하르트Jeffrey Meyerhardt 박사는 "대장암 환자가 운동량을 늘리고 몸속 당을 줄이는 식사를 했더니 대장암 재발 위험이 낮아지고 생존 기간이 늘어났다"고 발표했다. 암세포는 정상 세포와 달리 산소 없이 젖산을 통해 호흡하는데, 이 호흡법을 억제하자 암세포가 모두 사라졌다는 연구 결과도 있다.

아무튼 노인은 무작정 퇴원했다. 병원에서는 퇴원을 말리지도 않았고 관심도 없었다.

암세포를 몸의 일부분으로 삼고

노인이 나를 찾아온 지 그럭저럭 일 년이 지났다. 그동안 보름마다 찾아와서는 언제 완치될 것인지 묻곤 했다. 그때마다 나는 손가락으로 하늘을 가리키며 '신의 영역'이라고 답했다. 노인과 나는 이런 식의 우문愚問과 현답賢答을 수없이 되풀이했다.

노인은 전립선이 심한 탓에 늘 기저귀를 차고 다녔다. 수시로 소변이 나왔다. 워낙 나이 많은 노인인지라 자식들이 모시고 다니면 좋으련만 항상 혼자 다녔다. 제천에서 기차를 타고 청량리까지 와서 지하철로 갈아타고 왔다. 5급 전쟁 유공자에게는 지하철이나 기차, 시내버스가 다 무료인지라 시간이 많이 걸려도 돈이 들지 않는 차편을 이용하는 것이다. 그러면서 남의 도움을 받아야 한다면 차라리 죽는 게 낫다고까지 했다.

노인에게는 한 가지 소망이 있었다. 암을 고치겠다는 게 아니다. 친손자를 보고 나서 편히 눈을 감겠다는 것이다. 노인은 자식이 아홉이었다. 딸만 여덟이었다가 마지막으로 아들을 보았는데 마흔이 넘는 아들이 아직 결혼하지 않아서 친손자가 없었다.

노인은 하루도 빠뜨리지 않고 오전에 만 보, 오후에 만 보씩 걸었다. 추운 겨울에도 걸었다. 제천의 겨울 날씨는 남쪽에서 철원 다음으로 추운 곳이다. 주위에서는 암 환자가 추위 속에 걷는 것은 해롭다면서 말렸지만 개의치 않았다. 아무리 추워도, 아무리 눈보라가 쳐도 오전, 오후에 만 보씩 걷는 것을 멈추지 않았다. 오히려 걷지 않으면 온몸이 아팠다.

일반적으로 노인들은 보통 이렇게 걷는 게 오히려 더 피곤해지고 해롭다. 그러나 하루에 '2만 보 걷기'는 이 노인의 신앙이고 신념이었다. 신앙, 신념이 있는 한 상식을 넘어서는 법이다.

노인은 걷다가 초록색 식물을 보면 이내 슈베르트의 연가곡 〈아름다운 물방앗간 아가씨〉의 〈좋아하는 색깔〉을 흥얼거렸다.

푸른 잔디에 날 묻어다오
그녀가 초록빛을 좋아하니
검은 십자가, 많은 꽃들도 필요 없네
오직 초록 빛깔 한가지로 물들여 주게
그녀는 초록빛을 좋아한다네

산을 좋아하고 여행을 좋아한다는 노인은 내 앞에서 슈베르트의 〈겨울 나그네〉를 불러보기도 했다. 초록색이 좋아 50년 동안 제천 산골에서 초록색 식물을 기르며 살고 있다는 노인은 아무리 언짢아도 초록색 식물을 보면 마음이 부드러워진다고 했다.

생각하면 할수록 놀라운 일이었다. 15년간 암 투병을 했고 87세의 노인인데도 먼 길을 혼자 다니고 날마다 2만 보씩 걷는 한, 노인의 암세포는 분명 몸의 일부일 것이다.

어느 날, 미수米壽 잔치까지 치렀다고 연락을 해왔다. 그러면서 병원에 다녀온 이야기를 해주었다. 검사 결과를 본 의사가 방광 기능이 좋아졌으니 항암치료를 하는 게 어떠냐고 했다는 것이다. 그 말을 들은 노인은 속으로 이렇게 중얼거렸다고 한다.

'세상은 넓고 미친놈도 많다.'

4 —
소아당뇨 남편, 대상포진 부인

어느 날, 40대 부부가 찾아왔다. 첫눈에 보기에도 남자는 너무 말랐고 여자는 너무 뚱뚱했다. 말하자면 남편은 뼈와 가죽만 남아 있어 아우슈비츠 수용소에서 굶어 죽기 직전의 유대인 모습과 흡사했고, 부인은 물에 불린 풀빵처럼 부어 있었다.

너무 마른 남편, 너무 살찐 부인

두 사람은 2년 전부터 몸이 급격하게 나빠지기 시작했다. 물리학 박사인 남편은 어릴 때부터 소아당뇨, 제1당뇨로 고생하면서 컸는데 나이가 들면서 고지혈증, 고혈압이 생겼고, 8년 전부터는 몸이 굳어져 부인이 하루 30분씩 마사지를 해야만 했다. 그러다가 2년 전부터 한쪽 눈을 실명하고 신부전증으로 투석 직전이 되었다. 하도 몸이 아파서 1년 전부터 직장인 연구소를 휴직하고 집에서 요양하고 있다고 했다.

남편보다 세 살 아래인 부인은 초등학교 교사였다. 남편과 마찬가지로 2년 전 극심한 스트레스를 받자, 머리 정수리에 대상포진이 생겼고 머리에서 얼굴로 내려왔다.

대상포진은 수두 바이러스가 스트레스 따위로 면역력이 떨어질 때 생기는데 정수리에 생긴 바이러스가 뇌에 침투하면 치명적인 상황이 발생할 수 있다. 부인의 대상포진은 머리에서 얼굴로 내려오는 바람에 보기 흉한 것도 고민이지만 통증이 더 문제였다. 병원에 가서 치료해도 고통은 더 심해졌다.

게다가 스트레스는 생리 불통까지 불러왔다. 석 달 만에 체중이 20kg 남짓 늘었다.

체중이 갑자기 늘어나자, 퇴행성관절염으로 걷기가 힘들었고 경추 3·4번, 요추 4·5번에 디스크 증세가 왔다. 남편에게 마사지를 하도 오래 해주다 보니 어깨가 돌처럼 딱딱하게 굳어 있었던 것이다.

두 사람에게 스트레스를 유발한 요인은 다름 아닌 집안의 재산 다툼이었다. 외아들인 남편과 부인은 그동안 부모님을 모시고 살았는데 7년 전 모친이 중풍으로 쓰러지면서 집안에 우환이 닥쳤다. 2년 전부터 부친의 치매 증상이 심하게 오자, 내외는 두 노인의 대소변을 받아내고 식사, 목욕 따위의 수발을 드느라 자기 몸을 돌볼 겨를이 없었다.

게다가 부친이 치매를 앓자 비둘기처럼 착하던 누나 둘이 독수리로 변했다. 초등학교 교사들이었지만 선생님이란 이름에 어울리지 않는 짓을 한 것이다.

누이들은 한통속이 되어 남동생인 오 박사가 예전에 부친에게 상속받은 재산을 달라고 윽박질렀다. 무조건 재산 포기 동의서에 도장을 찍으라고 막무가내로 괴롭혔다. 간혹 정신이 돌아오는 부친은 눈물만 흘렸고 모친은 눈물 흘릴 기력도 없었다고 한다.

다툼은 법정으로까지 번져 누이들은 1억 원의 수임료를 받는 변호사를 선임했고, 오 박사는 그들의 10% 수준인 1천만 원 수임료의 변호사에게 사건을 맡겼다. 재판이 진행되면서 오 박사는 병이 도져 한쪽 눈이 실명하고 신부전증으로 투석 치료를 받아야 한다는 진단까지 받았다. 부인 역시 대상포진이 생기고 생리가 막히면서 체중이 크게 늘어났다.

결국 부모님은 돌아가셨다. 한마디로 다 돈 때문이었다. 재벌 집안치고 자식들이 재산 싸움을 벌이지 않는 데가 드물다. 왕권이나 권력, 큰 재물이 코앞에 있으면 부모나 형제자매를 가리지 않고 서로 죽이고 죽고 한다. 지구상에 이렇게 너절하게 구는 동물은 없다. 이 엉망진창의 이전투구에서 이긴 놈은 영웅호걸이 되고 역사의 주인이 된다. 인간이 오랫동안 살아온 모습이다.

일반적으로 민사재판은 변호사 수임료로 결정되는 수가 많다. 결국 오 박사는 판사의 화해 조정으로 절반의 재산을 누이에게 주기로 하고 재산 싸움을 마무리 지었다. 재산을 빨리 처분하느라고 반값에 팔았더니 남은 것이라곤 부모님 영정과 병든 부부뿐이었다.

나는 오 박사에게 당뇨를 고치면서 신장 기능을 살리는 게 급선무라고 말했다. 망막 박리로 생긴 실명은 회복 불능이다. 당뇨로 오는 망막박리는 줄기세포 치료를 기다리는 것 외에는 현대 의술로서 할 게 없다. 부인에게는 생리가 통하고 부종이 빠지는 처방을 하면 손쉽게 좋아질 것이라고 했다.

통귀리를 위주로 한 식이요법

우선 오 박사에게는 육계, 생강차를 수시로 마시면서 식사할 때마다 먼저 양파를 먹도록 했다. 이때 양파를 통째로 전자레인지에 넣고 2분간 익힌다. 날것을 먹는 게 제일 좋지만 오 박사처럼 몸이 차거나 소화력이 약한 사람은 오히려 손해다. 충분히 익힌 양파는 맛이 달고 소화에도 도움이 된다. 양파를 통째로 먹든, 절반을 먹든, 4분의 1을 먹든 입맛대로 먹으면 된다.

식사는 통귀리를 절반 이상 넣고 현미, 통밀, 흰 강낭콩, 다시마, 표고, 마, 우엉, 연근을 넣어 밥을 짓도록 했다. 이 밥을 인절미 크기로 포장한 후 냉동실에 저장했다가 먹을 때마다 전자레인지에 넣고 따뜻하게 데워 먹도록 했다. 말하자면 오 박사식 즉석밥인 셈이다. 그리고 채소도 익히고 과일도 익힌 것을 먹도록 했다. 다만 사과는 절반, 바나나는 4분의 1 이하로 먹도록 했다. 심한 당뇨 환자가 바나나 한 개를 한꺼번에 먹는 것은 당분이 많아 몸에 해롭다.

통귀리는 혈당 수치를 조절하고 심혈관에 도움이 되는 식품이다. 미국식품의약국은 귀리에 많이 들어 있는 베타글루칸(식이섬유의 일종)이 심장에 도움이 된다는 기능성 표시를 해도 좋다고 했다. 또 미국「타임」지가 선정한 세계 10대 장수 식품에 귀리가 포함된다.

참고로 영국의 시인이자 비평가이며 사전 편찬자인 새뮤얼 존슨은 1755년 출판한 『영어사전A Dictionary of the English Language』에서 "귀리는 스코틀랜드에선 사람이 먹고, 잉글랜드에선 말의 사료로 쓴다"고 기술했다. 그러자 스코틀랜드 사람들은 "잉글랜드는 훌륭한 종마로 유명한 나라이고 스코틀랜드는 훌륭한 사람들로 유명한 나라이다"라고 반박했다. 그런가 하면 로마인들은 귀리를 뿌리째 뽑아 없애자고 하면서 귀리를 먹는 게르만족을 혐오했다. 2014년 열렸던 브라질 월드컵에 참가한 미국 국가 대표팀의 식사를 보면 귀리를 납작하게 한 오트밀, 유기농 채소, 스테이크가 식단의 기본 요리였다.

나는 오 박사에게 통귀리를 위주로 한 식사를 하면서 모든 채소는 익혀 먹도록 했다. 그리고 잘 걷지 못하는 내외에게 노르딕 워킹으로 천천히 걷도록 했다. 햇볕을 쬐는 게 큰 도움이 되니 낮에 한두 시간씩 걷도록 했다.

무엇보다도 오 박사는 누나들 때문에 자다가도 깜짝깜짝 놀라 깨곤 했다. 이렇게 심장이 약한 사람에게는 『동의보감』에 있는 감맥대조탕甘麥大棗湯이 도움이 된다. 감맥대조탕은 신경쇠약, 우울증에도 도움이 되는데 처방은 감초 5g, 소맥 6g, 대추 20g이다. 하지만 오 박사에게는 이런 처방이 오히려 독이 된다. 감초는 설탕보다 수십 배나 단맛이 강하고 대추도 단데, 암세포의 제일 큰 먹이가 당분이기 때문이다.

미국식품의약국도 감초가 간에 해로운 허브임을 공식적으로 인정하고 있다. 그런데 '약방에 감초'라는 말이 있듯이 모든 한약에는 거의 다 감초가 들어간다. 따라서 간이 약한 사람이나 당뇨 환자, 암 환자는 자기가 먹는 한약에 감초가 들어 있는지를 꼼꼼히 살펴볼 필요가 있다.

위에서 언급했듯이, 부인에게는 생리가 통하고 부종이 빠지는 처방을 하자 불과 두 달이 지나지 않아 정상 체중이 되었다. 그래도 부부는 같이 노르딕 워킹을 하고 귀리를 주식으로 하는 식사를 계속했다.

일 년이 지나고 오 박사는 건강한 남자로 직장에 복귀했다. 그동안 귀리를 많이 먹어서 그런지 두 사람은 말처럼 튼튼해졌다. 이제는 말처럼 부부 관계를 하게 되었다고 한다. 부부 관계에서 첫째가 물개이고, 둘째가 말이라는 사실을 잊지 말자.

산
사
나무
Chinese Hawthorn

Crataegus pinnatifida
쌍떡잎식물 장미목 장미과의 낙엽활엽 소교목

한방에서는 산사 열매를 '산사자山査子'라고
한다. 열매에 비타민C가 많이 함유되어
있으며 단맛과 신맛이 섞여 있다. 반으로 갈라
씨를 제거해 햇볕에 잘 말린 뒤 달여 먹으면
소화불량과 장염, 요통, 치질, 하복통 등에
효능이 있는 것으로 전해진다. 콜레스테롤
수치 개선에 도움을 주며 혈액순환을 촉진하고
어혈을 없애주는 효능이 있어 각종 혈관
질환에도 효과적이다. 과다 섭취 시 저혈압,
심장 부정맥 등을 유발할 수도 있다.

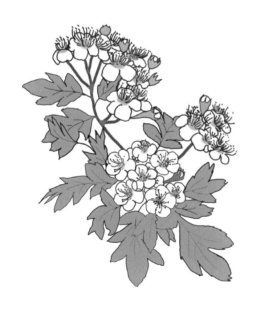

10장

눈、코、귀、이 질환

1 —
실명 위기 벗어난 재벌 부인

녹내장은 단순한 눈병 아니다

5년 전에 엄청난 충격과 스트레스를 받고 한쪽 눈이 실명된 재벌 부인이 찾아왔다. 한쪽 눈만 멀었으면 다행인데, 나머지 눈도 녹내장이 심해서 시야가 절반으로 줄어들었다. 녹내장은 시신경이 약해지거나 파괴되어 생기는데, 녹내장이 생기면 언제 실명할지 예측하기 힘들다.

남편이 모 재벌그룹의 CEO지만 부귀와 영화를 아무리 거머쥐어도 눈이 멀면 왕관을 쓰고 등산하는 신세나 다름없다. 완전히 실명할까 봐 엄청 겁을 먹은 부인은 전 세계의 유명한 안과 전문의를 찾아다녔다. 그런데 치료 방법이 하나같이 똑같았다. 스테로이드 안약을 쓰다가 실명되면 어쩔 수 없다는 게 공통된 처방이었다.

한의학에도 손을 벌렸다. 중국, 대만에서 명의라고 불리는 사람들을 거의 다 만났다. 중국의 궁중 비방을 처방하는 것으로 유명한 싱가포르 의사도 만났다. 국내의 한의학 대가도 다 찾아다녔다. 무려 5년간 세계에서 유명하다는 의료진을 순례하는 동안, 부인의 눈은 실명을 향해 한 발 한 발 다가가고 있었다.

인간은 기계가 아니다. 자동차는 전조등이 망가지면 전조등만 새것으로 바꾸면 그만이다. 자동차의 다른 부품에 이상이 있든 말든 전조등에 영향을 미치지 않는다. 타이어가 닳았다고 전조등이 영향을 받지 않는다. 엔진이 나쁘다고 전조등이 나빠지지도 않는다. 엔진은 엔진이고 전조등은 전조등이다. 그러나 인체는 다르다. 당뇨가 심해도 실명이 오고 충격을 많이 받아도 실명이 온다. 당뇨는 결과적으로 건강하지 못한 혈액이 원인이다. 충격은 간과 장을 손상시키고, 그러면 몸속의 독소를 거르지 못해 신장이 망가진다.

'애간장을 태운다'는 말이 있다. '애'는 창자고 '간장'은 간을 말한다. 애간장이 타서 간과 장이 손상되면 목이 굳어지고 눈에 영향을 미친다. 간혹 암담한 상황이 닥치면 눈앞이 뿌옇게 흐려지는 현상을 경험했을 것이다. 간 기능이 떨어지면 시력 기능이 즉시 영향을 받는다.

세상에서 유명하다는 치료를 모두 거친 부인은 깊은 절망감에 빠졌다. 그런데 부인이 받은 치료는 다 눈에 보이는, 육체에 나타나는 증상을 가라앉히는 데만 초점을 맞춘 대중요법이었다.

그러나 IT 산업사회가 되고 BT가 일반화되면서 정신과 영혼과 육체를 하나로 보는 견해가 유력해졌다. 인간은 엄청 복잡한 유기체다. 약 60조 개의 세포가 얽히고 정신과 영혼과 육체가 뒤엉켜 더욱 복잡해진 유기체다. 이제는 녹내장을 단순한 눈병이 아닌, 환자의 정신과 영혼과 육체를 패키지로 엮어 살펴봐야 한다.

겨우 상모돌리기 했을 뿐인데

부인은 내가 권한 대로 마시는 음료수를 모두 커피색의 숙냉수로 바꿨다. 속껍질과 씨눈이 살아 있는 곡물로 밥을 지어 누룽지를 만들고 80%쯤 태워 뜨거운 물로 우려낸 게 숙냉수다. 진한 커피색이나 검은색을 띤다.

예전에 불치병 환자들은 산속의 숯가마를 찾아가 일을 거들며 숯을 먹었다. 일 년쯤 지나면 절반쯤 되는 사람들이 불치병을 이겨내고 건강을 회복했다. 도시에 수돗물을 공급하는 수자원공사에 제일 많이 들어가는 물품은 클로르칼크(염소계 표백제의 하나)나 액체염소가 아니라 숯이다. 이 숯이 물을 정화시킨다. 인체의 70~80%는 물이므로 수자원공사처럼 숯 같은 해독제가 필요하다.

그리고 목 위의 병은 근본적으로 목 림프절이 원인이다. 스트레스를 심하게 받으면 제일 먼저 목 림프절이 영향을 받는다. 목 디스크, 어깨 통증, 녹내장 모두 림프절 연고를 바르면서 목운동을 하면 시나브로 낫는다.

부인은 공진단 추출액을 목 주위와 어깨, 겨드랑이에 바르고 상모돌리기 목운동을 했다. 일부러 목을 돌리면 어지럽고 목이 아프다. 하지만 남사당패들이 하는 상모돌리기는 몸의 기운을 돌리는 기운동이다.

부인은 고위까람과 결명자를 차로 만들어 마셨다. 고위까람은 얕은 연못이나 논두렁에 잡초처럼 많이 자생하는 식물이다. 예전에는 구황식물로도 쓰였다. 별수염풀, 곡정초라고도 하는데, 가을에 줄기와 잎을 말려 사용한다.

부인은 상모돌리기 10분, 출장식 호흡 5분을 하루 세 차례씩 하자, 눈이 밝아지는 것을 느낄 수 있었다. 한 달쯤 지나서 목운동을 할 때마다 발끝 치기를 10분씩 곁들였다. 날마다 달마다 눈이 조금씩 좋아졌다. 반년쯤 지나자, 시력표에서 이전보다 한 단계 위에 있는 글자와 숫자들이 보였다. 그런데 전혀 기대하지 않은 일이 생겼다. 기억력이 살아났다. 기억력이 엉켜 가물가물해지면서 치매 걱정을 하던 상황이 반전된 것이다. 부인은 항상 경추가 아팠다. 의사로부터 수술하라는 말을 수없이 들었는데 이 증상이 사라졌다. 녹내장과 같이 찾아온 어깨 통증도 없어졌다. 비염도 완화됐다. 목운동 하나가 불치병이나 난치병으로 여기던 녹내장, 건망증, 목 디스크, 어깨 통증, 비염 따위를 다 날려버린 것이다.

알면 쉽다. 진리는 항상 단순하고 가까운 곳에 있다. 현대의학이 포기했다면 자연의학이 도움을 준다. 그리고 한 가지 더 필요한 게 있다.

'그릿GRIT'이다. 이 단어는 성장Growth, 회복 탄력성Resilience, 내적 동기 Intrinsic Motivation, 끈기Tenacity의 머리글자를 딴 말인데, 우리말로는 '마음의 근력'으로 풀이한다. 성공이나 성취에 필요한 열정과 근성, 담대함과 낙담하지 않고 매달리는 투지를 뜻한다. 재능보다 노력, 특히 인내의 힘을 강조하는 개념이다.

참는다는 것은 뭘까. 참을 수 있는 것을 참는 건 인내가 아니다. 참을 수 없는 것을 참

아내는 게 인내다. 베스트셀러『그릿』을 쓴 미국의 심리학자 앤절라 더크워스Angela Duckworth는 어려움, 역경, 슬럼프 등 한계 상황에 직면했을 때, 한 걸음 두 걸음 버텨내고 목표를 향해 꾸준히 정진할 수 있는 인내력을 '그릿'이라고 정의했다. 이런 마음 자세가 불치병과 싸우는 환자에게도 필요하다.

2 —
단식으로 생긴 이명, 걷기로 회복하다

10여 년 전, 서울 중부시장에서 젓갈 도매상을 하는 젊은 여성이 찾아왔다. 그녀는 비염이 심해 코 수술을 했는데 수술이 잘못돼 코가 주저앉아버렸다. 성형수술을 하려 했으나 코뼈가 없어 불가능했다. 결국 코뼈 없는 납작코가 되고 말았다. 이제는 비염이 문제가 아니었다. 시집도 가지 않은 서른 살이 채 안 된 처녀가 코뼈 없는 얼굴로 세상을 살아가자니 앞날이 캄캄했다. 죽기로 마음먹고 병원에서 주는 음식을 몰래 내버리며 굶었다.

그런데 며칠이 지나자 죽지는 않고 이명耳鳴이 심하게 생겼다. 영양실조 탓이었다. 귀가 하도 시끄러우니까 죽을 생각이 멀리 달아나버렸다. 밥을 다시 먹고 기력을 찾았으나 한번 나빠진 귀는 정상으로 돌아오지 않았다. 병원에서는 이명을 고치지 못했다. 그녀는 '팔자에 없으면 죽지도 못하는구나' 생각하고 병원에서 나왔다.

나를 찾아왔을 때도 비염이 심하고 이명이 그치지 않았다. 비염은 비교적 고치기 쉽지만 이명은 그리 간단하게 낫는 병이 아니다. 이명은 신장 기운과 깊은 관련이 있는데, 신장이 약해지면 이명이 생기는 수가 많지만 신장을 튼튼하게 한다고 해서 이명이 다 없어지지는 않는다.

걸어서 출퇴근했더니

나는 달마다 인사동에서 중학교 동창과 후배를 만난다. 풍류를 사랑하는 후배 시인 최동락이 하는 작은 막걸릿집에서 모이는데, 이태원성당에 있는 유병일 신부를 주빈으로 하는 모임이라 '유사모'라 했다. 어느 날 이 자리에 처음 보는 후배가 나와 있었다.

"무슨 일이지요?"

"이명이 심해 도움을 받으려고요."

"그건 종합병원에 가서 정밀검사를 받아야지요."

"저는 일 년에 종합검진만 30만 건을 하는 병원을 하고 있어요."

그는 귀에서 소리가 심하게 나서 몇 년 전부터 전 세계 병원을 찾아다니면서 치료를 받았으나 허사였다. 귀의 구조에 문제가 있으면 병원 치료로 고칠 수 있지만 기능에 문제가 있으면 치료가 어렵다. 그의 귀는 구조적으로 아무 이상이 없었고 엑스레이 검사 등에서는 정상으로 나타나지만 기능에 이상이 있었던 것이다.

나는 출근 때 두 시간, 퇴근 때 두 시간 출장식 호흡을 하면서 걸으라고 했다. 서울에서 걸으면 공해 때문에 몸에 더 나쁘지 않느냐고 묻기에 천만 명 이상이 여든 살이 넘도록 사는 곳이 서울이니 걱정할 필요가 없다고 했다. 그는 강북에 있는 집에서 한강 다리를 건너 강남의 병원까지 8km를 걸었다. 그러니까 하루에 16km를 걸은 셈이다. 처음에는 걸어 다닐 때 이명이 심해 자동차 소음이 시끄러운 줄 몰랐는데 석 달쯤 지나자 자동차 소음이 시끄럽게 들린다고 좋아했다. 그리고 한강의 아름다움이 눈에 들어오기 시작했다고 했다.

서울에 50여 년을 살면서 처음 느끼는 한강의 멋이었다. 그동안 센강, 라인강, 나일강, 아마존강, 장강 따위를 다녀봤지만 그 어떤 강도 한강에 비하면 운치가 없었다. 반년쯤 지나자 이명도 많이 줄어들고 자동차 소음에도 익숙해졌다. 걸으면 반드시 고친다는 신념으로 걸은 지 일 년이 지나자 이명 증세가 완전히 사라졌다.

그런데 새로운 증상이 나타났다. 사라졌던 남성성이 불쑥 회복된 것이다. 10여 년 전부터 사라진 정력을 찾기 위해 무던히 애쓴 그는 비아그라를 비롯해 서양의학의 모든 수단을 동원하고 정력제와 보약을 먹었지만 효과가 없었다. 병원 업무가 워낙 많은 탓이었다. 그런데 오직 걷기 하나만으로 영원히 사라진 줄 알았던 그의 젊음이 다시 살아난 것이다. 그는 요즘도 여전히 걸어서 출퇴근을 하고 있다.

위대한 인체의 자연치유력

이 이야기를 들은 젓갈 도매상 사장의 눈빛이 반짝거렸다. 그날 이후 그녀는 세신산細辛散을 코에 끼고 출장식 호흡을 하면서 걸었다. 하루 네 시간 이상을 죽기 살기로 걸었다. 죽을병에 걸린 절망적인 사람도 죽을 각오로 걷는데 납작한 코와 비염과 이명 정도의 병으로 젊은 사람이 좌절할 일은 아니었다. 걷기 수행을 한 지 석 달쯤 지나자 비염이 거의 없어지고 납작한 코에 대한 열등감이 줄어들었다.

걷다 보면 생각이 넉넉해진다. 걷기라는 육체의 움직임을 통해 넉넉한 정신에 도달한다. '일견폐형백견폐성一犬吠形百犬吠聲'이란 말이 있다. 개 한 마리가 그림자를 보고 짖으니 개 백 마리가 따라서 짖어댄다는 뜻이다. 약한 사람은 남의 눈치나 살피며 똥개처럼 살지만 강한 사람은 자기 신념대로 산다.

영화 〈바그다드 카페〉는 남편한테 버림받은 늙고 뚱뚱하고 못생긴 여자 이야기다. 그녀는 사막지대에 있는 보잘것없는 작은 카페에 머물며 거기에 찾아오는 가난하고 늙고 외로운 사람들에게 도움을 준다. 그러자 얼마 후 이 쓸쓸한 곳이 생기 있는 장소로 바뀌고 불행한 사람들이 활력을 찾는다. 내가 다른 사람들에게 따뜻한 관심을 보여주는 것만으로도 그들은 행복해지고 세상은 달라진다. 결국 가장 혜택을 받고 행복해지는 것은 자기 자신이다.

다시 석 달쯤 지나자 이명도 줄어들었다. 그녀는 원래 친정어머니가 하던 젓갈 가게를 물려받은 것이었는데, 몸이 아픈 데가 사라지니 장사에 전념할 수 있었다. 그러다가 최근 솜씨 좋은 성형외과 의사를 만나 코를 수술하고는 미인이 되었다.

그녀의 이명은 몸이 허약해서 생겼다. 원래 저혈압 체질로 기력이 약했는데 단식을 하는 바람에 이명이 왔다. 나는 전형적인 소음 체질인 그녀에게 소음인 보중익기탕補中

益氣湯을 처방했다. 이 처방은 인삼, 황기 각 12그램, 감초, 백출, 당귀, 진피 각 4그램, 곽향, 소엽 각 2그램, 생강 3쪽, 대추 2톨로 구성되어 있다. 이제마의 사상체질은 이런 경우에 기막힌 효력이 있다.

이 여사를 괴롭히던 이명, 비염, 저혈압, 우울증, 생리불순, 기미, 소화불량 등은 모두 몸이 차가워 생긴 병으로 이명약, 비염약, 저혈압약, 우울증약, 생리불순약, 소화불량약을 따로따로 먹다가는 영원히 병에서 빠져나올 수 없다. 서양 여자들은 이럴 때 속수무책이다. 서양 약들은 대부분 항생제 따위의 찬 약이라 몸이 차서 생긴 질병에는 심각한 문제를 일으킬 수 있다.

미국의 가수이자 여배우 마돈나가 출연한 영화 〈육체의 증거〉에서 마돈나는 생리통이 있을 때 아스피린 대용으로 백작약 뿌리 분말을 썼다. 한의학에는 생리통일 때 몸을 튼튼하게 하면서 통증을 멎게 하는 주옥같은 처방이 많은데 서양의학에서는 아스피린이 고작이다. 아무리 유명하고 돈이 많고 큰 병원이 옆에 있어도 생리통에 아스피린이나 먹는 수밖에 없다.

걷기와 소음인 보중익기탕 덕분에 이 사장은 건강해졌다. 미국식품의약국이 분류한 병은 2만 가지가 넘는다. 병마다 10개의 약이 있다고 보면 약의 종류만도 20만 개가 넘을 것이다. 2만 가지 병, 20만 개의 약은 생각만 해도 병이 생길 것 같다.

일단 몸이 아프면 '무슨 병인가, 무슨 약을 먹을까?'를 생각하지 말고 출장식 호흡을 하면서 걸어라. 한참 걷다 보면 머리가 맑아지고 속이 편안해진다. 이때 속이 편안해지고 기운이 생기는 음식을 먹으면 그게 제대로 된 처방이다. 식자우환識字憂患이라 했다. 어설픈 의학지식으로 인체의 위대한 자연치유력을 망가뜨리지 마라.

3 —
'종합병원 가족'을 살린 태백산

흔치 않은 '종합병원 가족'

부친은 폐암 말기에 6개월 시한부 인생으로 판정받았고, 모친은 오른쪽 팔과 다리에 마비가 온 데다가 구안와사로 눈꺼풀이 움직이지 않는다. 그리고 20대인 아들은 알레르기 비염, 안구 건조증에 만성피로, 소화불량으로 고생하고 있다면 가히 '종합병원 가족'이라 부를 만하다. 그동안 수많은 환자를 상대했지만 이처럼 한가족이 모두 병마에 시달리는 경우는 흔치 않았다.

먼저 이들의 병력부터 살펴보자. 29세인 아들은 고등학교 때 유망한 축구 선수였다. 졸업 후 프로축구팀에 가기로 계약했으나 고교 시절의 마지막 가을에 열린 축구시합에서 발목을 다쳐 수술을 받았다.

그런데 수술이 잘못되는 바람에 네 번의 재수술로 병원에서 일 년을 보냈다. 수술을 받은 후 조금만 과식을 해도 식곤증, 피부 트러블이 생기는 등 후유증이 나타났다. 다치기 전에는 보통 사람의 세 배를 먹고도 즉시 달리기를 할 수 있었지만 이제는 90세의 할머니보다 못한 체력이 되고 말았다. 특히 알레르기 비염이 그를 괴롭혔다. 항생제 과다 사용은 설사, 알레르기 발진, 간질환 따위의 부작용을 일으킨다. 그의 알레르기 비염, 안구 건조증, 저혈압, 저체중, 피로, 소화불량은 다 항생제 탓이다.

축구 선수로서의 꿈을 포기하고 취직을 했다. 중동 지방에 파견되어 근무하자, 알레르기 비염, 안구 건조증, 피로, 소화불량 등이 몽땅 사라졌다. 그러나 국내에 들어오자 다시 병이 재발했다.

그의 모친은 10년 전에 심한 스트레스를 받았다. 모시고 사는 시부모와 불화를 겪자 오른쪽 팔과 다리에 마비가 왔다. 그리고 구안와사로 눈꺼풀이 움직이지 않았다. 모친은 틈나는 대로 병원에서 재활 치료를 하면서 구안와사와 중풍에 좋다는 약을 엄청나게 먹었다. 날마다 새벽에 교회에 가서 기도했다. 그러나 병세는 전혀 호전되지 않아 지팡이를 짚고 쩔뚝거리면서 다닐 수밖에 없었다.

부친은 5년 전에 폐암 판정을 받고 수십 차례의 항암치료, 방사선치료를 받았다. 약물을 사용하여 암세포만 제거하는 표적 치료에 희망을 걸기도 했다. 그러나 암세포는 계속 번져 폐암 말기로 6개월 시한부 인생이 되었다. 마지막으로 의사는 방사선치료를 권했으나 그는 고개를 가로저었다. 세계보건기구가 방사선 피폭, 자동차 배기가스, 담배 따위를 발암물질 1급으로 분류한다는 신문 기사를 봤기 때문이다.

방사선 방호에 대해 권고하고 자문하는 국제 비영리 자문기구인 국제방사선방호위원회ICRP는 1년에 쐬는 방사선의 양을 1mSv 이하로 권장하고 있다. CT나 엑스레이를 찍을 때 나오는 의료 방사선은 몸에 축적되는 게 아니라 통과할 뿐이다. 그러나 피폭 강도가 크고 횟수가 잦으면 유전자가 손상되거나 변이를 일으켜 암 발생 확률이 높아진다. 예컨대, 어느 부유한 부인이 고급 건강검진을 받아 CT를 두 번 찍고 한 달 후 가벼운 골절 사고로 다시 한 번 CT를 찍었다면, 부인이 두 달간 받은 방사능 피폭량은 대략 40mSv로 권장량의 40배가 넘는다.

사혈요법의 위험

부친은 몇 년 전에 아내와 북미 여행을 하면서 겪은 일이 생각났다. 당시 캐나다 퀘벡에서 동해안을 따라 미국 국경에 도착했는데 그곳의 국경 검문소에서는 대형 엑스레이 기계를 설치하고 승객을 태운 대형 버스를 검사했다.

버스가 멈추고 총기를 든 검문소 직원들이 버스 안으로 들어왔다. 그들은 버스에 탄 관광객들에게 총을 겨누면서 한 사람씩 한 사람씩 조사하며 버스에서 내리게 했다. 관광객을 테러범 다루듯 하는 게 마치 영화에 나오는 특공대 같았다.

알고 보니 버스를 검사하던 대형 엑스레이 기계에 다량의 방사능이 검출된 것이었다. 9·11테러를 겪은 미국인들로서는 테러범들이 소형 핵무기를 미국으로 반입할 것을 우려한 조치였다. 많은 시간을 테러범 취급을 받으며 보냈지만 방사능의 진상은 별거 아니었다. 버스에 탄 관광객 중에 나이 든 할머니가 있었는데 암에 걸린 그 할머니가 퀘벡에서 방사선치료를 받고 미국으로 가는 길에 관광버스를 얻어 탄 것이었다.

아무튼 병원을 나선 부친은 다시는 암세포를 키우는 얼빠진 치료를 받지 않기로 했다. 그리고 주위의 권유로 사혈요법을 시도했다. 그러나 가뜩이나 기운이 없는데 피를 뽑으니 죽을 것 같아 중단했다. 다 죽어가는 환자에게 사혈은 당연히 좋지 않다.

사례를 들어보자. 합리주의 철학의 시조인 데카르트는 스웨덴 여왕 크리스티나의 가정교사를 하다가 감기에 걸렸다. 감기가 폐렴이 되고 병세가 악화되자 여왕은 스웨덴에서 으뜸가는 의료진을 보냈다. 의사들은 데카르트에게 사혈 치료를 했지만 병세는 전혀 호전되지 않아 결국 54세를 일기로 일생을 마쳤다.

몸에 있는 독소를 빼내는 사혈요법은 2,000년 전부터 고대 로마나 중국 등에서 시행해온 것으로 중세 유럽에서 전성기를 맞았다. 당시에는 일정한 양의 피를 뽑는 것이 건강법이었다. 몸에 상처를 내고 기구를 써서 공기압으로 피를 뺐지만 오늘날에는 사혈침으로 환부에 상처를 만든 후 부항을 대고 공기펌프로 피를 뽑는다.

당시 피 뽑기는 주로 목욕탕에서 했는데 손님의 머리나 수염을 손질하는 이용사가 했다. 이때 손님은 긴 몽둥이를 꽉 잡게 하고 피를 뺀 후 붕대를 감았다. 그리고 피 뽑는 장소라는 것을 알리기 위해 빨강, 파랑, 흰색의 원통을 목욕탕 대문 옆에 걸었고 이것이 오늘날 이발소의 상징이 된 것이다. 여기서 빨강은 동맥, 파랑은 정맥, 흰색은 붕대를 의미한다.

부친은 또 친척의 권유로 녹즙과 생식을 먹었다. 그 친척은 27년 전 말기 암 판정을 받았으나 녹즙과 생식으로 고쳤다고 했다. 하지만 녹즙과 생식을 먹은 지 이틀도 되지 않아 부친은 복통과 설사로 죽을 뻔했다.

극도로 힘이 없는 사람은 소화 흡수력이 약하고 몸이 차다. 찬 몸에 찬 음식을 밀어넣는 것은 희미한 촛불에 바람을 불어 촛불을 꺼뜨리는 것과 같다. 허약한 사람은 죽을 수도 있다. 그래서 미국 암센터에서는 일반인들보다 소화 흡수력이 약해 생채소나 생과일을 먹기 힘든 암 환자를 위해 해독 주스를 개발했다. 브로콜리, 당근, 토마토, 양배추를 끓여 사과와 바나나를 넣고 함께 갈아 만든 걸쭉한 음식이다. 비타민, 무기질 섬유가 많고 항암, 항산화 성분이 많이 들어 있다. 생채소가 아닌 삶아서 갈아 마시는 게 바로 해독 주스의 특징이다.

채소나 과일을 삶거나 끓이면 유익한 성분이 많이 파괴된다. 그러나 체내 흡수 능력으로 보면 상황이 다르다. 생채소는 흡수율이 5%밖에 안 되지만 해독 주스는 흡수율이 90%다. 특히 말기 암 환자는 날음식이나 찬 음식은 몸에 해롭다. 독이다.

지팡이보다 노르딕 워킹을

나는 이들 가족에게 걸으면서 호흡하는 법을 비롯한 몇 가지를 처방해주었다. 우선 그들은 태백산 아래에 있는 민박집을 얻어 반년 남짓 생활하기로 했다.

청년은 출장식 호흡을 하며 산을 다녔다. 한 달이 채 되지 않아 알레르기 비염이 없어지고 식욕이 생겼다. 소화불량, 설사도 사라졌다.

모친에게는 건정산 추출물을 얼굴에 바르도록 했다. 그러자 10년간 깜빡거리지 않던 눈이 움직였고 항상 나무껍질 같던, 남의 살 같던 뺨에도 감각이 살아났다.

건정산은 중풍, 구안와사에 쓰는 『동의보감』 처방이다. 백부자, 백강잠, 전갈을 갈아 분말로 만들어서는 뜨거운 술에 타서 먹는다.

백부자는 부자와 비슷하게 생겼다. 부자의 뿌리는 검은데 이것은 뿌리가 백색을 띠어 백부자라 한다. 전에는 우리나라 산과 들에 백부자가 지천으로 많았으나 이제는 장뇌산 삼보다 더 귀해졌다. 그래서 백부자는 멸종위기 야생동식물 2급으로 지정되어 보호받고 있다. 백강잠은 누에나방의 애벌레가 흰가루병에 걸려 죽은 것을 말린 것으로 풍병에 많이 이용했다. 지금은 비아그라와 경쟁하는 남자의 약재로 이름이 나 있다. 전갈은 풍담과 구안와사에 쓰는 독충이다.

그런데 견정산을 아무리 먹어도 낫지 않는 사람들이 많다. 이때는 견정산 재료인 백부자, 백강잠, 전갈의 분말을 올리브기름에 몇 달간 담가놓고 자주 저어 우려낸 기름 추출액을 얼굴에 바르면 효과가 크다. 견정산은 먹기보다 그 추출물을 환부에 바르는 게 도움이 된다.

모친은 지팡이를 짚고 걷는 대신 노르딕 워킹을 했다. 지팡이를 짚고 한쪽 다리로만 걸으면 마비된 다리와 팔의 근육은 더 오므라들고 혈액순환이 안된다. 점점 더 퇴화할 뿐이다. 반면에 노르딕 워킹은 불편한 쪽의 팔과 다리에 힘을 줘서 건강한 팔과 다리가 되도록 재활을 돕는다.

한편 부친은 미국 암센터가 개발한 해독 주스에 태백산 근처에서 나오는 약초나 산나물을 섞어 먹었다. 미국 암센터의 처방만으로는 부족한 게 많고 곧 싫증이 나기 때문이다.

무엇보다도 그는 죽을 고비를 넘기며 암을 이기는 방법을 터득했다. 잘 먹고 잘 걷고 잘 자는 게 암을 이기는 비방임을 깨닫기까지 무척 많은 수업료를 지불한 셈이다. 그의 몸에 있는 암세포가 더는 공포의 대상이 되지 않자 눈에 띄게 건강을 회복할 수 있었다.

프랑스의 수학자 파스칼이 말했다.

"죽음보다 확실한 것은 없고 죽음의 시기보다 불확실한 것은 없다."

삶의 길은 무수히 많다. 죽음의 길도 무수히 많다. 어느 길로 가느냐는 각자의 선택이다.

4 ―
기관지가 휜 스님

　스님이 왔다. 얼굴은 낯설지만 이름을 들으니 누구나 알 만한 유명한 분이었다. 그는 참선수행으로 높은 경지에 오른 선승이었다.

　스님은 선천적으로 기관지가 시원찮아 '오는 감기', '가는 감기'에 수시로 걸렸고 비염이 있어 참선수행에 어려움이 있었다. 독경할 때마다 코 먹은 소리가 나 불편했다. 또한 오랜 고행과 장시간의 결가부좌로 허리와 무릎관절에 통증이 와 걷는 데 애를 먹었다.

　병원에서는 "신장이 약하고 기관지가 휘었다"고 했다. 신장이 약하니 허리, 무릎이 아프고 기관지가 휘어 있으니 기관지 염증, 비염이 있고 감기에 잘 걸렸다.

　특히 기관지천식이 그를 괴롭혔다. 기관지천식은 알면서도 죽는 병이다. 오죽하면 중국의 명의 화타 선생도 기관지천식이 있는 형에게 이렇게 말했을까.

　"형, 그 병은 알면서도 죽는 병이야. 고칠 수 없어. 평소에 몸 관리 잘하라는 하늘의 뜻으로 알고 살아."

　병원에서는 "스님! 환갑 연세에 기관지가 휘어 있다고 큰일날 것도 아니니 그냥 참고 지내세요"라고 했다. 그런데 스님 듣기에는 '이제 살 만큼 살았으니 대충대충 살다가 죽으세요'라는 말로 들렸다.

　스님은 휘어진 기관지 때문에 연신 기침을 하고 코가 막히고 냄새를 잘 맡지 못하면서 살 생각을 하니 마음이 심란했다. 더구나 기관지천식이 불쑥 찾아오는 것은 공포였다. 몇 분만 숨이 막히면 죽는 게 아닌가…….

　스님은 중풍으로 쓰러진 적이 있었다. 좌반신 불수였다. 왼쪽 팔과 다리가 불편하고 머리가 깨질 듯 아팠다. 혀가 굳어 반벙어리가 되었다. 스님은 엄청난 노력으로 이 난관을 극복했다.

사람이 유명해지거나 인기인이 되면 자칫 위험한 상황이 온다. 기가 위로 뜨면 기순환 장애가 생긴다.

중국 유명 사찰에는 무림 고수들이 많았다. 이들이 매스컴의 각광을 받아 바빠지면 몸을 살피지 않고 활약하다가 60세도 안 돼 중풍으로 쓰러지는 일이 적지 않았다. 인기가 커지면 같은 크기의 불운이나 괴로움이 따라온다.

중풍을 이겨낸 스님의 독특한 치료법

처음에는 중풍 전문 병원에 입원해 두 달간 치료를 받았다. 변화가 없었다. 그대로였다. 병원에서 뇌 수술을 권유했지만 한마디로 거절했다. 한방병원에 입원했다. 침, 뜸, 한약……. 여러 가지 치료를 했다. 석 달이 지나도 호전될 기미가 없었다.

수도자가 중풍 환자가 되는 것은 죽는 것보다 못한 치욕이다. 스님은 절로 돌아왔다. 아무도 만나지 않았다. 세상과 단절했다.

먼저 절식 수행을 했다. 이 수행은 예부터 불가에서 해온 식이요법이다. 불교 경전 『백유경』은 백 가지 질병을 치료하는 책이다. 『백유경』에서는 "그윽한 산해진미 군침을 삼키지만 조절해 먹지 않으면 도리어 화를 부른다. 학들이 장수하는 것은 소식이 원인이니 그대 양을 알면 수명을 보존한다"고 했다.

음식을 잔뜩 먹고 숨을 헐떡이며 설법을 구하러 온 사람에게 석가모니가 일러준 처방이다.

스님은 하루 식사량을 누룽지밥(율무+수수+진창미) 한 그릇, 묵은 간장, 약간 익힌 채소 한 접시, 숭늉 두 그릇으로 제한했다. 석 달이 지나자 85kg이던 체중이 48kg이 되었다. 60세 나이에 키가 165cm인 스님에게 85kg은 너무 많고 48kg은 너무 적다.

그런데 체중이 줄어들자 몸에 확연한 변화가 생겼다. 그동안 깨질 듯 아프던 두통이 사라졌다. 왼쪽 팔다리에 힘이 생겨 정상적인 걸음걸이가 되었다. 굳어 있던 혀가 풀려 제대로 말을 할 수 있었다.

중풍 증세가 밀려가자 기관지 쪽에서 말썽이 밀려왔다. 젊을 때부터 속 썩이던 비염, 기관지염, 요통, 무릎 관절염이 다시 도졌다. 특히 기관지천식이 그를 심하게 괴롭혔다.

나는 스님에게 백범 선생 이야기를 하며 휜 기관지에 대한 걱정을 덜게 했다.

"백범 김구 선생은 심장에 총알이 박힌 채 70대에도 건강하게 살았지요. 60대 초반의 스님이 기관지가 좀 휘어 있다고 사는 데 뭔 지장이 있겠소."

김구 선생은 62세인 1938년 5월, 중국 장사시에서 조선혁명단원인 이운환에게 저격을 받아 총알이 심장에 박힌 채 1949년 안두희에게 암살당할 때까지 11년간 정정하게 살았다.

백범 선생 이야기를 들은 스님은 자신감을 되찾고, 다시 예전의 식이요법을 하면서 누룽지밥과 채소, 숭늉의 양을 늘렸다. 이번에는 먹고 싶으면 마음대로 먹었다. 또 출장식 호흡을 하면서 걸었다. 부추 뿌리로 즙을 내 수시로 먹었다.

스님은 감을 좋아했다. 남들은 감을 먹으면 변비로 고생하는데 스님은 속이 편해지고 설사가 멎었다. 1년 내내 감을 먹었다. 감이 없으면 꽂감을 먹었다.

나는 스님에게 공진단 추출액을 수시로 쓰도록 했다. 코, 편도선, 목에 바르고 등 쪽에는 고황혈과 폐유혈에 하루 최소한 3차례 이상 바르게 했다. 오령산에 산사, 우슬, 모과, 질경이, 쇠비름을 가미했다.

스님의 암자 근처에는 쇠비름과 질경이가 많았다. 뜯어도 뜯어도 계속 자랐다. 스님은 쇠비름을 잔뜩 뜯어 삶아서 말렸다. 질경이는 잎, 줄기, 뿌리를 함께 캐 삶아서 말렸다. 누가 보면 스님이 아니라 나물 채취꾼이라 오해할 정도였다.

이제 스님의 휜 기관지는 아무 말썽이 없었다. 쇠비름과 질경이 처방으로 스님의 신장 기능이 좋아지자 허리와 무릎도 아프지 않았다.

5 —
이가 아플 때는 송진과 산초를

이가 몹시 아프다는 60대 초반의 남자가 찾아왔다. 치과에 다녀오는 길이라면서, 이가 다 흔들리니 임플란트를 하는 게 좋겠다는 말을 들었다고 한다. 하지만 임플란트 값이 만만치 않다. 아무리 싸게 해도 낡은 아파트에서 월세로 살며 아파트단지 경비원으로 일하는 처지에서는 감당하기 힘들다. 부인은 식당에서 종업원으로 일하다가 허리를 다쳐 몇 달 전부터 누워 있었다.

그는 은행의 지점장으로 근무하다가 명예퇴직을 했다. 퇴직금과 대출을 받아 식당을 차렸지만 모든 게 날아가는 데는 일 년이 채 걸리지 않았다. 여태껏 고생을 모르고 살아온 이들 부부는 빈민층이란 새로운 세상으로 들어갈 수밖에 없었다.

경비원은 몸도 고되지만 마음이 더 힘든 직업이다. 쓰레기 분리수거, 청소, 주차 관리, 택배 관리 등 온갖 잡일에 젊은이들이 반말로 업신여기는 걸 참고 지내는 게 정말 어렵다. 그는 '죽는 것은 쉽다. 참고 버티는 게 참다운 용기다'를 좌우명으로 삼고 하루하루 버텼다. 하지만 이가 아픈 데는 용빼는 수가 없었다.

그는 내 권유대로 인근 야산에 가서 푸른 솔방울과 싱싱한 솔잎을 따다가 물을 붓고 진하게 끓였다. 아플 때마다 이 물로 입안을 헹궜다. 두 달쯤 지나자, 아픈 게 씻은 듯 사라지고 이가 흔들리던 증상도 없어졌다. 송진이 한몫한 것이다. 물론 송진을 오래 쓰면 체내에 쌓여 해롭다.

소금에 산초山椒 분말을 섞어 치약 대신 써도 좋다. '천초'라고도 부르는 산초나무의 잘 익은 열매를 살짝 볶고 빻아서 3~4년 묵은 천일염과 섞어 쓰면 잇몸 통증이 사라진다. 그래도 아픈 사람은 족도리풀인 세신의 뿌리를 조금 넣는다. 산초 기름을 만들어 입 안을 헹구고 삼키면 더욱 효과적이다. 삶은 토마토를 입에 물고 있다가 먹기를 하루 다섯 차례 이상 해도 좋다. 산사, 아가위를 진하게 달여 먹어도 효과적이다.

『방약합편』의 처방

『방약합편』에는 옥지산玉池散이란 처방이 있다. 풍이나 충치로 이가 아프고 흔들리 면서 잇몸이 짓무르거나 곪아서 고름이 나올 때에 쓰는 처방이다. 지골피, 백지, 세신, 방 풍, 승마, 천궁, 당귀, 괴화, 감초, 고본을 넣고 끓인 후 입에 물었다가 뱉으면 된다.

조선조 말기인 1885년 황도연이 편찬한 『방약합편』은 실용적인 치료에 근간을 둔 의 학서다. 실제 임상에서 활용하는 처방 위주로 제조법과 약재 등을 간결하게 집대성하여 수많은 임상가들이 애용하는 처방집이기도 하다.

언젠가 내가 쓴 책을 언급하면서 이가 아프다고 찾아온 40대 남자가 있었다. 고위직 공무원이라고 했다

그는 몇 달째 이가 아팠다. 치과에서 처방해준 약을 먹어도 계속 아팠다. 이가 아픈 건지, 잇몸이 아픈 건지, 아니면 이와 잇몸이 동시에 아픈 건지, 도무지 알 수가 없었다. 통증은 갈수록 점점 더 심해졌다. 하루는 귓바퀴 아래쪽에 있는 이하선耳下腺 근처가 아 프고 어금니 근처의 턱도 욱신거렸다. 대학병원 이비인후과에 갔으나 아무 이상이 없다 는 말만 들었다. 치료는커녕 약 처방도 받지 못했다. 그런데 통증은 계속되었다. 다시 치 과와 내과, 구강외과를 다녔지만 하나같이 이상이 없다고 했다. 아파 죽겠는데 이상이 없 다고 하니, 결국 신경성이라는 결론이 나왔다.

당시 그가 근무하는 정부종합청사 근처에 구두 수선집이 있었다. 하루는 구두를 고치 면서 찡그리고 앉아 있자, 늙은 구두 수선공이 물었다.

"왜 찡그리세요?"

"이가 아파서요."

"많이 아파요?"

"죽을 지경이에요."

"인왕산 아래에 용한 한약방이 있어요. 대학병원에서 못 고친 걸 그곳에서 약 몇 첩으로 나았다는 사람이 많아요."

그는 수선공의 말이 미덥지 않았지만 혹시나 해서 한약방을 찾아갔다. 사직단 뒤로 꾸불꾸불한 샛길을 지나 인왕산을 바라보며 올라갔다. 가파른 오르막길을 한참 지나자, 한약방 간판이 보였다. 낡은 집의 한약방이었다. 안에 들어서자, 여든은 훨씬 넘어 보이는 노인이 다짜고짜 말했다.

"턱이 많이 아프구먼."

"어떻게 아세요?"

"당신처럼 인상 쓰는 자들은 다 이와 턱관절이 아파."

그가 증세를 설명하려 하자, 노인이 말을 막았다.

"풍치네. 삼차신경통도 약간 있고……."

잠시 후 노인은 약을 다섯 첩 지어주면서 끓여 먹으라고 했다. 다섯 첩을 다 먹자 통증이 덜했다. 다시 한약방을 찾아갔다. 이번에는 열 첩과 연고를 받았다. 턱과 목에 바르라는 것이다. 그가 조심스럽게 물었다.

"이 약 처방 이름이 뭡니까?"

"지난번에 준 것은 『방약합편』에 있는 청위산과 건정산을 합방한 것이고 이번 것도 『방약합편』에 있는 사위탕과 공진단 추출 연고야. 그 병은 이가 잘못되어 생긴 게 아니야. 스트레스 때문이야. 사람이 지위가 높으면 그만큼 스트레스가 생기고 교만해지는 법이지. 마음을 다스리면 낫게 돼 있어."

약을 먹고 연고를 바르자, 통증이 씻은 듯이 사라졌다.

똑같은 처방도 손맛 따라 다르다

몇 년이 지났다. 다시 아픈 게 재발했다. 이번에는 노인이 말한 청위탕을 직접 지어 먹기로 했다. 경동시장에 가서 『방약합편』에 적힌 대로 다섯 첩을 지었다. 하지만 전혀 효과가 없었다. 배가 아프고 설사가 나면서 오히려 더 아팠다. 다시 경동시장을 찾아가 사위탕을 지었다. 열 첩을 먹었지만 역시 아무런 효과가 없었다. 며칠간 고민하던 끝에 인왕산 아래 한약방을 찾아갔다. 간판이 보이지 않았다. 주위 사람에게 물었더니, 노인은 2년 전에 돌아가셨다고 했다.

약 짓는 사람의 차이

똑같은 처방이라도 약 짓는 사람의 감성과 경험에 따라 효과가 다른 법이다. 처방을 안다고 해서 다 같은 약이 되는 게 아니다. 요리에도 손맛이 있다. 같은 재료로 똑같이 만들어도 맛은 하늘과 땅 차이다. 피카소에게 똑같이 그림을 배우고 똑같은 재료를 쓴다고 해서 모두 피카소와 같은 작품이 나오지 않는다.

특히 한약재는 처리 방법에 따라 약이 되고 독이 된다. 개똥쑥은 뜨거운 물에 끓이면 약효가 다 날아간다. 알코올이나 에테르 같은 물질에 넣어 저온에서 약효를 추출해야 한다. 반묘斑貓(가뢰)라는 벌레도 어떻게 가공, 처리하느냐에 따라 불치병을 고치는 명약이 될 수도 해를 끼치는 독이 될 수도 있다.

휴전선 근처에서 대대로 한약방을 해오던 한약업사가 있었다. 휴전 직후 이곳에 미군 기지가 생기자 많은 여인이 몰려왔다. 여인들은 평균 7~8명의 식구를 부양하는 생활력이 있었다. 미군들이 높은 산으로 훈련을 가면 같이 따라가 장사를 할 정도로 강한 여인들이었다.

그런데 여인들은 성병에 자주 걸렸다. 당국에서는 적정량의 몇 배로 고단위 페니실린을 처방했지만 부작용으로 죽는 여인까지 생겼다. 당시 페니실린은 만병통치약으로 기적의 약이라 불리었는데, 이들이 걸린 성병은 이것으로도 낫지 않는 불치병이었다. 국제매독이라고 했다.

우리나라 여인에게 문제가 있으면 자연히 미군 병사에게도 문제가 된다. 미군 의료진역시 속수무책이었다. 이때 이 한약업사가 치료 방법을 찾아냈다. 우리나라 여인은 물론, 미군 병사와 장교, 군의관들까지도 그의 처방으로 불치병을 고쳤다.

처방의 핵심은 반묘라는 독충이었다. '가뢰'라고도 부르는 이 독충이 성기와 그 주변에 서식하는 변종 바이러스, 세균 따위를 처리했다. 반묘는 부작용이 심해서 한방에서는 거의 쓰지 않는 약재였다. 독성 물질인 칸타리딘Cantharidin이 들어 있어 피부에 염증을 일으킬 수 있으므로 채집할 때 맨손으로 잡는 것도 피하던 벌레다.『동의보감』에는 성질이 차고 맛은 매우며 독이 많다고 했다. 하지만 이 한약업사는 반묘 법제(가공처리법)에 대한 자신만의 노하우로 부작용 없이 환자를 고쳤다. 인공항생제가 해결하지 못한 병을 천연항생제가 해결한 셈이다.

세월이 흘러 미군 부대의 규모가 줄어들자, 많은 여성이 떠났다. 더는 그의 한약방을 찾는 손님이 없을 줄 알았다. 그런데 손님이 구름처럼 모여들었다. 애를 낳지 못하는 여인들이었다. 국제매독을 고친 처방이 이번에는 불임 특효약이 된 것이다.

아무튼 이가 아프다고 찾아온 40대 남자는 한의서에 적힌 대로 지었는데도 왜 효과가 없는지 모르겠다고 했다.

고위직 공무원인 그는 스트레스가 많았다. 이 스트레스가 목 주위의 림프절을 경직시켰고 그에 따라 경동맥이 굳어지면서 이가 아팠던 것이다. 인왕산 밑의 한약방 노인이 핵심을 제대로 짚었던 셈이다.

경동맥이 굳어 목 위에 생기는 질병으로 무서운 것이 뇌종양과 중풍이다. 가볍더라도 턱관절 통증, 풍치, 삼차신경통, 비염, 이명, 눈병 따위가 찾아온다.

그는 목에 공진단 연고를 바르고 곽향정기산, 우귀음으로 몸속 독소를 배출하면서,

특히 스트레스를 해소하려고 애썼다.

척추암 고친 감사한 마음

스트레스를 해소하려면 어떻게 해야 할까. 명상, 운동, 취미생활, 산책 등 여러 가지 방법이 있겠지만 가장 중요한 것은 마음을 다스리는 것이다.

미국의 실업가 중에 스탠리 탠이란 인물이 있었다. 1976년 당시 성공한 실업가로 이름깨나 떨쳤다. 하루는 몸이 아파 병원에 갔다가 척추암 3기 진단을 받았다. 당시 척추암은 수술이든 약물이든 고치기 힘든 병이었다. 사람들은 그가 절망 속에 곧 죽을 것이라고 생각했다.

그런데 몇 달이 지난 어느 날, 탠이 아무렇지도 않게 사무실로 출근하는 모습을 보고 사람들이 깜짝 놀랐다. 어떻게 된 일이냐는 물음에 그는 이렇게 말했다.

"그동안 저는 이렇게 기도했습니다. 병들게 된 것도 감사하고 병들어 죽게 되어도 감사하다고 기도했습니다. 죽음 앞에서는 하느님에게 감사할 것밖에 없습니다. '살려주시면 살고 죽으라면 죽겠습니다, 무조건 감사합니다' 하고 기도를 했더니 건강을 되찾게 되었습니다."

탠이 다시 건강을 되찾은 것은 바로 '감사함' 덕분이었다. 스트레스의 원인이 마음의 상처와 부정적인 생각이라는 점에서, 이 사람처럼 감사하는 마음을 가지면 모든 스트레스에서 벗어날 수 있다. 감사하는 마음은 면역체계를 강화하며 에너지를 높이고 치유를 촉진한다.

3부 죽음과 맞서 싸우는 사람들에게 전하는 말

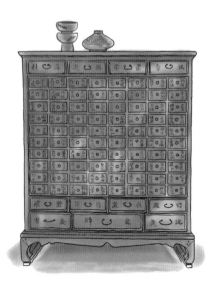

1 ＿
편안함만 찾는 치료는 죽음을 재촉한다

박 씨 할머니는 귀가 어두워 진료할 때마다 싸우는 것처럼 소리를 질러야 한다. 이 할머니의 남편은 오래전에 당뇨병으로 죽고 큰아들도 3년 전에 당뇨와 간경변 합병증으로 죽었다. 둘째와 셋째 아들도 당뇨로 투병 중이며 외동딸마저 당뇨로 고생하고 있다. 한마디로 이 할머니 집안은 당뇨병 집안이다.

큰아들이 죽고 나서 일 년 뒤, 과부가 된 맏며느리는 아이들 다섯을 늙은 시어머니에게 맡겨버리고 재혼을 했다. 맏며느리가 재혼하자, 이 할머니는 울화통이 터져 속을 끓이다가 그만 왼쪽에 풍을 맞고 쓰러졌다. 70세가 넘는 과부 할머니쯤 되면 과부 며느리가 시집가는 일 정도는 대범하고도 의연하게 대처할 만도 한데 여인네 마음은 그렇지 않은 모양이다. 평소 혈압이 높고 당뇨 증세가 있는 데다가 정신적으로 큰 타격을 받으니 중풍을 맞아 쓰러진 것이다. 처지를 안타깝게 여긴 가까운 친척들이 혈압약, 중풍약, 당뇨약을 갖다 주었다. 그러나 종일 집 안에 들어앉아 약을 먹어도 차도가 없었다.

고민이나 번뇌 없애는 비결

어느 날 한약방 뜰에서 "불쌍한 내 새끼들, 어쩌노……" 하고 푸념해대는 이 할머니에게 나는 가열순환제를 복용케 하고 밭일을 다시 시작하시라고 말씀드렸다. 할머니는 일의 중요성을 이미 경험적으로 알고 있었다. 그리고 지금까지 먹던 약은 모두 내다버리라고 말씀드렸다. 이곳 산속에 당뇨와 위장병에 효험이 있다는 개인산 약수가 있는데, 남편과 큰아들이 지병인 당뇨를 치료한다고 산속에 들어가 요양하다가 병이 더 악화된 적이 있기 때문이다.

다음 날 할머니는 아침 일찍 일어나 친지에게 맡긴 손자들을 찾아와서는 아침밥을 지어 먹였다. 친지들과 주위 사람들이 만류했지만 개의치 않았다. 밥을 지으면서 몇 번 쓰러졌으나 이를 악물고 버텼다. 그러곤 밭에 나가 일했는데, 기운이 없어 밭고랑에 넘어지고 쓰러지곤 했으나 아랑곳하지 않았다. 넘어지는 것을 당연하게 여기니 넘어지는 게 별게 아닌 것이 되었다. 할머니는 밭일을 하다가도 졸리면 앉아서 졸고 기운이 모자라 쓰러질 것 같으면 아이들 과자 먹듯이 가열순환제를 복용했다. '낮에 누우면 죽는다'는 말을 주문처럼 되뇌면서 종일 일만 했다.

아무리 기운이 없어도 기어다닐 힘만 있으면 햇빛 아래에서 움직여야 한다. 방에만 누워 있으면 영원히 눕게 되지만 보름 정도라도 비실비실 쓰러질 듯이 걸어 다니면 제법 걸어 다닐 수 있다.

환자들에게 잘 먹으라는 말은 건강학적 측면에서 볼 때 빨리 죽으라고 고사를 지내는 것과 같다. 일하거나 흙을 밟으면서 걸어 다니는 것이 인체를 활성화하는 첫 번째 전제 조건으로, 이 조건 없이 먹는 좋은 약이나 음식은 모두 부질없는 것이다.

더욱이 할머니는 종일 일거리를 찾아 몸을 움직여대니 맏며느리 문제로 고민할 새가 없었다. 밤이면 온몸이 파김치가 되어 속상해할 틈도 없이 그냥 방에 쓰러져 잠이 들었다. 고민이나 번뇌는 할 일이 별로 없고 지루할 때 그 공백을 메우기 위해서 하는 것이다. 아무리 심한 번뇌가 있어도 물에 빠지면 헤엄쳐 나오려고 버둥대지, 그 상황에서 번뇌하고 있을 사람은 없다.

그럭저럭 한 달쯤 지나자 다리에 힘이 생긴 할머니는 근처 산으로 약초를 캐러 나섰다. 바쁘게 움직이니 며느리 때문에 울화통이 생길 일도 없고, 울화가 없어지니 병이 자연히 사라졌다.

일 년 후에는 귀가 잘 들리지 않는 것을 제외하고는 중풍, 당뇨, 고혈압이 한꺼번에 다 나았다. 겉으로 보기에는 고혈압, 당뇨, 중풍이 서로 다른 병으로 보이지만 모두 '기'가 부족해서 오는 병이다. 기를 회복하니 이 세 가지 병이 동시에 나은 것이다.

이처럼 몸을 끊임없이 힘들게 움직여 당뇨, 중풍, 고혈압을 완전히 치료한 박 씨 할머니와는 달리, 50대의 어느 재벌 총수는 당뇨를 돈으로 편안하게 치료하다가 나이 60도 넘기지 못하고 세상을 떠났다.

병이 재발하는 이유

우리는 사소한 병도 남에게 숨기는 경향이 있다. 특히 이름난 공인公人일수록 그런 경향이 심해서 병으로 죽어도 무슨 병인지 확실히 밝히지 않고 다만 지병으로 죽었다고만 한다. 나를 찾아오는 환자 중에도 사회적으로 유명한 사람이 많으나 이 책에서 그 이름을 구체적으로 밝히지 않는 것은 이런 이유에서다.

아무튼 이 재벌 총수는 당뇨를 오랫동안 앓아왔는데, 국내 의료진이 미덥지 않아서 사업차 미국이나 일본으로 출장을 간다고 하고는 그곳에서 장기간 입원 치료를 받았다. 몸이 좀 나아지면 귀국하여 '언제 아팠느냐'는 식으로 다시 여자와 좋은 음식, 그리고 술을 마다하지 않았다. 그러다가 몸이 다시 나빠지면 외국으로 나가서 치료를 받았다. 이런 짓을 몇 번 되풀이하다가 환갑을 채 못 넘기고 죽고 말았다. 근본적인 처방이 아닌 일시적인 땜질식 치료와 무분별한 생활이 죽음을 부른 것이다.

고혈압과 중풍은 근본적으로 간의 기운이 허약한 데서 오는 병이다. 간기를 보충하려면 강도 높은 기운순환운동과 가열순환제가 필요하다. 당뇨 치료도 별다른 차이가 없다.

오랫동안 병을 앓은 사람들은 대체로 자기가 웬만한 의사보다 낫다고 생각한다. 병에 대한 지식도 많다. 이들은 당뇨약과 식이요법으로 당뇨 수치가 정상이 되면 병이 완치되었다고 믿는다. 그러나 대부분은 곧 재발하고 만다. 수치가 정상이 되었다고 하여 당뇨병이 나은 것이 아니다.

당뇨병 환자의 몸은 시커먼 매연을 뿜어대는 불량품 보일러처럼 에너지 효율이 아주 낮다. 그러므로 아무리 좋은 영양분을 공급해도 그 영양분이 에너지로 전환되지 않아 항상 기운이 없고 피곤하다. 시커먼 매연을 제거한다고, 집진 장치를 하여 굴뚝에서 연기가 나오지 않는다고 해서 불량 보일러가 우량 보일러로 갑자기 둔갑할 수는 없는 노릇이다. 문제는 보일러 자체에 있다. 보일러 속을 고쳐서 효율 높은 보일러로 만들어야 한다.

당뇨 수치가 정상이라고 해서 당뇨가 근본적으로 치료된 것이 아니다. 또 수치를 인위적으로 잡는다고 해서 몸의 에너지 효율이 높아지는 게 아니다. 몸의 효율을 높이는 길은 강도 높은 기운순환운동과 가열순환제 같은 농축된 고열 음식물로 화학적인 기운 순환을 시키는 것이다. 에너지 효율이 높아지면 기운이 생기고 피로가 없어진다. 그러면 당뇨 수치는 자연스레 정상으로 되돌아온다. 수치는 정상인데 몸이 늘 피곤한 당뇨 환자는 한번쯤 심각하게 생각해볼 일이다.

70이 넘은 시골 할머니의 성공적인 투병 생활과 60세도 못 넘기고 죽은 재벌 총수의 투병 생활은 여러 면에서 시사하는 바가 많다. 건강의 요체는 운동을 통한 물리적 기운 순환과 적절한 음식물 섭취를 통한 화학적 기운 순환의 조화를 달성하는 데 있음을 알 수 있다.

2 —
병명 없이 아픈 사람들에게

제주 '신침 노인'의 가르침

어느 날 30대 중반의 여인이 얼굴에 수심이 가득 차서 찾아왔다. 하나밖에 없는 남동생이 죽게 되었는데, 이 동생이 3대 독자라 잘못되는 날에는 늙고 병약한 부모님들까지 충격을 받아 줄초상이 날지도 모른다며 울먹였다. 동생은 얼마 전 고열이 나고 허리 통증이 심하여 병원에 입원했는데 병명도 나오지 않고 점점 병이 깊어지는 것 같아 애를 태우고 있다고 했다. 병 이름이 나와야 그에 알맞은 치료를 할 터인데, 그러지 못하니 번지 없는 주막을 찾는 꼴이다. 병명도 알 수 없는 상황에서 몸이 계속 아프니 혹시 새로 나타난 죽을병에 걸린 게 아닌가 하여 본인은 물론 온 가족이 공포에 휩싸였다.

우리는 병원에서 정밀 검사를 하여 이상이 없으면 병이 없는 것으로 간주한다. 하지만 물에 빠져 죽기 직전인 사람도 정밀 검사를 해보면 이상이 없지만 몇 분 후에는 죽는다. 평생 모은 돈을 사기꾼에게 몽땅 털려 울화로 심장이 터질 것 같은 사람도 검사해보면 이상이 없다. 이처럼 정밀 검사에는 한계가 있다. 인체의 물리적인 이상이 있을 때는 물리학의 기초 이론으로 만들어진 기계가 귀신같이 알아내지만, 정신적인 요인으로 인한 질병에는 속수무책이다. 정신에 문제가 생겨서 발생한 질병을 잡아내는 기계는 아직 없다.

한의가 병원으로 환자를 찾아가 진맥하는 것은 금기에 속하는 일이다. 이는 십여 년 전 '신침神鍼'이라 불리는 제주에 사는 노인에게 배운 가르침이다.

이 노인은 얼마나 많은 침을 놓았던지 침놓다가 병까지 얻은 기인이었다. 침을 놓는 일은 겉보기엔 별로 힘이 들지 않는 일처럼 보인다. 하지만 침을 놓는 정성에 따라 그 효과가 달라질 만큼 정성을 쏟으면 쏟을수록 몸의 기가 빠져나가는 매우 힘든 중노동이다.

신침 노인과 산책하다가 풍을 맞아 쓰러진 사람을 만났다. 그 사람은 병원에 가는 길이었는데 신침 노인을 보자마자 집으로 가서 침을 놓아달라고 간청했다. 다 죽어간다고 통사정을 늘어놓았지만 신침 노인은 한사코 가려 하지를 않았다. 어째서 환자를 고치러 가지 않는지 의문이 들었는데, 곧 그 노인의 설명을 듣고는 이해가 되었다.

환자가 처음 병이 났을 때 찾아오면 치료할 수 있지만 병이 악화된 후에 살려달라고 할 때는 이미 병을 치료할 수 없는 상황이므로 단호하게 거절해야 한다는 것이다. 여기에는 정신의 문제가 개입되어 있다. 어디에 가서 누구에게 치료를 받아야겠다는 환자의 마음가짐이 치료의 성패를 가르는 요건이 된다는 것이다.

양의든 한의든 처음에는 어떤 병이든지 다 고치려고 노력한다. 그러나 실력이 늘고 경험이 많아질수록 자신이 고칠 수 없다고 생각하는 병이 더 많아진다. 이런 까닭에 "난 못 고치는데" 하는 사람이 오히려 확실하게 병을 고칠 가능성이 더 높다.

여자와 심하게 관계했구먼!

나 역시 환자의 누나를 따라 그 병원에 갈 수 있는 상황이 아니었다. 하지만 3대 독자인 동생이 곧 죽어간다면서 살려달라고 애원하는 통에 할 수 없이 가게 되었다.

병원에 가서 보니 환자는 허리와 다리에 중무장을 하고 있었다. 얼굴에 투구만 쓰면 중세 시대 기사라 해도 믿을 수밖에 없을 정도였다. 그런데도 정확한 원인도, 병명도 알 수 없어 답답해하는 환자와 그 가족의 심정이 이해가 되었다.

병명이 나오지 않는 제일 큰 이유 가운데 하나는 병이 없기 때문이다. 그러므로 당황하게 된다. 허리가 아픈데 병명이 나오지 않는 경우가 있고, 허리가 굽었는데도 아프지 않은 사람도 있으며, 허리에 아무런 문제도 없는데도 아픈 사람이 있다. 허리 자체는 지극히 정상인데 아파서 진찰했더니 아무 병도 없으면 본인과 가족은 당황하게 된다. 의사 또한 병명이 나오지 않으면 병이 없다고 생각하지 않고 이상한 병에 걸린 것 아닌가 의심하여 이런저런 검사를 하게 된다.

병상에 누워 고통을 참지 못해 얼굴을 찡그리고 식은땀을 흘리고 있는 환자를 보니 몹시 아픈 것은 틀림없었다. 얼굴을 자세히 살펴보니 큰 범죄를 저지른 범인이 경찰서에 끌려갔을 때 지을 법한 표정이 고통으로 인한 표정과 섞여 있었다. 환자의 맥을 짚은 뒤 남모르게 환자와 귓속말을 몇 마디 나누고는 병실을 나왔다. 다음 날 환자는 씻은 듯이 병이 나아 퇴원했다고 전화로 연락해왔다.

독자들은 내가 무슨 술수를 부렸는가 생각할지 모르지만 전혀 아니다. 많은 고민으로 기가 막히면 어떤 사람은 허리에, 어떤 사람은 목에 디스크가 오기도 한다. 이 청년은 육체의 피로와 정신의 고민으로 기가 막혔는데, 그 반응이 허리에 나타난 것이다.

병원과 관계없는 한의가 왔지만 청년은 내게 간절한 구원의 눈빛을 보내고 있었다. 환자를 처음 대할 때 눈을 보면 그가 나를 믿는지 아닌지를 알 수 있다. 눈빛은 기의 결정체이다.

30대 전후 나이의 총각을 이렇게 고민하게 할 문제는 뻔하다. 여자 문제 아니면 돈 문제이다. 맥을 짚어본 뒤 내가 이렇게 말했다.

"여자와 심하게 관계했구먼."

"예."

"그럼, 돈 좀 썼겠네!"

그렇단다. 회사에 다니는 사람이 여자와 관계를 심하게 하려면 돈이 필요했을 테고, 월급으로는 충당할 수 없으니 공금이라도 썼을 것이다. 회사 공금으로 무리하게 여자 친구와 놀러 다니다가 공금 횡령이 들통나자 병이 난 것이었다. 병원에 입원해 있으면서도 계속 그 공금 걱정만 하고 있었던 것이다.

이건 추리이다. 환자를 진맥하고 치료하는 데도 추리가 필요하다. 명의는 환자를 보는 순간, 병이 어디서 비롯되었는지를 알아내 환자보다 높은 위치에 서야 한다.

"그럼, 누나가 해결해주면 되겠지?"

"누나가 무서워요!"

나는 환자의 누나에게 말했다.

"동생한테 아무 소리 말고 '내가 해결해줄게' 한마디만 해주시오. 그러면 병이 나을 것입니다."

누나는 아무에게도 알리지 않고 자기가 해주겠다고 했다. 누나가 공금을 변제하고 책임을 추궁하지 않기로 약속하자 그는 그 즉시 병에서 벗어났다.

이와 비슷하지만 비극으로 막을 내린 사례도 있다. 한 친구의 어머니가 거액의 계를 하다가 사고가 생겼다. 아들이 미국에 간 사이에 맡겨놓은 집까지 동시에 날리고 말았다. 그 충격으로 목 디스크가 왔다. 이때 조금만 참으면 된다. 하지만 모기에 물리기만 해도 참지 못하는 성미인지라 병원으로 달려가 수술을 받았다. 불행하게도 수술이 잘못되어 전신불수가 되었다. 10여 년간 식물인간으로 지내다 돌아가셨으니 그동안 본인이나 그 가족들이 겪은 고통은 이루 말할 수 없을 것이다.

앞서 얘기한 청년이나 친구 어머니는 모두 정신적인 충격 때문에 기운순환장애가 생긴 것이다. 기운순환장애가 오면 각자 취약점에 따라 허리 디스크나 목 디스크가 생기고, 심한 경우 실명이 되기도 한다. 이렇게 정신적인 충격 때문에 생긴 병들은 차근차근 원인을 찾아내어 정신적인 안정을 찾으면 쉽게 나을 수 있다.

3 —
눈물이 나도록 살아라

세상에서 가장 참기 힘든 고통은 무엇일까. 뇌, 호르몬 같은 생물학적 원인이나 인간 관계에서 오는 갈등, 상실 등 심리적 원인을 제외하면 경제적 어려움 때문에 생기는 우울증이 가장 큰 정신질환 요인이다. 통상 '불황 우울증'이라 한다.

돈 때문에 생기는 우울증

맹자는 "항산이 없으면 항심도 없다無恒産無恒心"고 했다. 항산은 직업, 일자리로 돈이 생기는 것이고, 항심은 도덕심이다. 누구나 바른 생각, 바른 행동이 좋은 줄 알지만 먹고사는 데 찌들면 그게 아주 어렵다.

'불황 우울증'에는 크게 두 가지 유형이 있다. 하나는 대박이나 한방에 집착하는 한탕주의형이다. 술, 담배, 게임 같은 것에 중독되기 쉬운 사람은 한탕주의에 빠지기 쉽다. 이런 것에 목숨을 걸면 목숨을 잃기에 딱 알맞다. 다른 한 유형은 집 안에 틀어박혀 세상과 단절하는 외톨이나 노숙자가 되는 의욕상실형이다. 심하면 스스로 목숨을 끊고 싶어 하는 충동까지 생긴다.

지인 중에 60대 중반의 건축설계사가 있다. 젊어서 건축설계회사를 차렸는데, 하는 일마다 실패하는 바람에 빚더미에 주저앉았다. 중학교 교사로 일하는 아내 덕에 먹고살기는 했지만 아내가 정년퇴직을 하자 살기가 힘들어졌다.

그는 여전히 수입 없는 회사로 버텼다. 남의 회사에 취직하면 꽤 많은 월급을 받을 수 있었는데도 자기 회사를 고집했다. 당시 건축사 자격자들은 대부분 수입이 좋았다. 그런데도 군이 자기 회사를 고집하다가 적자 속에 수십 년을 보낸 것이다.

하루는 머리가 너무 심하게 아파서 병원을 찾았다. 정밀 검사를 하자, 뇌신경이 50퍼센트 넘게 막혀 있고 경동맥도 절반 이상 굳어 있었다. 수십 년간 속을 썩이면서 고민하고 살아온 결과였다. 병원에서는 더 손을 쓸 수 없다고 했다.

다행히 부모와 같이 살던 집이 재개발지역으로 수용된 덕에 큰돈이 생겼다. 부모는 그에게 명의를 이전하고 세상을 떴다. 간신히 돈 걱정, 빚 걱정에서 벗어났는데, 이번에는 형과 동생들이 유산을 나눠야 한다고 소송을 했다. 그는 머리를 싸매고 누웠다. 그냥 법대로 나눠 주면 되는데, 사람 욕심이 그렇지 않았던 것이다.

며칠 전, 중환자실에 입원했는데 절망적이라는 의사의 소견이 있었다고 전해 왔다. 속을 상하면 속만 상하는 게 아니다. 뇌세포가 파괴된다. 일반적으로 스트레스를 받으면 목 주변의 근육이 딱딱해지고 두통, 가슴 통증, 어지럼증이 생긴다. 목 림프절이 굳어진 탓이다. 소화불량성 복통, 변비, 설사도 함께 나타난다. 허리 주위의 림프절이 영향을 받아 생기는 현상들이다. 면역력이 떨어져 비염, 천식, 감기도 잘 걸린다. 짜증, 화내기, 불면증, 오래 자는 것 모두 스트레스가 불러오는 증상들이다.

피그말리온 효과

흔히 불면증이 있는 사람은 '오늘 밤, 잠이 안 오면 어쩌지?' 하고 걱정하는 경우가 많은데, 이런 걱정을 하면 실제로 잠이 오지 않는다. 이러한 현상을 심리학 용어로 '자기충족 예언self-fulfilling propercy'이라고 한다. 말이 씨가 되는 것이다. 스스로 예언자가 되어 '나는 정말 운이 없다. 어떻게 하는 일마다 안 되나!' 하는 마음을 먹으면 점점 수렁으로 빠져들기 쉽다. 그러나 이 세상 그 누구도 내일 무슨 일이 일어날지 모르는 법이다. 한 시간 후, 아니 1초 후에 무슨 일이 있을지는 아무도 모른다.

'피그말리온 효과'라는 것이 있다. 긍정적인 마음을 먹으면 긍정적인 효과가 생기는 것을 말한다. 행복하다고 생각하면 행복해지고 불행하다고 생각하면 불행해진다. 제2차 세계대전 당시, 아우슈비츠 유대인수용소에서도 희망과 용기를 가진 사람은 살아남았고 시베리아 유형지에서도 긍정적인 마음을 먹은 사람들은 살아남았다. 아우슈비츠 수용소에서 살아남은 정신의학자 빅터 프랭클Viktor Frankl은 『죽음의 수용소에서』에서 "고통이 곧 삶의 의미"라고 했다. 왜 살아야 하는지를 아는 사람은 그 어떤 상황도 견뎌낼 수 있다면서, 미래에 대한 기대와 희망을 잃으면 절망에 무릎을 꿇게 된다고 했다.

걸어라. 계속 걸어라. 힘들게 걷다 보면 희망이 보인다. 용기와 희망의 빛이 보이고 긍정적인 마음이 샘솟는다.

죽으려고 20일간 걸은 남자

많은 사람이 고통 속에서도 살아가고 있다. 죽지 못해 사는 게 아니라 용기를 가지고 의연하게 어려움과 맞서고 있다. 죽기는 쉽다. 어려움을 헤쳐 나가면서 사는 게 어렵다.

50대 중반의 남자가 사업을 하다가 쫄딱 망했다. 유일한 재산인 집 한 채도, 명예퇴직금도 다 쏟아부었지만 망했다. 아내의 친정 돈까지 다 말아먹었다. 돈이 없어서 파산 신청도 할 수 없었다. 신용불량자가 되었고 할 수 있는 게 하나도 없었다. 종일 술만 마셨다. 죽을 때까지 마시기로 했다. 두 달이 지나자, 술 마시는 것도 지겨워졌다.

'술로 죽을 팔자가 못 되는구나.'

그는 다른 방법을 찾아 죽기로 했다. 제주도를 둘러보다가 그냥 해안가 절벽에서 떨어져 죽기로 마음먹었다. 김포-제주행 2만 원짜리 할인항공권을 구해 제주도로 갔다.

공항 근처 찜질방에서 자고 이튿날 새벽부터 걸었다. 올레길을 따라 종일 걸었다. 먹은 것이라곤 컵라면 한 개뿐이었다. 하지만 죽을 만한 곳이 눈에 띄지 않았다. 다시 찜질방에서 자고 이튿날 새벽부터 걸었다. 어두워질 때까지 걸었다. 먹은 것은 역시 컵라면 하나였다. 죽을 곳을 찾지 못해 계속 걸었다.

하루 20~30km씩 열흘간 200km를 걸었다. 발은 부르트고 찢어져 양말에 피가 흥건히 고였다. 발과 허리, 다리가 아팠지만 곧 죽을 것이라고 생각하자 견딜 만했다. 배고픔도 사라졌다. 비가 억수로 와도 걸었다. 감기몸살로 오들오들 떨면서도 걸었다.

제주도의 올레길은 425km다. 걷다 보니 처음 걷기 시작한 곳으로 다시 돌아왔다. 20일쯤 걸렸다. 마지막으로 한라산에 올라갔다. 날마다 컵라면 한두 개를 먹고 올레길을 일주하고 한라산을 올라갔다 온 것이다.

찜질방 해수탕에서 잠시 몸을 추스르면서 생각했다.

'내가 여기 왜 왔지?'

그는 처음 계획한 자살을 까맣게 잊고 있었다. 아내가 그리웠다. 자식들이 보고 싶었다. 아내에게 전화했다.

"나, 내일 집에 갈 거야!"

일단 걸어라. 묻지도 따지지도 말고 무작정 걸어라. 걷다 보면 답이 나온다. 아니, 일단 살아라. 살다 보면 길이 열린다. 절망과 고통은 삶의 한 부분이다. 이것이 없으면 희망도 기쁨도 행복도 없다. 맑은 날만 계속되면 사막이 된다. 기쁨과 슬픔, 희망과 절망, 행복과 불행은 삶이 지속되는 한 반복되게 마련이다.

무조건 걷자. 오늘부터 걷자. 오늘은 어제 죽은 사람이 그렇게 살고 싶었던 귀중한 날이 아닌가.

두 손으로 삶을 꼭 붙들어 매라

"눈물이 나도록 살아라."

이 말은 2014년 36세의 젊은 나이에 대장암 4기 진단을 받고 남편과 두 자녀를 남긴 채 세상을 떠난 영국의 극작가 샬롯 키틀리Charlotte Kitley가 마지막으로 남긴 말이다.

그녀는 암세포가 간과 폐로 전이된 6개월 시한부 인생이었다. 무려 39회의 화학요법 치료와 25회의 방사선치료를 견뎌내면서 일 년을 더 살았다. 그녀가 마지막으로 블로그에 써놓은 글을 보자.

살고 싶은 나날이 이리 많은데, 저한테는 허락되지 않네요. 아이들이 커가는 모습도 보고 싶고 남편에게 못된 마누라도 되면서 늙어보고 싶은데, 그럴 시간을 주지 않네요. 죽음을 앞두고 보니, 아침마다 아이들에게 '일어나라, 서둘러라, 이 닦아라' 등 소리소리 지르던 나날이 행복이었더군요.

해보라는 온갖 치료는 다 받아봤어요. 기본적인 의학요법은 물론이고 기름에 절인 치즈도 먹어보고 쓰디쓴 즙도 마셔봤습니다.

침도 맞았지요. 그런데 아니더라고요. 귀한 시간을 낭비했다는 생각이 들더군요.

장례식 문제를 미리 처리해놓고 나니, 아침마다 일어나서 아이들을 껴안아주고 뽀뽀해줄 수 있다는 게 새삼 감사하게 느껴졌어요. 얼마 후면, 나는 남편 곁에서 잠을 깨는 기쁨을 잃게 될 것이고 남편은 무심코 커피잔을 두 개 꺼냈다가 한 잔만 있어도 된다는 사실에 슬퍼하겠지요. 딸아이 머리를 땋아줘야 하는데…… 아들이 잃어버린 레고 조각이 어디로 굴러 들어갔는지는 나만 아는데, 앞으로는 누가 찾아줄까요.

6개월 시한부 판정을 받고 22개월을 더 살았습니다. 덕분에 초등학교 입학 첫날, 아이를 학교에 데려다주는 기쁨을 품고 갈 수 있게 되었습니다. 아이가 처음 이빨 빠진 기념으로 자전거를 사주러 갔을 때는 정말 행복했어요. 보너스 일 년 덕분에 30대 중반이 아니라 30대 후반까지 살고 가네요.

중년의 복부비만, 늘어나는 허리둘레, 그거 한번 가져봤으면 좋겠습니다. 희어지는 머리카락, 그거 한번 뽑아봤으면 좋겠습니다. 그만큼 살아남는다는 얘기잖아요. 저도 한번 늙어보고 싶네요. 부디 삶을 즐기면서 사세요.

4 —
장독대 위에 앉은 쥐만 잡으려면

수술이냐 자연치료냐

전화가 왔다. 여자 목소리였다.

"20일 후에 암 수술하기로 했는데 어떻게 할까요?"

"수술한 다음에 연락 주세요."

20분쯤 지나고 다시 전화가 왔다.

"선생님 가족이 유방암 진단을 받아 의사가 수술해야 한다면 어떻게 하실 거죠?"

"절대로 안 합니다."

"나보고는 수술하라면서 선생님 가족은 절대 수술을 안 하게 하신다니, 무슨 말씀이 그렇지요?"

"이상하게 들리겠지만, 수술하기로 작정한 사람은 수술해야 하고, 평소 수술하지 않기로 마음먹은 사람은 수술할 필요가 없습니다."

전화를 걸어온 여인은 60대 초반으로 뉴욕에 있는 병원의 내과 의사였다. 여인의 언니도 유방암 진단을 받았다. 수술하고 항암치료, 방사선치료를 받았지만 암세포가 어깨, 겨드랑이, 폐로 전이되어 고생만 하다가 죽었다. 병원비가 엄청나게 비싼 병원에서 치료받았지만 결과는 고통과 죽음뿐이었다.

여인은 동료 의사들에게 자문을 구했다. 내과 의사들은 수술에 반대한다는 의견이 우세했고 외과 의사들은 대부분 수술을 권했다. 마취과 의사들은 반반이었다. 여인은 평소

암에 걸리면 병원 치료 대신 자연치료를 하면서 자연수명에 몸을 맡기겠다고 생각했다. 그런데 정밀 검사를 하고 외과 의사 앞에서 소견을 들으니, 자신도 모르게 수술에 동의하게 되었다는 것이다.

30분 후 다시 전화가 왔다. 보름 후에 한국으로 떠나는 항공편을 예약했다면서 그동안 뭘 하면 좋겠냐고 물었다.

누구나 이 여인과 같은 처지가 되면 심란하다. 과연 병원 치료로 병이 나을 수 있을지, 아니면 대체의학을 선택해야 할지를 놓고 머릿속이 복잡해진다. 이런저런 고민을 하는 사이에 몸은 극도로 나빠진다. 잘 먹고 잘 돌아다니고 잘 자던 사람이 갑자기 먹지도 못하고 다니지도 못하고 불면증으로 밤새 고민한다.

생각이 많으면 머리가 혼란해지는 법이다. 잡념이 많아진다. 그래서 힐링이 필요하다. 힐링은 생각을 멈추는 것이다. 머릿속의 쓰레기를 비우는 작업이다.

힐링 방법은 사람에 따라 다르다. 예컨대, 2018년 평창 동계올림픽 당시, 핀란드 선수들은 뜨개질을 했다. 스노보드 남자 선수들도 시합 직전까지 뜨개질을 했고 코치도 뜨개질을 했다. 심리 담당 코치가 선수들의 마음을 안정시키고 집중력을 높이기 위해 제안한 훈련이었다.

급할수록 돌아가라

나는 바닷가에서 파도 소리를 들을 것을 권했다. 파도 소리는 사람의 마음을 안정시키기 때문이다.

왜 그럴까. 파도 소리는 많은 주파수가 섞여 있는 소음이고 불협화음이다. 우리 귀가 들을 수 있는 주파수 범위는 20~20,000Hz인데, 파도는 여러 형태로 부딪치면서 여러 주파수가 나온다. 우리 청각이 들을 수 있는 모든 주파수대의 소리가 섞여 있다. 이런 혼합된 소리를 '백색白色소음'이라고 한다. 소음은 소음인데 인체에 유익한 소음이다. 백색소음을 들으면 정신이 안정되며 집중된다.

어느 목사는 기도에 집중하기 힘들 때마다 낚시터에 간다고 한다. 밤새 낚시를 해서 서너 마리를 잡았다가 놓아주는데, 그러고 나면 아침에 맑은 마음으로 목회를 할 수 있다는 것이다. 낚시터 역시 백색소음의 집합소다. 특히 바다낚시는 파도 소리와 바람 소리를 함께 들을 수 있다. 열댓 시간을 계속해도 지루한 줄 모른다. 파도 소리와 섞인 바람 소리가 사람의 마음을 편안하고 맑게 해주기 때문이다.

우리는 엄마 배 속에서 백색소음을 들으며 자라다가 세상에 나왔다. 그래서 백색소음을 들으면 엄마 배 속처럼 편안함과 안정감을 느낀다. 누구든지 심란하다면 먼저 바닷가에 가서 파도 소리를 들도록 하자.

그다음으로 검은색 숭늉을 많이 먹을 것을 권했다.

암에 걸린 사람은 일단 몸속의 독소를 배출하는 게 중요하다. 시커멓게 태운 누룽지를 뜨거운 물로 우려낸 숭늉을 마시면 몸속의 독소가 빠져나간다. 검게 탄 음식은 해롭다고 생각하는 사람들이 있는데, 물론 동물성 지방질이나 단백질을 태운 것은 해롭다. 하지만 곡물을 80퍼센트 정도 태운 것은 몸에 이롭다. 이것으로 만든 숭늉은 몸속 불순물을 제거하는 최고의 천연항생제다. 수천 년간 선조들이 검증한 음식이니 안심해도 좋다.

파도 소리 듣기와 검은색 숭늉 마시기 외에 한 가지를 덧붙였다. 장독대에 앉아 있는 쥐를 잡으려고 돌을 던질 때 장독은 깨지 않고 쥐만 잡아야 하듯이, 몸은 해치지 않고 암세포만 잡을 수 있는 의료진을 만나는 게 중요하다고 했다.

현재까지 많은 표적 치료제가 나와 있지만 아직도 암세포에만 유효한 치료제는 없다. 암 치료는 장독을 깨지 않으면서 쥐만 잡기보다 더 어렵다. 몸을 해치지 않으면서 암세포를 잡으려면 지금까지 나온 방식이 아닌 새로운 시도가 필요하다.

『동의보감』에서는 약을 '상품, 중품, 하품' 세 종류로 나누고 있다. '상품'은 몸의 균형을 조절한다. 밥 먹듯 오래 먹을 수 있는 약이다. 면역력을 높여주는 건강식품이나 다름없다. '중품'은 병이나 증세를 완화하는 약이다. 제대로 쓰면 병을 고치지만 잘못 쓰면 악화시킨다. 항상 부작용에 신경 써야 한다. '하품'은 독성이 강한 약이다. 암 환자에게 항암제, 방사선치료를 하듯 독한 약으로 환자의 병을 공격하다 보면 환자를 잡기 십상이다. 그런데도 암 환자는 '하품' 약보다 더 독한 약을 처방받는 경우가 많다.

급할수록 돌아가라고 했다. 당장 죽을 환자가 아니라면 '상품' 약으로 천천히 병을 다스려야 한다. 중병 환자는 대부분 위급한 환자가 아니라 기력이 약한 사람이다. 마땅히 '상품' 약으로 다스리는 것이 순리다.

고비용 치료만 고집한 결과

환자를 대하다 보면, 때로는 의학적인 도움을 줄 수 없을 때가 종종 있다. 생각하는 게 너무나 다른 환자의 판단이나 관점에 대해 이러쿵저러쿵할 수 없는 경우가 대부분이다.

60대 중반의 남자가 장에 3cm, 간에 2cm짜리 암세포가 있다는 진단을 받았다. 병원에서 수술은 어렵지만 항암치료를 받으라고 했으나 두 차례 받고는 중단했다. 남은 수명은 3~6개월이라고 했다. 병원에서 더 할 게 없다는 것을 알고는 그냥 퇴원했다. 그때부터 그는 여러 가지 자연치료법으로 시한부 생존 기간을 넘기고 일 년을 더 살았다.

온몸으로 암세포가 번져나가는 상황에서 하루하루를 고단위 진통제로 버텼다. 그동안 살던 아파트를 팔아 치료비로 썼다. 그의 마지막 소망은 전셋돈을 빼서 특별 치료를 받는 것이었다.

남편의 이런 행동에 답답해하던 부인이 내게 하소연하는 편지를 보내왔다. 나는 일 년 전에 찾아온 남편에게 식이요법과 호흡법, 림프절 치료법을 집에서 하라고 권했다. 그런데 그는 내 말을 무시한 채 고비용 치료법만을 고집하면서 고통 속에서 괴로워하고 있었던 것이다.

이와 비슷한 사례로, 부모 돈으로 평생 살아온 70대 초반의 한 남자가 있었다. 운동신경이 뛰어난 그는 젊은 시절 프로골프 선수로 활동했으나 수입보다 지출이 열 배 이상 많을 정도로 흥청망청 살았다. 게다가 금지 약물을 오랫동안 가까이한 탓에 C형간염, 간경화가 왔다.

서울의 유명 병원에서 획기적인 C형간염 치료제를 처방받았는데, 1차는 실패하고 2차에 성공해서 C형간염 항체가 생겼다. 한 번 치료하는 데 하루 한 알씩 복용하여 100일이 걸렸다. 두 번 했으니 200일 걸렸다. 약이 한 알에 8만 원가량 되므로 100일 동안 800여만 원을 약값으로 쓴 것이다. 첫 번째 투약에 항체가 생기지 않아서 두 번째는 공짜로 했다.

퇴원 전에 정밀 검사를 한 결과, C형간염 항체는 생겼지만 간경화는 오히려 심해졌다. 그런데 새로운 문제가 나타났다. 신장에 종양이 있다는 것이다. 병원에서는 일단 수술을 해봐야 정확한 진단을 내릴 수 있다고 했다.

미국 국적을 가진 그는 텍사스의 휴스턴을 찾아갔다. 우리나라 부자들이 많이 간다는 세계적인 암치료 전문병원인 엠디앤더슨 암센터에서 검사했다. 하지만 결과는 서울의 병원과 같았다.

그동안 간혹 혈뇨가 나왔으나 신장병 환자가 느끼는 증세가 없어서 잘 먹고 잘 놀고 잘 지냈는데, 암 진단을 받은 후로는 거의 실성한 사람이 되었다. 한국이든 미국이든, 의사들이 하나같이 수술을 해봐야 알 수 있고 또 수술 후에는 어찌 될지 도통 모르겠다고 하니 더욱 미칠 노릇이었다.

가족들의 권유로 나를 찾아왔다. 하지만 한의학에 대한 편견에 사로잡혀 있는 그는 내 말을 귀담아듣지 않았다. 한약은 바이오 항생제인데도 화공약품 항생제에 길든 사람들은 한약을 먹어보라고 해도 도무지 말을 듣지 않는다. 암 환자에게 한약을 먹으라고 하면 마치 독약을 먹으라고 하기라도 한 것처럼 펄쩍 뛴다.

개인적으로 가깝게 지내는 사이라고 해도 이런 환자에게는 말을 조심하게 된다. 생각해서 해주는 말도 자칫 오해하기 십상이다.

별 탈 없이 고희를 넘긴 것은 분명 대단한 일이다. 밥을 잘 먹고 잘 걷고 잠을 잘 자면 뭘 더 바랄 것인가. 그러다가 자는 듯이 죽으면 큰 축복이 아닐 수 없다. 질병에서 벗어나고픈 마음에 너무 조급해하지 말고 우선 오늘 하루를 즐거운 하루로 만들자. 사람을 만날 때도 그들을 판단하는 마음보다 이해하는 마음을 갖는다면 세상이 좀 더 좋게 보일 것이고, 마음도 한결 편안해질 것이다. 열린 마음이 치료의 첫걸음이라는 사실을 잊지 말자.

5 —
입안의 보물

오래 씹어야 오래 산다

양생술의 명인 손진인孫眞人이 침에 대해 말했다.

"침을 뱉지 마라. 입안의 진액은 금장옥례이다. 종일 침을 뱉지 않고 머물고 있다가 삼키면 사람의 정기가 머물러 얼굴에서 빛이 난다. 건강의 근본은 진액이다. 피부에서는 땀이, 살에서는 피가, 신장에서는 정액이, 입에서는 침이 진액이다."

손진인은 당나라의 명의 손사막孫思邈이다. '금장옥례'는 불로장생의 약을 뜻하는 도가道家의 말이다. 그는 침이 정액만큼 가치 있는 귀한 진액이라고 했다.

볼거리 특효약……

볼거리를 앓는 아이 때문에 피난 못 간 집이 있었다.

"세상에, 그까짓 볼거리가 무슨 죽을병이라도 되는 줄 아남, 피난을 다 못 가게. 몰라서 그렇지 볼거리엔 양약, 병원 약 다 소용없느니라. 볼거리는 자고 난 침이 그만이야.

자고 난 침도 말을 하거나 뭘 먹고 나면 효험이 뚝 떨어지니 꼭 아침에 깨자마자 입도 뻥긋하지 말고 침 먼저 발라주라고 해라. 암 양치질도 하기 전이라야 하고말

고. 하품이 나도 참으라고 해. 약 기운 보존하려면 그만한 정성도 못 들일까. 한 사

나흘만 그렇게 하면 그까짓 부기 싹 내리고 말 테니 두고 보렴."

_ 박완서, 『그 산이 정말 거기 있었을까』 중에서

'볼거리'는 볼이 부은 것을 이르는 우리말이다.

바이러스로 전염되는 유행성 이하선염인 볼거리에 걸리면 볼이 붓고 근육통이나 고열이 생긴다. 시간이 지나면 자연히 낫지만 고열이나 두통이 있으면 해열진통제를 쓴다.

지금은 어릴 때 예방접종을 해 볼거리를 앓는 아이들을 거의 볼 수 없다. 예전에는 영양 상태가 나쁘고 예방접종을 하지 않아 볼거리로 고생하는 아이들이 많았다. 볼거리가 생기면 볼에 침을 바르거나 무즙으로 해열 진통 소염을 시켰다.

몸에 난 상처에도 침을 썼다. 아침에 일어나 입안에 있는 침을 밀가루에 개어 연고를 만든다. 이 연고를 상처에 바르면 빨리 상처가 아문다. 침이 천연 항생제 역할을 한 것이다.

어릴 때부터 농사를 지은 김 씨는 뼈 빠지게 고생해도 사는 게 팍팍했다. 아이들 셋을 대학 졸업시키느라 은행 빚만 늘었다. 이가 나빠 항상 고생했다. 치과에 갈 형편이 못 됐다. 그러다가 그의 땅이 신도시로 편입되면서 빚도 갚고 여유가 생겼다. 치과에 갔다. 임플란트를 12개 했다. 거액이 들어갔다.

목이 아파 종합 검진을 했다. 침샘암이라 했다. 수술을 받고 항암치료를 여러 차례 받았다. 그래도 침샘에서 침이 나오지 않았다. 잇몸이 무너지면서 임플란트가 다 빠졌다.

'팔자에 없는 보상금이 나와 쓸데없는 짓을 했구나!'

침샘암으로 침이 나오지 않자 면역력이 떨어졌다. 침샘암 세포는 여기저기 전이됐다. 김 씨는 침샘암 수술을 한 지 3년 만에 죽었다.

목 위에 생긴 암을 치료한 사람은 고생을 많이 한다. 항암치료로 침샘을 상해 침이 나오지 않기 때문이다. 침샘암 환자가 항암치료를 하면 잇몸이 상하고 이가 상하고 많은 질병이 생긴다. 침샘이 막히면 세균이 왕성하게 활동해 입안을 헐게 하고 음식을 부패시킨

다. 이가 다 빠지고 면역력이 떨어져 고약한 상태가 된다.

오래 씹어야 타액이 많이 분비된다. 타액은 정액만큼 귀한 물질이다. 정액에 도움이 되는 정력제에 매달리기보다 오래오래 씹어서 타액을 분비시키는 게 좋다.

심심하면 씹어라. 껌을 씹건 오징어를 씹건⋯⋯. 그리고 침을 삼켜라. 오래오래 씹어라. 밥이건 죽이건⋯⋯. 건강 장수의 비결은 단순한 데 있다.

천연 백신의 효시, '옥천'

"처음 잠자리에서 일어난 뒤 입안에 고여 있는 침을 '옥천'이라고 한다. 구슬 옥, 샘 천, 샘에서 나온 보물이다. 입안에 고인 침을 세 번에 나눠 삼킨다. 그걸 '체중 선약', 몸 안의 귀한 약이라 한다. 우리 몸속에서 만드는 신선의 약이다. 그만큼 소중한 약이다."

주역의 대가 김석진 선생의 건강 비결이다. 2023년 95세로 별세하신 김석진 선생은 약도 먹지 않고 병원에도 거의 가지 않았다.

옥천은 몸에서 만드는 천연 항생제나 다름없다. 예전에는 이 '옥천'으로 볼거리도 치료하고 상처도 치료했다. 백신의 효시가 이 '옥천'이다.

백신이 뭔가? 인체에 해를 끼치는 세균을 체내에 넣어 면역력을 기르는 행위다. 그 세균에 대한 맷집을 키우는 일이다.

백신의 효시인 '옥천 요법'을 건강에 이용하자. 아침에 일어나 양치질을 하지 말고 따듯한 숭늉을 입에 물고 입안을 행군 후 세 번에 나눠 삼키면 건강에 도움이 된다. 최고의 보약을 양치질로 내버리지 말자.

"어르신, 껌 좀 씹으시죠. 껌 씹으면 기억력·집중력 높아져 뇌혈류 25~40% 늘어나……" 나이 들면 침 줄어 각종 질환, 껌 씹을 땐 침 분비량 10배로……. 초고령 사회의 장수 모토는 '씹어야 산다'로 삼아야.

_ 김철중 의학전문기자

골프 황제 타이거 우즈는 지독히도 오랫동안 슬럼프를 겪다가 14년 만에 미국 메이저 골프 대회 마스터스에서 우승하며 재기했다. 마스터스에서 보여준 그의 투지는 많은 이에게 감동을 안겼다.

그 불굴의 순간 내내, 우즈는 '불경스럽게' 껌을 씹었다. 4라운드가 펼쳐진 나흘 동안 그는 껌을 입에 물고 살았다.

우즈가 시합을 하며 껌을 씹은 건 그때가 처음이었다. 샷을 어떻게 칠지 생각할 때도, 자신의 의도대로 볼이 가지 않을 때도 질경질경 껌을 씹었다. 입을 벌릴 때 입안에서 늘어진 껌딱지가 카메라에 자주 잡혔다. 기자가 물었다.

"왜 껌을 씹었느냐?"

우즈가 대답했다.

"배고픔을 잊기 위해서……."

골프 의학 전문가들은 그 말을 곧이곧대로 믿지 않는다. 배고픔을 잊으려고 껌을 씹는다는 말은 둘러댄 멘트라는 게다.

'우즈의 껌'은 스포츠 의학에 따라 계산되고 기획된 행동이다.

여러 연구에 따르면 껌을 씹으면 집중력과 기억력이 높아진다고 한다. 껌을 질경대는 동안 뇌혈류가 25~40% 늘어난다는 연구 결과도 있다. 껌을 씹으면서 자연스레 이루어지는 턱 운동이 두개골 바닥의 신경망을 자극해 각성도를 높인다는 것이다.

불안할 때 손톱을 물어뜯거나 다리를 떠는 사람이 있는데 이럴 때 껌을 씹으면 그런 행동이 줄어든다. 껌 씹기가 스트레스 호르몬을 떨어뜨린다는 분석이다.

그렇기에 집중력 싸움인 골프 선수 가운데는 껌을 씹는 이들이 꽤 있다.

유명 골퍼 필 미켈슨은 "껌이 뇌의 전두엽을 자극해 경기에 몰입하는 데 도움을 준다"고 인터뷰에서 밝혔다.

골프 의학 전문가들은 우즈와 미켈슨이 씹은 껌을 '칸나비디올CBD 껌'으로 추정하고 있다. 이 껌에 함유된 의료용 대마 성분은 각성과 진통 효과가 있다. 아직 도핑 검사 대상이 아니기에 스포츠 선수들이 애용한다.

인류는 아주 오래전부터 특정 성분을 섭취하기 위해 무언가를 씹으며 살아왔다. 츄잉 쿨이 그렇듯 많은 천연 성분 식물 줄기가 삼킴의 대상이 아니라 씹기의 재료로 쓰였다.

누군가 실없는 얘기를 하면 "개 껌 씹는 소리 하지 마라" 하는데 틀린 말이다. 씹어야 잘 산다. 틈나는 대로 씹어라.

6 —
집에서 만드는 자연 육각수

기가 꽉 찬 육각수

인체의 70~80퍼센트가 물로 이루어져 있으니 어느 관점에서 보면 사람이나 물이나 별 차이가 없는 셈이다. 물 덕분에 생명을 보존하며 건강을 지키고 살아간다고 해도 과언이 아니다. 오염되지 않은 샘물을 마시고 살던 미개한(?) 조상들의 시대에는 '성인병'이란 말이 없었다. 그러나 과학 문명이 눈부시게 발달한 오늘날은 어떠한가.

오늘날 인간이 천수를 누리지 못하는 가장 큰 원인은 수질오염이다. 우리는 물을 끓여서 마시면 안전하다고 생각한다. 그러나 물을 끓이는 것은 수인성 전염병을 예방하기 위한 방법일 뿐, 끓인 물이 '좋은 물'은 아니다. 좋은 물이란 천연 미네랄이 들어 있는 막 솟는 샘물이다. 이런 물은 기가 살아 있다. 우리가 물을 마시는 것은 수소와 산소를 마시는 게 아니라 그 물에 들어 있는 기를 마시는 것이다.

몇 년 전 나를 찾아온 후두암 환자가 있었다. 세계적으로 '탁구 여왕'으로 이름난 어느 여자 선수의 아버지인 이 환자는 거의 말기 상태라 서울에서 죽는 날만 기다리는 것이 따분하여 강원도로 나들이를 했다가 나를 찾아왔다. 이 환자는 물을 목구멍으로 넘기는 것조차 힘들어했다. 알맞게 데운 물은 조금씩 마실 수 있지만 냉수는 전혀 넘기지 못했다. 나는 암 환자들이 마시고 병을 고친 석간수(산골짜기의 돌 사이를 흐르는 시냇물)를 마시게 했다.

암 환자 치료법에는 좋은 물인 육각수도 포함되는데, 육각수는 그 온도가 섭씨 4도 정도여서 냉수에 속한다. 육각수는 육각형으로 구조화된 물인데, 땅속에서 솟아오르는 지하수가 제일 좋다.

강원도 산골짜기의 석간수는 여름에는 너무 차가워 데워 먹어야 하고 추운 겨울에는 너무 뜨거워 식혀서 먹어야 한다는 허풍 섞인 말이 있을 만큼 신비스러운 샘물이다. 부정한 짓을 저지른 어떤 사람이 물을 마시다가 하늘에서 벼락을 맞아 죽었다는 전설도 전해진다. 이 전설이 사실임을 증명이라도 하듯이 옆에는 벼락을 맞아 불탄 듯한 커다란 고목이 있다. 보통 물이라도 자장磁場이나 전장電場을 통하면 오각수에서 육각수로 바뀌는 사실로 보아 이 전설이 허풍만은 아닌 듯싶다.

이 후두암 환자는 조심조심 석간수를 마셨다. 다른 샘의 찬물은 마실 수 없는데 이 차디찬 석간수는 마실 수 있다고 했다. 그는 석간수를 마시니 병이 반쯤은 나은 것 같다면서 어린아이처럼 좋아했다. 매일 새벽마다 그곳에 가서 석간수를 마시고 물통에 담아 숙소로 가지고 돌아왔다.

그런데 숙소에서 이 물을 마시려고 하면 목구멍으로 잘 넘어가지 않았다. 그는 의아해했다. 불과 한 시간 전에 마시던 물을 집에서 다시 마시려고 하면 먹을 수 없는 까닭이 뭘까? 그 이유는 다른 것으로는 설명할 수 없다. 막 솟는 샘에서 나올 때 충만하던 기가 물통에 담겨 내려오는 사이에 사라진 것이다.

한약은 기를 섭취하는 것이다

우리는 단순히 겉으로 드러난 현상을 보고 생물이냐 무생물이냐를 구별한다. 그러나 돌 자체는 무생물이지만 그 나름대로 기가 있다. 예를 들면 단순한 돌 조각을 조각가가 잘 다듬어놓으면 우리는 아름답다고 말하고 또 그렇게 느낀다. 기가 꽉 찼다는 이야기이다. 건강도 그렇다. 정신적인 요소와 육체적인 요소가 조화를 이룰 때 건강해 보인다. 기가 충만한 모습이다.

나는 찾아오는 환자를 내 환자로 받아들이는 조건으로, 한약은 본인이 직접 끓여 먹어야 한다는 원칙을 지금까지 고집해오고 있다. 한약을 먹는 것은 단순히 약을 먹는 것이 아니라 기를 섭취하는 것이기 때문이다. 한약을 한약방에서 먹기 편하게 팩에 넣어 가지고 가면 이미 기는 사라지고 환자는 물만 먹는 꼴이 된다. 그런데도 굳이 한약을 달여 달라는 환자들이 있다. 나는 그런 환자들을 향해 "당신은 환자로서 자격이 없으니 돌아가라"며 화를 낸다.

옛날 임금들은 산삼을 자주 먹었지만 그 효과는 별로 보지 못했다. 진짜 '기'는 산삼으로 지은 약재를 부채질해가며 끓이던 나인이 다 섭취하고 임금은 기가 다 빠진 삶은 무만 먹은 꼴이기 때문이다. 지금 산삼보다 훨씬 기가 꽉 찬 산삼을 먹었을 텐데 많은 임금이 심약하고 병약하여 단명한 사실이 이를 증명한다.

기를 취해야 할 약을 염소탕이나 해장국 끓이듯이 푹 삶아버리면 엉뚱한 약이 되고 만다. 식품도 종류에 따라 조리법이 다르다. 시금치는 살짝 데치고 콩나물은 끓일 때 뚜껑을 열지 말아야 하듯이 한약도 마찬가지다. 한약은 '기약'과 '혈약'으로 구분하는데, 기약은 끓여서 성분이 완전히 우러나는 시간이 1시간 30분 정도이고 혈약은 3시간이다. 기약은 먼저 1시간 30분 정도 끓여서 얼른 따라놓고 재탕을 하는데 이때도 1시간 30분 정도 끓인다. 모두 3시간가량 달이는 셈이다. 먹을 때는 초탕과 재탕을 섞어서 먹는다. 흔히 한약을 달여 먹을 때 초탕과 재탕을 따로따로 먹는데, 그러면 모든 기를 골고루 섭취할 수 없다.

이 후두암 환자는 기가 충만한 물은 마실 수 있지만 기가 빠진 물은 마실 수 없었다. 지금은 과학적으로 증명되어 육각수가 건강에 좋고 암 치료에도 도움이 된다는 것을 알지만, 우리 선조들은 이미 그것을 알고 있었다. 옛날 노인들은 이른 봄철에 얼음 풀릴 때의 샘물이 산삼 썩은 물보다 더 '좋은 물'이라 하여 찾아다녔다. 이 시기에 물의 온도는 물의 비중이 가장 높은 섭씨 4도 정도로 자연 육각수인 셈이다. 비중이 높다는 말은 기가 꽉 차 있다는 이야기이다.

도시에서도 자연 육각수에 가까운 물을 만들 수 있다. 유액을 바르지 않은 항아리에 수돗물을 받아놓고 하루가 지나면 수돗물의 나쁜 성분이 바닥에 가라앉아 비교적 양질의 육각수를 얻을 수 있다. 하지만 같은 육각수라도 깊은 산골에 있는 자연 육각수와 냉장고에서 만든 육각수의 효능이 같을지는 의문이다.

7 ——
돌연사를 막는 지혜

돌연사의 전조 증상

멀쩡한 사람이 멀쩡하게 지내다가 갑자기 죽는 것을 돌연사라고 한다. 질병관리본부 통계에 따르면, 2017년 급성 심장정지로 사망한 사람이 2만 6,000명이었다. 이 중에서 사고나 자살, 질병 말기 증상으로 심장이 멈춘 사람을 제외하면 1만 8,000여 명이 돌연 사한 것으로 추정된다. 이들은 대부분 심근경색, 심부전증 등 심장에 문제가 생겨 목숨을 잃었다. 멀쩡하게 있다가 딱 한 번 생긴 심장 이상으로 죽은 것이다. 2017년 통계에 따르면, 급성 심장정지 환자의 생존율은 8.7퍼센트에 불과했다.

심장 전문의들은 추운 겨울 새벽에는 운동이나 등산을 피하라고 조언한다. 추운 곳으로 가면 혈관이 수축하는데, 심장동맥이 좁아지면 심장에 피가 충분히 공급되지 않아 문제가 생기기 때문이다. 특히 아침에는 혈관 속 덩어리인 혈전이 잘 생겨 심장에 부하가 걸리기 쉽다.

돌연사는 갑자기 오는 게 아니다. 전조 증상이 있다. 가슴이 답답하고 찌릿찌릿하거나 쥐어짜는 것 같은 통증이 몇 분간 지속되면서 어깨, 턱으로까지 번지고 식은땀이 난다면, 그리고 체한 것 같고 호흡 곤란, 구역질, 어지럼증 같은 증상을 보인다면 돌연사의 전조 증상으로 보는 게 옳다.

의학계에서는 금연, 운동, 건강한 식사, 스트레스 줄이기 등 생활 속 노력으로 돌연사를 예방할 수 있다고 말한다. 세계보건기구 또한 금연, 절주하고 건강한 음식에 스트레스를 줄이면서 운동을 하는 게 돌연사 예방에 좋다고 권한다.

3년 전부터 고혈압으로 약을 먹고 있는 50대 초반의 최 부장은 최근 죽을 고비를 경험했다. 혈압약을 먹으면서도 폭음, 폭식에 과로하다가 돌연사할 뻔한 것이다.

어느 날 회사에서 일하는데 가슴 통증이 심했다. 식은땀을 흘리며 통증을 견디고 있었는데, 다행히 한 직원이 눈치채고는 구급차를 불렀다. 의사가 말했다.

"5분만 늦었어도 위험했어요."

죽을 고비를 넘긴 최 부장이 나를 찾아와서 물었다.

"혈압약을 먹은 3년 동은 혈압은 정상이었어요. 그런데 죽을 뻔했으니 혹시 약에 문제가 있는 게 아닐까요?"

혈압약은 혈관벽을 확장하여 혈액의 흐름을 원만하게 하는 약이다. 혈액을 깨끗하게 만들어서 혈압을 정상으로 만들어야지, 혈관 확장으로 혈압을 잡는 것은 바람직한 치료가 아니다. 건강한 신장을 만드는 게 우선이다. 신장이 몸속의 독소를 걸러내고 혈액을 깨끗하게 하는 정수기 역할을 하기 때문이다.

'마싸'가 되자

최 부장이 하루는 서점에 갔다가 『아침에는 죽음을 생각하는 것이 좋다』는 제목의 책이 눈에 띄었다. 서울대 정치외교학부 김영민 교수가 지은 산문집이다.

"나는 어려운 시절이 오면 어느 한적한 곳에 가서 문을 닫아걸고 죽음에 대해 생각하곤 한다. 그렇게 하루를 보내고 나면 불안하던 삶이 견고해지는 것을 느낀다. …… 나는 이미 죽었기 때문에 어떻게든 버티고 살아갈 수 있다고."

이미 한 번 죽을 고비를 넘긴 최 부장은 책의 구절구절이 본인 이야기처럼 다가왔다. 원래 그의 목표는 임원이 되는 것이었다. 그런데 죽음을 겪고 나니 다 웃기는 짓이었다. 회사에 몸 바쳐 일하면서 죽음을 재촉하는 어리석은 짓이었다.

덴마크의 심리학자 스벤 브링크만Svend Brinkmann은 『철학이 필요한 순간』에서 "행복은 쾌락이 아니라 의미 있는 삶에서 나온다"고 했다. 돈이나 지위, 학벌, 명예처럼 도구가 되어야 할 가치들이 목적으로 전도됨에 따라 행복에서 멀어지고 있다는 지적이다. 주객이 전도되면 안 된다는 이야기다.

요즘 젊은 세대에서는 '마싸'가 트렌드다. '마싸'는 마이 사이더Mysider의 줄임말로, 유행이나 남의 말에 좌우되지 않고 자신만의 기준에 따라 자기 방식대로 사는 사람을 뜻한다. 그 전에는 아웃사이더의 줄임말로, 기존의 틀을 깨면서 고독한 늑대처럼 무리에 어울리지 못하고 혼자 지내는 사람이란 의미의 '아싸'가 유행했다. 또 그와 반대되는 인사이더의 줄임말로, 조직이나 무리에 적극적으로 어울려 지내며 세상을 따라가면서 스스로 자기 위치를 찾는 '인싸' 역시 대세였다.

젊은이들이 남의 평판이나 사회적 기준에 신경 쓰지 않고 행복의 기준과 가치를 오직 자신에게 두는 '마싸'가 되고 싶어 하는 것은 바람직한 현상이다. 일찍이 석가모니는 "소리에 놀라지 않는 사자와 같이, 그 물에 걸리지 않는 바람과 같이, 흙탕물에 더럽히지 않는 연꽃과 같이 무소의 뿔처럼 혼자서 가라"고 했다. 다른 사람들의 의견에 휘둘리지 말고 자신이 진심으로 옳다고 믿는 바를 선택하라는 가르침이다.

남에게 의존하지 않으면서 자신감과 자존감을 갖고 스스로 힘을 길러 현명하게 판단하면 삶이 보람차다. 아인슈타인도 성공하는 사람이 되지 말고 가치 있는 사람이 되라고 했다. 성공하는 사람은 본인의 노력만으로 이루어지지 않지만 가치 있는 사람은 노력만 하면 누구나 될 수 있다.

흔히 자아실현을 이야기하는데, 자아실현은 신기루나 다름없다고 보는 게 옳다. 노력하거나 능력이 있다고 되는 게 아니기 때문이다. 세상에는 엄청 노력하고 비상한 능력이 있어도 자아실현에 실패한 사람이 수두룩하다. 자아실현에 목매기보다는 자기 분수를 알고 주어진 현실에 만족하고 즐거움을 찾는 게 더 현명하다.

최 부장 역시 '마싸'처럼 생각을 바꿨다. 우선 임원이 되겠다는 목표부터 포기했다. 그러자 평소 경쟁 상대로 여기던 동료들이 동지로 변했다. 회식 자리에도 가지 않았다.

그는 신장약과 진창미 숭늉으로 몸을 다스렸다. 아침과 밤마다 공진단 추출액을 목과 허리에 바르고 30분간 출장식호흡을 했다. 매일 두 시간을 걸어서 출퇴근했다.

반년이 지난 후 완쾌되었다는 소식을 전하려고 찾아온 그는 정말 딴사람처럼 보였다. 처음 만났을 때의 첫인상은 야심만만한 중견 직장인이었는데, 이제는 동행한 부인의 말처럼 너그러운 보통 사람처럼 보였다. 부인의 얼굴에도 화사한 기운이 돌았다.

열심히 사는 게 중요하다

2013년 80세의 나이에 에베레스트 정상을 밟은 일본의 미우라 유이치로는 심한 부정맥, 고혈압, 심장병으로 남은 수명이 3년쯤 된다는 진단을 받고도 등정 길에 올랐다. 이왕 죽을 거, 산이나 가보고 죽자는 심사였다. 그에게 성공이나 실패는 아무런 의미가 없었다. 도전하는 자체가 즐거움이었다.

에베레스트 최초의 무산소 등정 기록을 남긴 이탈리아의 라인홀트 메스너Reinhold Messner가 셰르파와 산소통 없이 에베레스트를 등정하겠다고 하자, 주위 사람들이 하나같이 말렸다.

"8,000m는 죽음의 능선이다. 산소 양이 30퍼센트밖에 안 돼 뇌부종이 생긴다. 의식을 잃고 죽고 만다."

그러자 메스너가 답했다.

"아무도 해보지 않은 일이다. 죽을지 살지, 아무도 해본 사람이 없다. 과학적 수치만으로 겁먹을 필요는 없다. 죽는지 사는지, 내가 해볼 거다."

실제로 사는지 죽는지는 따질 게 아니다. 성공이나 실패도 마찬가지다. 따질 필요가 없다. 열심히 사는 게 중요하다.

죽으려고 마음먹은 지 10년이 지나도록 여전히 살아 있는 70대 초반의 후배가 있다.

그는 20대부터 심장과 신장이 나빴다. 심장에 스턴트를 하고는 조심조심 살았다. 외아들이라 결혼하고 노모를 모셨다. 노처녀 누나도 한 명 있었다. 시어머니, 손위 시누이, 그리고 언제 죽을지 모르는 남편을 둔 아내는 마음 편한 날이 없었다.

10여 년 전, 그 후배는 부정맥이 심해 혈압을 쟀더니 수치가 180까지 올라갔다. 200까지 올라갈 때도 있었다. 당뇨도 심하고 신장 기능 또한 20퍼센트 이하였다. 병원에서는 신장투석에 대비해야 할 것 같다고 진단했다. 마지막이란 말처럼 들린다면서 나를 찾아왔다. 혈압 수치가 140~180을 오락가락한다면서 아무리 약을 먹어도 내려가지 않는다고 했다.

"미국의 루스벨트 대통령은 180~200의 혈압으로 10여 년간 대통령 자리에 있었어요. 떨 거 없어요. 신장을 치료하고 출장식호흡을 하면 혈압은 정상으로 돌아와요."

죽을 마음을 먹으면 못할 게 없다. 고혈압, 당뇨, 심장병, 신장병은 다 신장 기능이 약해서 생긴 병이다. 후배는 신장약을 처방받고 검은색 승늉을 섭생의 기본으로 삼았다. 출장식호흡과 걷기로 인생의 기초를 세웠다. 그리고 미우라 유이치로와 라인홀트 메스너를 삶의 멘토로 삼았다.

그가 죽으려고 마음을 먹은 지 벌써 10년이 지났다. 하지만 그는 50여 년 전보다 훨씬 더 건강하고 즐겁게 살아가고 있다.

8 ——
반신불수 부인을 다시 걷게 한 리추얼

요즘 젊은이들은 나이 든 사람들이 무슨 말만 하면 '꼰대'라고 한다. 어쩌다가 "내가 네 나이 때는⋯⋯" 하고 말하면 꼰대라고 무조건 업신여긴다. 그런데 이 꼰대들은 휴일도 없이 하루 12시간 이상을 죽으나 사나 일에 전념해온 사람들이라는 공통점이 있다. 오로지 일하는 데서만 보람을 찾고 몸을 삭히는 것으로 행복을 찾던 사람들이다.

삶이란 생을 삭히는 것이다. 중요한 것은 삭히면서 발효시킬 것인지, 아니면 부패시킬 것인지 하는 과정의 문제다.

장례식 준비했는데 살아난 노인

늘 죽을 궁리만 한다는 50대 부인이 찾아왔다. 부인은 4년 전에 소뇌경색으로 쓰러졌다. 우측 팔다리가 마비되고 운동 조절이 잘되지 않았다. 혼자 일어나기는커녕 앉아 있기도 힘들었다. 3년간 재활 치료를 받았으나 효과가 없었다. 그러자 심한 우울증이 왔다. 기분이 울적하고 짜증 나고 매사에 의욕이 없었다. 자신이 쓸모없는 인간이란 생각까지 들어서 항상 죽을 궁리만 했다.

몸은 아프고 사는 게 고통인데, 불면증이 부인을 더욱 괴롭혔다. 수면제와 우울증약을 아무리 먹어도 나아지지 않았다. 오히려 신경안정제 양만 늘어갔다. 한마디로 스스로 삶을 부패시키고 있었다.

나는 부인에게 전날 전화 통화를 한 노인에 대한 이야기를 해주었다. 그 노인은 5년 전에 대장암 수술을 받았다. 항암치료를 받으면서 부작용이 왔고 패혈증으로 거의 죽게 되었다. 가족들은 장례를 치를 준비까지 했다.

그런데 기적이 일어났다. 죽지 않고 살아난 것이다. 암세포도 사라졌다. 그러다가 3년 전에 폐에 암세포가 생겼다는 진단을 받았다. 다시 항암치료를 받았다. 네 번쯤 받자, 체중이 14kg이나 줄어 치료를 중단했다. 밥은커녕 물도 삼키기 힘들었다.

결국 노인은 그냥 죽기로 결심했다. 그러자 갑자기 먹고 싶은 게 많아졌다. 닥치는 대로 먹었다. 먹다 죽은 귀신은 때깔도 좋다고 하지 않던가. 몸에 해롭건 말건 개의치 않았다. 죽을 사람이 뭘 따지냐는 심사였다.

이때부터 이상한 현상이 일어났다. 체중이 늘고 기운이 생겼다. 여기저기 여행을 다녔다. 미국에 사는 딸에게도 다녀왔다. 틈날 때마다 유명 관광지도 두루 돌아보고 사찰도 수십 군데나 답사했다. 그러다가 교통사고를 당해 병원에 입원했다는 소식을 내게 전화로 알린 것이다.

번뇌나 집착, 탐욕에서 벗어나려면 육체적인 고행이 뒤따라야 한다.

"오늘 퇴원해요. 그런데 큰일 났어요. 무릎에 철심을 다섯 개, 엉치뼈에 세 개, 어깨에 일곱 개나 박았어요. 의사는 괜찮다고 하지만 걱정돼요."

나는 노인에게 심장에 총알이 박힌 채 11년 넘게 산 백범 김구 선생, 목구멍에 총알이 박힌 채 5년간 산 레닌 이야기를 해주었다. 이야기를 들은 노인은 마음이 놓인다면서, 이제부터라도 새 여행 계획을 짜야겠다고 했다.

이야기를 듣던 50대 부인이 내게 물었다.

"그분의 연세가 어떻게 되나요?"

"올해 여든셋 되는 할머니예요."

"그래요? 그럼 나도 이제부터 리추얼을 만들어야겠네요."

'리추얼ritual'이란 일상에서 반복하는 의미 있는 행동을 뜻한다. 마음보다는 행동으로 드러나며 삶의 에너지를 불어넣는 긍정적 습관을 일컫는다. 부인의 말인즉, 자신이 통제

할 수 없는 것에 마음을 빼앗기고 불안해하기보다 자신이 손쉽게 할 수 있는, 통제가 가능한 생활방식에 집중하겠다는 것이다.

꿀잠의 놀라운 효과

먼저 부인은 '해바라기'를 시작했다. 낮에는 무조건 눕거나 자지 않기로 했다. 졸리면 앉아서 졸기로 했다. 그리고 모든 약을 끊었다. 병원에서 처방받은 약 외에 건강기능식품을 무척 많이 먹던 부인이었다.

부인은 새벽녘에 일어나 뜨는 해를 바라보며 두 시간을 보냈다. 오후에는 앉아서 한 시간가량 지는 해를 바라봤다. '저 태양의 기운이 일 년 후에는 나를 일으켜 세운다'는 주문을 되뇌면서……. 틈틈이 옆에 매어놓은 줄을 잡고 걸었다. 출장식호흡도 곁들였다.

처음에는 10분도 앉아 있기가 힘들었다. 힘들면 의자에 비스듬히 누워 태양을 바라보며 호흡하고 주문을 외웠다. 처음 한 달은 무척 힘들었다. 죽을 것처럼 힘들었다. 그럴 때마다 '이래 죽으나 저래 죽으나 죽기는 매일반이다'라고 생각하며 버텼다.

한 달쯤 지나자, 한 시간을 앉아 있어도 견딜 만했다. 자연스레 한 시간 동안 출장식호흡을 했다. 1분을 서 있기 어려웠는데 10분씩이나 줄을 잡고 걸을 수 있었다.

누누이 강조하지만, 번뇌나 집착, 탐욕, 고민은 벗어나거나 버리겠노라고 마음먹는다고 해서 벗어나거나 버려지는 게 아니다. 강도 높은 운동이나 노동이 필요하다. 석가모니나 예수 같은 위대한 성인들 역시 육체적 고행을 통해 높은 정신세계에 들어간 것이지, 편하게 앉아서 진리를 터득한 게 아니다. 건강한 사람이라면 심한 노동이나 운동을 통해 벗어날 수 있지만, 몸이 아픈 중환자는 힘들게 걷는 것만으로도 충분히 육체적인 고행이 된다.

시간이 가고 철이 바뀌자, 1분은 10분이 되고 10분은 한 시간이 되었다. 일 년이 지나자, 부인은 양손에 지팡이를 잡고 노르딕 워킹으로 동네 나들이를 할 수 있었다.

낮 시간 내내 해를 바라보며 힘겨운 투쟁을 하자, 저녁 식사를 마치면 곧바로 깊은 잠에 빠져들었다. 바로 이 꿀잠이 부인의 건강을 회복시킨 원동력이었다. 전에는 통증과 불면증으로 지옥 같은 밤을 보냈는데, 깊은 잠에 드니 통증도 몽땅 없어졌다. 잠잘 때는 몸을 구부린 채 오른쪽으로 눕고 마음속으로 네 걸음 걸으면서 내쉬고 두 걸음 걸으면서 들이마시는 출장식호흡을 하며 잠들었다. 죽은 사람처럼 반듯이 눕는 것보다 옆으로 눕고 무릎을 약간 구부리되, 왼쪽보다 오른쪽으로 눕는 게 간이나 폐에 좋다는 말을 들었기 때문이다.

아무리 치료하기 힘든 병에 걸려도 꿀잠을 자면 희망이 있다. 영국에서 행복지수를 조사했는데, 상위 20퍼센트가 꿀잠을 행복의 첫 번째 요인으로 꼽았다. 역시 그만한 이유가 있었던 것이다.

진짜 '잘 사는' 사람

유럽인이 한국에 와서 제일 이해하기 힘들어하는 게 '잘사는 사람'이란 말의 뜻이라고 한다. 취미가 유별나거나 봉사활동을 많이 하는 사람을 가리키는 말이라고 생각했는데, 알고 보니 돈 많은 사람을 잘사는 사람으로 여겨서 놀랐다는 것이다.

나를 찾아온 부인도 통념상 잘사는 사람에 속하는 사람이지만 날마다 자살할 궁리만 했다. 그러다가 진짜로 잘 살 궁리를 하고 리추얼을 만들고 진짜로 잘 사는 사람이 되었다. 부패로 마칠 인생을 발효를 통해 되살린 것이다. 부인의 주문이 통한 셈이다.

세계보건기구는 건강에 대해 "육체적, 정신적, 영적 및 사회적으로 완전히 행복한 상태를 말한다. 단순히 질병이나 병약함이 없음을 뜻하는 게 아니다"라고 정의하고 있다. 건강과 행복이 한배를 탄 운명이라는 의미다.

건강해야 행복하고 행복해야 건강하다. 하지만 세계보건기구의 정의대로 정신과 육체와 영혼과 사회적 위치가 완전히 행복한 사람이 있을까. 이 네 가지를 충분히 가졌는데도 불행한 사람이 있고 시원치 않아도 행복한 사람이 있다.

결국 내가 건강하다고 여기면 건강한 것이고 내가 아프다고 여기면 환자가 되고 만다. 행복도 마찬가지다. 내가 행복하다고 여기면 행복하고 불행하다고 여기면 불행하다. 무엇이든지 잘 삭히면 발효되고 잘못 삭히면 부패하기 마련이다.